Brennecke/Schelp · Sozialmedizin

ENKE REIHE ZUR AO[Ä]

SOZIALMEDIZIN

Von Ralph Brennecke
und Frank P. Schelp

47 Abbildungen, 9 Tabellen und 13 Übersichten

Ferdinand Enke Verlag Stuttgart 1993

Prof. Dr. rer. pol. Ralph Brennecke
Institut für Soziale Medizin
Arbeitsgruppe Sozialmedizin und Gesundheitsökonomie
Freie Universität Berlin
Thielallee 47, D-14195 Berlin

Prof. Dr. med. Frank P. Schelp
Institut für Soziale Medizin
Arbeitsgruppe Epidemiologie
Freie Universität Berlin
Augustastraße 37, D-12203 Berlin

Die Deutsche Bibliothek-CIP-Einheitsaufnahme

Brennecke, Ralph:
Sozialmedizin: 9 Tabellen / von Ralph Brennecke und Frank P. Schelp.
– Stuttgart: Enke, 1993
(Enke-Reihe zur AO, [Ä])
ISBN 3-432-25601-9
NE: Schelp, Frank-Peter:

Geschützte Warennamen (Warenzeichen®) werden **nicht immer** besonders kenntlich gemacht. Aus dem Fehlen eines solchen Hinweises kann also nicht geschlossen werden, daß es sich um einen freien Warennamen handelt.

Das Werk, einschließlich aller seiner Teile, ist urheberrechtlich geschützt. Jede Verwertung ist ohne Zustimmung des Verlages außerhalb der engen Grenzen des Urheberrechtsgesetzes unzulässig und strafbar. Das gilt insbesondere für Vervielfältigungen, Übersetzungen, Mikroverfilmungen und die Einspeicherung und Verarbeitung in elektronischen Systemen.

© 1993 Ferdinand Enke Verlag, P.O. Box 30 03 66, D-70443 Stuttgart – Printed in Germany

Satz und Druck: Calwer Druckzentrum GmbH, D-75365 Calw
Schrift 9/10 p Times, System Compugraphic 8600 5 4 3 2 1

Vorwort

Das von Maria Blohmke in zwei Auflagen herausgegebene Buch „Sozialmedizin" erwies sich über viele Jahre als eine geeignete Grundlage für Studentinnen und Studenten sowie an der Sozialmedizin Interessierte, um eine zusammenhängende Übersicht des Faches zu vermitteln. In den letzten Jahren wurde es aber den zahlreichen Entwicklungen in vielen Teilgebieten nicht mehr gerecht und entsprach auch nicht mehr den Anforderungen der letzten Revision des Gegenstandskataloges. Während in der letzten Zeit einige methodisch ausgerichtete Lehrbücher der Epidemiologie, z.T. als Übersetzungen aus dem Englischen, im deutschsprachigen Raum erschienen, fehlte in der Lehre und zur Prüfungsvorbereitung ein Buch, welches auch die neueren Entwicklungen in der Epidemiologie chronischer Erkrankungen, in der Präventivmedizin, der sozialen Sicherung und der Gesundheitsökonomie darstellte. Auch wurde auf die wichtigsten menschlichen Verhaltensweisen, welche in einem engen Zusammenhang mit der Krankheitshäufigkeit und der Sterblichkeit der Bevölkerung stehen, bisher im deutschsprachigen Schrifttum nur ungenügend eingegangen.
Das Medizinstudium ist vorwiegend auf die kurative Individualmedizin ausgerichtet. Es erweist sich deswegen als notwendig, die Grundlagen und Ziele der Sozialmedizin als eine bevölkerungsbezogene Medizin besonders zu verdeutlichen. Bei der kompletten Neufassung des Buches wurde versucht, auf die hier aufgezeigten Aspekte einzugehen und dabei dem Charakter des Buches als Einführung in die Sozialmedizin gerecht zu werden. Dies ließ sich nur durch bewußte Ausklammerung von Themen einer „speziellen" Sozialmedizin bewerkstelligen. Um die Einheitlichkeit der Darstellung zu gewährleisten, verzichteten wir darauf, ein Buch herauszugeben, an dem viele Autoren beteiligt waren.
Mehr als in den klassischen medizinischen Fächern befindet sich die Sozialmedizin in einem Spannungsfeld, welches durch gesellschaftliche Auseinandersetzungen gekennzeichnet ist. Diese finden statt auf dem Boden unterschiedlicher Interessen, aber auch divergierender „weltanschaulicher" Auffassungen. Wir haben uns sehr bemüht, die Sozialmedizin aus neutraler Sicht zu behandeln und im gegebenen Fall unterschiedliche Positionen dargestellt. In die Schlußfolgerungen sind notwendigerweise auch unsere eigenen Überzeugungen mit eingegangen. Die jahrelange Erfahrung bei der Ausrichtung des ökologischen Kurses -Teil Sozialmedizin zeigt, daß ein Verständnis für das Anliegen der Sozialmedizin auch dann geweckt werden kann, wenn gegensätzliche Auffassungen aufeinander treffen, vorausgesetzt, daß bei der Diskussion Toleranz und Verständnis für gegensätzliche Positionen geübt werden.
Aus Gründen der Lesbarkeit haben wir darauf verzichtet, im Text grundsätzlich gleichzeitig die weibliche und männliche Form von Nomen zu verwenden. Wenn wir z.B. von „Ärzten" schreiben, sind damit Ärztinnen und Ärzte gemeint.
Im Lehrbuch haben wir den im Gegenstandskatalog enthaltenen Abschnitt „Grundzüge der sozialmedizinischen Begutachtung" nicht ausgeführt. Die sozialmedizinische Begutachtung ist Gegenstand der Weiterbildung zur Zusatzbezeichnung Sozialmedizin und wird dort ausführlich behandelt.
Für vielseitige Hilfestellungen danken wir Priv. Doz. Dr. Dankmar Böhning, Yoong Moy Chew, Erwin Dehlinger, Thomas Hausmeier, Joachim Frey, Judith Fuchs, Dr. Eleftheria Kefaloukou, Ulrike Malik, Karlheinz Ortmann, Dagmar Rolle und Peter Schlattmann. Besonders danken wir Herrn Dr. med. Fritz Kraemer und Herrn Michael Heft vom Ferdinand Enke Verlag, die uns mit Rat und Tat halfen und zur Didaktik des Buches die wesentlichen Hinweise gaben.

Berlin, Februar 1993 *R. Brennecke*
F. P. Schelp

Inhalt

1 Sozialmedizin und ihre Geschichte

Der Arbeitsbereich und das Wirkungsfeld der Sozialmedizin ist die soziale Umwelt der Menschen und die Fragestellung, welchen Anteil diese bei der Entstehung, Behandlung und Verhütung von Krankheiten hat. Im Gegensatz zur kurativen Medizin befaßt sich die Sozialmedizin weniger mit dem einzelnen Individuum als vielmehr mit Personengruppen oder ganzen Bevölkerungen.

Es gibt in der Medizin kaum einen Bereich ohne sozialmedizinische Bezüge. Daraus folgt jedoch auch, daß die scharfe Abgrenzung zu anderen Fächern schwierig und speziell zu den Fächern des ökologischen Stoffgebietes: Hygiene, Arbeitsmedizin und Rechtsmedizin in manchen Teilgebieten nicht immer möglich ist. Die Hygiene befaßt sich insbesondere mit physikalischen und biologischen Umweltfaktoren, die Arbeitsmedizin hat ihren Schwerpunkt im technischen Bereich und die Rechtsmedizin, soweit sie sich mit Umweltfragen beschäftigt, arbeitet im rechtlichen Bereich. Die Sozialmedizin hat breite Berührungsflächen mit einer Reihe von nicht-medizinischen Fächern, wie z. B. der Mathematik in Verbindung mit der Medizinstatistik, der Volkswirtschaftslehre, der Psychologie und der Soziologie. Die Sozialmedizin muß sich eher und intensiver den allgemeinen Gesellschaftsproblemen einschließlich der Auseinandersetzungen im politischen Bereich stellen, als dies in anderen medizinischen Fächer gefordert wird. Zu der Medizinsoziologie gibt es vielerlei Bezüge. Letztere hat die Anwendung soziologischer Methoden in der Medizin und auf das medizinische System zum Gegenstand, während die Sozialmedizin gesellschaftliche Bezüge zu Krankheit und Gesundheit als Gegenstand des Handelns, der Lehre und der Forschung sieht.

Die menschliche Gesellschaft unterliegt Veränderungen. Diese sind begleitet von Spannungen und Auseinandersetzungen. Nicht nur die Auswirkungen der gesellschaftlichen Veränderungen auf Krankheit und Gesundheit sind Gegenstand sozialmedizinischen Wirkens, sondern die Sozialmedizin selbst ist Gegenstand dieser Auseinandersetzungen. Zum einen bedingen Veränderungen in der Umwelt, einschließlich der sozialen Verhältnisse, eine Veränderung des Krankheitsspektrums. Zum anderen läßt sich in der Geschichte verfolgen, wie bis in die heutige Zeit medizinisches Handeln als Reaktion auf Krankheiten, die breite Bevölkerungskreise beeinträchtigen und im Rahmen bevölkerungsbezogener Maßnahmen bekämpft werden müssen, auf mangelndes Verständnis bei der auf das Individuum ausgerichteten „kurativen" Medizin trifft.

1.1 Individual- und Kollektivmedizin in der Geschichte

Eine kurze geschichtliche Darstellung des Zusammenspiels zwischen Umwelt und Krankheit eröffnet aufschlußreiche Erkenntnisse über das Verhältnis von „kurativer" Medizin und einer „bevölkerungsbezogenen Sozialmedizin" (Schelp, 1992). Würden „klassische" Fachgebiete der Medizin dadurch gekennzeichnet sein, daß sie ihre Ursprünge auf die Antike, insbesondere auf die Schule von Hippokrates zurückführen können, brauchte die Sozialmedizin nicht zurückzustehen. In Teilen seiner Schrift über „Luft, Wasser, Orte" stellt **Hippokrates** (460 – 377 v. Chr.) das Krankheitsgeschehen in einen für seinen Erkenntnisstand geradezu verblüffenden Zusammenhang mit der Umwelt. Ohne den Infektionszyklus der Malaria zu kennen, verbindet er das Auftreten der Erkrankung mit der Wasserbeschaffenheit im Umfeld der Menschen. Es finden sich ebenfalls Hinweise darauf, daß unsauberes Wasser mit dem Auftreten von Durchfallerkrankungen in Verbindung steht. Heute wissen wir, daß Wasser unterschiedlicher Beschaffenheit den Vektoren der Malaria als Brutstätte dient. Noch heute ist die Sicht Hippokrates hoch aktuell, daß „Völlerei und Müßiggang" der Gesundheit abträglich, daß aber „Sport und Arbeit" dieser förderlich sei.

Sah Hippokrates Krankheit und Krankheitsentstehung in einem Zusammenhang mit der Umwelt des Menschen, verfocht eine andere Richtung der antiken Medizin, die **Schule von Knidos**, das Prinzip, daß Krankheit und Mensch in einem mehr unmittelbaren Zusammenhang zu begreifen seien. Sie maß dem Krankheitsverlauf große Bedeutung zu und versuchte, mit „natürlichen" Mitteln die Abwehrkräfte des Kranken zu stärken. Hierbei wendete sie zum Teil recht drastische Verfahren an, wenn, wie beschrieben, Abziehen der Haut, Ätzungen, Verabreichungen von Brech- und Abführmitteln nicht unüblich waren.

Die Unterschiede in den Auffassungen der beiden antiken Schulen lassen bereits die Polarität anklingen, die sich in späteren Jahrhunderten noch deutlicher zeigte, nämlich auf der einen Seite eine Medizin, welche ihr Handeln vorwiegend auf den Kranken und seine Heilung ausrichtete, und auf der anderen Seite das Bemühen, das Auftreten von Krankheit im Zusammenhang mit dem Umfeld des Menschen zu sehen und daraus Verhaltensempfehlungen abzuleiten und Veränderungen der Umwelt anzustreben, welche das Auftreten der Krankheit unter Umständen verhindern. Trotz des vielversprechenden Ansatzes ergab sich zunächst aus den Einsichten der Schule von Hippokrates keine Richtung in der Medizin, welche präventive Maßnahmen für ganze Bevölkerungen ergriff. Stattdessen erstarrte die Medizin über viele Jahrhunderte in einer **„Schulmedizin"**, die insbesondere gekennzeichnet war durch ihr Unvermögen, auf die z. T. verheerenden Epidemien, welche die Bevölkerungen heimsuchten, geeignet zu reagieren. Auch erwies sie sich als unfähig, die Wirkungslosigkeit und zum Teil Schädlichkeit häufig angewendeter therapeutischer Maßnahmen zu erkennen. Beispielhaft hierfür ist der Aderlaß. Diese „therapeutische" Maßnahme ging aus der antiken Säftelehre hervor. Bei unzähligen Patienten dürfte diese Maßnahme eine gravierende Verschlechterung ihres Zustandes bewirkt haben, ohne daß dies während eines langen Zeitraumes von der Schulmedizin bemerkt wurde.

Die „Ich"-Bezogenheit des Christentums sowie das Verständnis von Krankheit als „etwas Bösem", das es aus dem Individuum herauszutreiben gelte, hinderte die **mittelalterliche Kloster- und Mönchsmedizin** daran, kollektivmedizinische Ansätze zu entwickeln. Das Auftreten der Epidemien wurde als Strafe Gottes für sündiges Verhalten begriffen, dem Sühne entgegenzusetzen sei. Die Medizin in der Scholastik mit ihrer Abwendung von der Empirie war insbesondere unfähig, eine bevölkerungsbezogene Medizin zu entwickeln. Die heutige Wissenschaftlichkeit in der Medizin, hervorgehend aus dem Gedankengut der **Renaissance**, brachte der Individualmedizin mehr Impulse als der Kollektivmedizin.

Im Zuge der Pest-Pandemien brach z. B. 1348 wegen der Menschenverluste die Landwirtschaft zusammen, und es kam zu einer Hungersnot. Die staatlichen Strukturen verfielen mit der Folge einer Zunahme des Verbrechens, Verfall der Verkehrswege und einem Zusammenbruch der Wirtschaft. Ähnliche Bedeutung wie die Pest hatten die Pocken, Malaria, Fleckfieber, Lepra, Cholera und Gelbfieber. Anstelle der damals etablierten Medizin ergriff die **Administration** Maßnahmen zur Eindämmung der Infektionserkrankungen. Diese hatte zwar keinerlei wissenschaftlich begründete Annahme dafür, daß ein infektiöses Agens von Mensch zu Mensch übertragen wurde, dennoch beschränkte man z. B. im 14. Jahrhundert in einigen Ländern im Zuge der Pestausbreitung den Reiseverkehr, isolierte Kranke und erließ Quarantänevorschriften. Es galt die Vorschrift, Kleidung Pestkranker zu kochen, und es wurden sogar Sterbestatistiken aufgestellt. Weitere Reaktionen der Bevölkerung auf Epidemien waren Ausschluß der Erkrankten aus der Gemeinschaft und erhebliche Fluchtbewegungen. Zu interpretieren sind diese Entwicklungen als die Selbsthilfe der Gesellschaft, welche bei diesen drängenden Problemen von der etablierten Medizin nicht in genügendem Maße unterstützt wurde. Zwar wurden in der Mitte des 16. Jahrhunderts Theorien entwickelt, die davon ausgingen, daß Krankheiten durch „winzige Tiere" verbreitet würden, aber im Zuge der **Aufklärung** kam die Übertragungslehre erneut in Mißkredit, weil der wissenschaftliche Nachweis der Erreger nicht gelang, obwohl 1683 Anton von Leeuwenhoek (1632 – 1723) mit dem Mikroskop Mikroorganismen sah. Erst Louis Pasteur (1822 – 1895), Friedrich Gustav Jacob Henle (1809 – 1885) und Robert Koch (1843 – 1910) brachten diese in einen überzeugenden Zusammenhang mit dem Auftreten eindeutig definierter Erkrankungen.

So wie in der Antike gab es auch in den neuzeitlichen Epochen gelegentlich Ansätze zu einer Medizin, welche die Krankheitsursachen in der Umwelt sah. Mit dem im Jahre 1779 erschienen Buch von **Johann Peter Frank** (1745 – 1821) „System einer vollständigen medizinischen Polizey" wurden die „modernen" Anfänge einer Kollektivmedizin deutlich. Gefordert wurden eine gute Wasserversorgung, Prophylaxe als „Verteidigungskunst" gegen Krankheit, Schutz für Familie, Mutter und Kind sowie Ausbildungsvorschriften für medizinisches Personal. Franks Bemühungen richteten sich vorwiegend darauf, den Zugang zur kurativen Medizin breiten Bevölkerungskreisen zu ermöglichen und handwerklich ausgebildete Heilkundige, wie die Chirurgen, in die Schulmedizin zu integrieren. Im ausgehenden 18. Jahrhundert hatte der Staat des „aufgeklärten" Absolutismus die Pflicht, die Gesundheit der Untertanen zu erhalten. Im Zuge der Französischen Revolution, wurde es dann möglich, daß auch fähige Personen des „niedrigen" Standes Eingang in die Medizin fanden.

In der **Romantik** erlitt diese Entwicklung einen Rückschlag. Die Denkmuster dieses Zeitalters basierten auf der Vorstellung, das damalige Wissens- und Ideengut in einem einzigen System zu ordnen, wobei die Naturerscheinungen immer nur als unfertige Realisierungen der „Idee" begriffen wurden (Fischer-Homberger, 1977). Im Zusammenhang mit dem damals verbreiteten menschlichen Selbstempfinden hatte in dieser Zeit nicht nur eine naturwissenschaftlich orientierte kurative Medizin, sondern auch eine bevölkerungsbezogene Medizin große Hemmnisse zu überwinden.

1.2 Entwicklung der Epidemiologie in der westlichen Medizin

Die tiefgreifenden gesellschaftlichen Veränderungen, welche ihren Höhepunkt in der Französischen Revolution fanden, hatten auch auf die Medizin weitreichenden Einfluß. Hiervon profitierte auch die bevölkerungsbezogene Medizin. Die **Epidemiologie**, welche heute in Deutschland als Methode der Sozialmedizin gilt, hat sicherlich wesentlich weitreichendere Aufgaben und Anwendungen in vielen Bereichen der Medizin. Ihre Anfänge nahm sie als Wissenschaft, welche sich mit der Verteilung und Ausbreitung von Krankheiten in Bevölkerungen beschäftigt.

Eine Trennung zwischen Epidemiologie und **„Public Health"** ist bei der Betrachtung der geschichtlichen Entwicklung unzweckmäßig. Eine wörtliche Übersetzung von „Public Health" in „Öffentliches Gesundheitswesen" ist nicht sinnvoll, da wir in Deutschland damit im wesentlichen die Aufgaben der Gesundheitsämter und des Amtsarztes verbinden, wohingegen „Public Health" darüber hinaus auch die Tätigkeitsfelder umfaßt, mit der sich in Deutschland die Sozialmedizin beschäftigt. Zur Zeit wird verschiedentlich der Begriff „Gesundheitswissenschaften" gebraucht, um das zu umschreiben, was mit „Public Health" in England und Nordamerika gemeint ist.

Zu den Begründern einer neuzeitlichen bevölkerungsbezogenen Medizin zählt Pierre Charles-Alexandre Louis (1787 – 1872), welcher die Auffassung vertrat, daß naturgesetzliche Vorgänge auch in der Medizin zu beachten seien. Er sprach sich gegen den Aderlaß aus, weil er in der Regel keine Zustandsverbesserung für den Patienten brachte, und er unterstützte die Einführung statistischer Methoden. Er selbst verfertigte Überlebensstatistiken. Seine

Schüler trugen wesentlich zur Fortentwicklung einer bevölkerungsbezogenen Medizin, insbesondere in England und in Nordamerika bei und entwickelten die Grundzüge des Faches „Public Health". Zu erwähnen sind William Guy (1800 – 1885) und William Farr (1807 – 1883), welche in der Mitte des 19. Jahrhunderts die Epidemiologie in England entscheidend beeinflussten. William Guy zählt zu den Pionieren des öffentlichen Gesundheitswesens, und William Farr organisierte die Erfassung von medizinrelevanten Daten in Statistiken und entwickelte epidemiologische Denk- und Verfahrensansätze.

Im Jahre 1850 wurde die erste bekanntgewordene Gesellschaft für Epidemiologie in London gegründet. Einer der Mitglieder der Gesellschaft war John Snow (1813 – 1858), der sich in der Mitte des Jahrhunderts insbesondere mit den Ursachen für das Auftreten der verheerenden **Choleraepidemien** in London beschäftigte. Aus einer Reihe von Untersuchungen konnte er überzeugend darstellen, daß die Verbreitung der Cholera im Zusammenhang mit verunreinigtem Wasser stehen mußte.

Wegen des anekdotischen Wertes soll hier eine Untersuchung erwähnt werden, die anhand einer deskriptiven Studie zeigte, daß das Auftreten einer begrenzten Epidemie im Golden Square Distrikt (1854) mit einer Wasserpumpe in der Broad Street zusammenhängen könnte. John Snow veranlaßte, daß der Pumpenschwengel abgeschraubt wurde, worauf die Choleraepidemie ausklang. Obwohl heute ein solcher zeitlicher Zusammenhang keineswegs Beweiskraft hätte, hat die Überlieferung dieses Ereignisses dazu geführt, daß die Pumpe der Broad Street heute als Wahrzeichen der Epidemiologie gilt.

Überzeugender sind aus unserer heutigen Sicht die Ergebnisse anderer Untersuchungen, die das Auftreten von Choleraerkrankungen in zwei verschiedenen Wasserversorgungsregionen verglichen. Im damaligen London existierten sich überlappende Wasserversorgungsnetze ebenso wie Straßenpumpen. Es wurden Cholerafälle in Haushalten mit einer Wasserversorgung durch Wasserwerke mit Entnahmestellen oberhalb der Stadt erfaßt und verglichen mit dem Auftreten von Cholerafällen in Haushalten mit einer Wasserversorgung, deren Wasserentnahme aus der Themse innerhalb der Stadt erfolgte. In Haushalten mit Wasser, welches oberhalb der Stadt gewonnen wurde, war die Erkrankungsrate deutlich niedriger. Zu erinnern sei hier daran, daß Robert Koch erst Jahrzehnte später die Choleravibrionen entdeckte. Die Untersuchungsergebnisse von John Snow und anderen zeitgenössischen Epidemiologen waren dennoch so überzeugend, daß sie die Stadtverwaltung von London veranlaßten, anzuordnen, daß die Wasserentnahme aus der Themse für alle Wasserwerke oberhalb der Stadt zu erfolgen habe. Dies ersparte London in der Folgezeit größere Choleraepidemien.

Die epidemiologischen Untersuchungen im Zusammenhang mit den Choleraepidemien im vergangenen Jahrhundert folgten **Grundsätzen**, welche noch heute gelten:

- Die Diskussion epidemiologischer Untersuchungen bedarf einer Argumentation auf „quantitativer" Basis.
- Hierfür ist es notwendig, Statistiken zu erstellen und auszuwerten und sich dabei statistischer Methoden zu bedienen.
- Grundsätzlich ist anzustreben, Kontroll- und Vergleichsgruppen heranzuziehen.
- Die Untersuchungen sind eingebunden in Fragen und Probleme von „Public Health".

Die Epidemiologie hat sich nicht nur im Zusammenhang mit der Bekämpfung der Infektionskrankheiten entwickelt. Frühzeitig wurden auch bei der Aufdeckung der Ursachen für **chronische Erkrankungen** epidemiologische Methoden eingesetzt. Bekannt sind die Untersuchungen von James Lind (1716 – 1794), welcher erkannte, daß die damals besonders Seefahrer betreffende Krankheit **Skorbut**, die auf einen gravierenden Mangel an Vitamin C in der Nahrung zurückgeht, durch den Verzehr von Früchten und Gemüse verhütet und geheilt werden kann. In einem Versuch, welchen heute keine Ethikkomission mehr zulassen würde, unterteilte er 12 Seeleute mit Skorbut auf der „Salisbury" in solche, denen er täglich 2 Orangen und eine Zitrone geben ließ, und bei denen hohe Heilungserfolge zu verzeichnen waren, und in nicht behandelte Patienten.

Percival Pott (1714 – 1788) wies bereits 1775 überzeugend nach, daß **Skrotalkrebs** bei Schornstein- und Kaminfegern gehäuft vorkommt. Erst 1932 wurde als verursachendes Agens 3,4-Benzpyren im Tierversuch ausgemacht. Ende des 19. Jahrhunderts heilte der Japaner Kanehiro Takaki (1849 – 1920) **Beri-Beri** bei Seeleuten durch die Ergänzung der Nahrung mit Milch und Gemüse. Hervorgerufen wurde die Erkrankung durch einen Thiamin (B_1)- Mangel im Zusammenhang mit dem ausschließlichen Verzehr von poliertem Reis. Die Hülse des Reiskornes, welche beim Poliervorgang entfernt wird, enthält dieses Vitamin.

1.3 Entwicklung der Sozialmedizin in Deutschland

Der eigentliche Beginn der Sozialmedizin in Deutschland wird unterschiedlich eingeordnet. Dies hängt damit zusammen, daß eine Anzahl heute etablierter Fächer, wie z. B. Hygiene, Arbeitsmedizin oder Medizinsoziologie früher nicht existierten, aber entsprechend ihren unterschiedlichen Schwerpunkten ihre Herkunft unterschiedlich interpretieren. Je nachdem, ob arbeitsmedizinische, hygienische oder medizinsoziologische Aspekte zur Sozialmedizin früherer Zeiten hinzugezählt werden oder nicht, ergibt sich ein früherer oder späterer Beginn erster Ansätze für Sozialmedizin.

Ohne auf diese Unterschiede einzugehen, kann man der deutschen Sozialmedizin zwei Wurzeln zuordnen, deren eine eher der Individualmedizin entstammt und mit den Namen Rudolf Virchow (1821 – 1902), Salomon Neumann (1819 – 1908) und Rudolf Leubuscher (1821 – 1861) verbunden ist, während eine der Sozialhygiene entstammende Wurzel auf Eduard Reich (1836 – 1919) zurückgeführt werden kann.

Zu Beginn des 19. Jahrhunderts wurden von Medizinern aus verschiedenen Ländern, wie oben aufgeführt, Abhandlungen über Zusammenhänge von sozialen Faktoren mit Gesundheit und Krankheit publiziert. **Rudolf Virchow** kannte einen großen Teil dieser Schriften und griff die darin enthaltenen Ideen auf. Zusammen mit Salomon Neumann und Rudolf Leubuscher publizierte er u.a. in der Wochenschrift „Die medicinische Reform" Aufsätze, in denen er die These „Medizin ist in ihrem innersten Kern eine sociale Wissenschaft" erläuterte und tiefgreifende Reformen der medizinischen Wissenschaft einerseits und der gesellschaftlichen Struktur andererseits forderte. Seine Anschauung, daß die **Medizin eine soziale Wissenschaft** sei, basierte auf drei Prinzipien.

1. Die Gesundheit der Menschen ist eine Angelegenheit von direktem sozialen Rang.
   Hintergrund dieses Prinzips war das Elend in der aufkommenden Industrialisierung und die in jener Zeit z. B. in Oberschlesien vorhandenen Epidemien (Typhus). Da Krankheit und schlechte soziale und wirtschaftliche Gegebenheiten eng miteinander verbunden waren, sollte kein Staat diese Zusammenhänge übergehen. Vielmehr würde eine Epidemie den Politikern anzeigen, daß auf wirtschaftlichem und sozialem Gebiet Mißstände herrschten, die es zu beseitigen gelte.
2. Soziale und wirtschaftliche Faktoren üben eine wichtige Wirkung auf Gesundheit und Krankheit aus. Diese Beziehungen müssen zum Gegenstand wissenschaftlicher Forschung gemacht werden. Rudolf Virchow kam aufgrund seiner Forschungen zur Typhusepidemie zu der Ansicht, daß der Ausbruch der Krankheit auf sozialen, wirtschaftlichen, politischen, biologischen und physikalischen Ursachen beruhe. Er forderte deshalb, daß auch andere Krankheiten in bezug auf diese Faktoren untersucht werden müssen. Insbesondere Neumann entwickelte die dazu notwendige Medizinalstatistik weiter.
3. Als Konsequenz müssen Schritte unternommen werden, um die Gesundheit zu fördern und die Krankheiten zu bekämpfen. Diese Maßnahmen müssen sowohl sozialer als auch medizinischer Art sein.

Rudolf Virchow hat diese Idee mehrfach publiziert und auch praktische Maßnahmen vorgeschlagen, die durchgeführt werden sollten. Dazu gehörte vor allem eine ärztliche Betreuung der Armen. Eine weitere Maßnahme, die er vorschlug, war das generelle Recht auf Arbeit.

Im Unterschied zu den mit sozialen Belangen befaßten „Public Health" Entwicklungen in England stellte Rudolf Virchow die sozialen Bezüge der Medizin stärker heraus. Zwar wurde in England wegen des Elends der Industriearbeiter die Institution von „District Medical Officiers" eingeführt, eine Vorläuferform der Amtsärzte, die heute in die „Faculty of Public Health" eingebunden sind. Die theoretische Auseinandersetzung mit dem sozialen Gegenstand der Medizin unterblieb dagegen in England weitgehend.

Eine problematische Entwicklung nahm die zweite Richtung der Sozialmedizin, die der **Sozialhygiene** entstammte. Die Ursprünge hierfür sind zurückzuführen auf die Arbeiten von **Eduard Reich**. Dieser bevorzugte den Begriff der Sozialhygiene, weil ihm die soziale Medizin zu eng mit der Versicherungsmedizin in Verbindung mit der Einführung der Sozialversicherung unter Bismarck verknüpft war.

Eduard Reich teilte die Sozialhygiene in vier Bereiche ein, die moralische, die soziale, die diätetische und die polizeiliche Hygiene. Die moralische Hygiene enthielt Aspekte der Sozialpsychologie, Soziologie und Gesundheitserziehung, die soziale Hygiene stellt eine frühe Form der Sozialmedizin und der Sozialfürsorge dar, die diätetische Hygiene ist ein Vorläufer der Ernährungswissenschaft und die polizeiliche Hygiene enthält Anklänge zur heutigen Gesundheitsverwaltung.

Einen auch theoretisch großen Fortschritt machte die Sozialmedizin durch die Arbeiten von **Alfred Grotjahn** (1869–1931). Die höchste Auflage erreichte seine „Soziale Pathologie", die bereits wesentliche Grundzüge der heutigen Sozialmedizin enthielt (zit. nach Rosen, 1975, S. 110 ff.):

„1. Die Bedeutung der Krankheit vom sozialen Gesichtspunkte aus wird in erster Linie bestimmt durch ihre Häufigkeit. Die medizinische Statistik ist demnach die Grundlage jeder sozialpathologischen Betrachtung.
2. Eine Krankheit erhält noch nicht allein durch ihre Häufigkeit soziale Bedeutung. Es erhebt sich also zweitens die Frage nach der Form, in der die betreffende Krankheit am häufigsten vorkommt. Aber die charakteristische Form der Klinischen Pathologie, der Schulfall, ist in der Regel nicht die Form, in der die Krankheit am häufigsten vorkommt (...)
3. Die wichtigsten Beziehungen zwischen krankhaften Zuständen und den sozialen Verhältnissen liegen natürlich auf ursächlichen Gebieten. Die Ätiologie der Krankheiten ist biologisch und sozial zugleich (...)
4. Nicht nur werden krankhafte Zustände durch soziale Verhältnisse in Entstehung und Verlauf bedingt, sondern sie beeinflussen auch ihrerseits wieder die sozialen Zustände (...)
5. Ein fünfter Punkt unserer Betrachtung wird daher sein, ob bei einer sozialpathologisch wichtigen Krankheit die ärztliche Behandlung überhaupt wesentliche Erfolge aufzuweisen hat und in welchem Maße sie die Bedeutung der Krankheit im sozialen Leben zu verändern imstande ist.
6. Wie können wir krankhafte Zustände durch soziale Maßnahmen in ihrem Verlaufe beeinflussen oder verhüten? Die Beantwortung dieser Frage verlangt die Beschäftigung mit der sozialen und wirtschaftlichen Umwelt des Patienten."

Diese Aufteilung der „Sozialen Pathologie" hat die Sozialmedizin stark beeinflußt. Sie hatte positive und negative Aspekte. Verwerflich war, daß die Rassentheorie und die Euthanasie im 3. Reich entstanden und auch mit Ideen von Alfred Grotjahn und anderen begründet wurden. Insbesondere Folgerungen aus Punkt 5 führten in diese Richtung, indem unheilbar Kranke als „unwertes Leben" betrachtet wurden. Positiv hat sich ausgewirkt, daß mit der Einteilung und den detaillierten Ausführungen zum ersten Mal eine systematische theoretische und praktisch anwendbare Abhandlung über Gegenstand und Methode der Sozialmedizin entstanden war.

1905 wurde die **Deutsche Gesellschaft für soziale Medizin, Hygiene und Medizinalstatistik** gegründet. Sie war der Ursprung der heutigen Deutschen Gesellschaft für Sozialmedizin und Prävention, welche in der Nachkriegszeit durch die Bemühungen von Hans Schäfer und Maria Blohmke entstand.

Bis zum Ende des ersten Weltkrieges erschienen sehr viele verschiedene Arbeiten, die sich mit der Sozialmedizin auseinandersetzten. In der Zeit nach dem ersten Weltkrieg wandte sich der Schwerpunkt der sozialmedizinischen Tätigkeit den Folgen der Kriegsereignisse zu. Vor allem sollte Kriegsveteranen geholfen werden. Es wurde versucht, die Fürsorge für Blinde und Körperbehinderte vor allem aus orthopädischer Sicht zu übernehmen. Daraus entwickelte sich auch ein Spottname, der in den dreißiger Jahren und Ende des 2. Weltkrieges „Krüppelmedizin" lautete und vor allem auf die Rehabilitation bezogen war.

1.4 Sozialmedizin nach dem zweiten Weltkrieg

In dem heutigen Verhältnis der Individual- zur Kollektivmedizin spiegelt sich die vorhergehend skizzierte geschichtliche Entwicklung wider. Die naturwissenschaftlich ausgerichtete **kurative Medizin** nahm in den letzten Jahrzehnten eine stürmische Entwicklung im Hinblick auf Diagnostik- und Therapiemöglichkeiten. Z.B. sind Herzzentren mit den Möglichkeiten der Herzplantation und der Anwendung von Kunstherzen der Ausdruck einer hochtechnologischen Medizin, welche dem Postulat folgt, daß jedem Individuum geholfen werden müsse, unabhängig von der Größe des Aufwandes. Die Gesamtmortalität der Bevölkerung wird dadurch kaum beeinflußt. Etwa zwei Drittel der Patienten verlassen die Zentren nicht lebend. Ohne die Erfolge der Herzzentren, der Intensivmedizin, der Reanimationseinheiten und des Rettungswesens schmälern zu wollen, ist doch anzumerken, daß dem Aufwand zur Lebensverlängerung des chronisch erkrankten Individuums keine dem Aufwand in der kurativen Medizin entsprechenden präventiven Maßnahmen auf Bevölkerungsbasis gegenüberstehen, welche die Erkrankung selbst verhüten würden. Eine tatsächliche „Heilung" in dem Sinne, daß die Krankheit beseitigt werden könnte, wenn der Patient zur Behandlung kommt, ist bei den überaus häufigen chronischen Erkrankungen oft nicht mehr möglich.

Die Mitwirkung der kurativen Medizin bei der Verhütung von Krankheiten ist eher gering einzuschätzen. In der so entstandenen Lücke haben sich Vertreter der Sozialwissenschaften und Ärzte, die diesen nahestehen, betätigt. Sie erkannten besonders deutlich den Zusammenhang zwischen dem sozialen Umfeld des Gefährdeten und den zur Erkrankung führenden Faktoren. Wo eine Zusammenarbeit zwischen den verschiedensten Fachrichtungen, einschließlich der Medizin, notwendig wäre, kam es in den sechziger Jahren nicht selten zu einer Konfrontation. Die zur Kooperation bestimmten Disziplinen haben sich jeweils eine eigene hochspezialisierte Terminologie zugelegt, welche die Verständigung außerordentlich erschwerte. Die Möglichkeit, sich über ein „wissenschaftlich begründetes" Vorgehen zu einigen, war eingeschränkt, weil der in naturwissenschaftlichem Denken ausgebildete Mediziner den Wissenschaftsbegriff des Soziologen oder anderer gesellschaftsbezogener Fachrichtungen nur schwer verstehen konnte. Wurden dann auch noch weltanschauliche Gesichtspunkte ins Feld geführt, indem die Forderung nach der radikalen Umwandlung der „krankmachenden" Gesellschaft vorgetragen und das Individuum aus der Verantwortung für seine Gesundheit entlassen wurde, entwickelte sich eine politische Auseinandersetzung. Die radikalsten Ansätze dieser Kritik sprechen der Schulmedizin eine Mitwirkung bei der beachtlichen Verbesserung der durchschnittlichen Lebenserwartung in den letzten hundert Jahren ab, wobei sie die Fortschritte im hygienischen und sozialen Bereich betonen und auf die verbesserte Ernährungslage hinweisen (McKeown, 1982). Illich (1981) sah in dem Wirken der Mediziner sogar eine Gefahr für den Menschen. Andererseits hat diese Situation die Entwicklung der Sozialmedizin gefördert. Das Fach konnte sich als eigenständiges Wissenschaftsgebiet etablieren. Verbunden damit war eine Anerkennung der Sozialmedizin als Fach der medizinischen Aus- und Weiterbildung.

Allerdings verfügen noch nicht alle Universitäten über eine eigenständige Vertretung der Sozialmedizin. Insbesondere die Verbindung der Sozialmedizin mit der Arbeitsmedizin erweist sich als Hemmnis für die Etablierung in der Lehre, weil die medizinischen Fakultäten dazu neigen, die Sozialmedizin in den arbeitsmedizinischen Instituten als Subspezialität einzubringen und die Lehre für Sozialmedizin dem Arbeitsmediziner überlassen. Weiterhin bestehen Schwierigkeiten, die Sozialmedizin, so wie sie derzeit in den medizinischen Fakultäten gelehrt wird, in die Fortbildung einzubringen. Einer der Hauptgründe dafür ist das Fehlen eines originären sozialmedizinischen Betätigungsfeldes. Das dafür geeignete Öffentliche Gesundheitswesen wird von Ärzten mit der Gebietsbezeichnung „Arzt im Öffentlichen Gesundheitswesen“ geführt. Eine Zusammenführung beider Fächer steht noch aus, würde sich aber im Zuge der Harmonisierung im Ausbildungswesen innerhalb der Europäischen Gemeinschaft anbieten, wenn die Verhältnisse in Großbritannien für Gesamteuropa für „Public Health“ gelten sollten.

1984 wurde die **Zusatzbezeichnung „Sozialmedizin“** von der Bundesärztekammer und nachfolgend auch von den Landesärztekammern eingeführt. Diese Zusatzbezeichnung erwerben derzeit vorwiegend solche Ärzte, die im Versicherungswesen, im Rehabilitationsbereich und im Gutachterwesen tätig sind. Die mit der Fortbildung betrauten sozialmedizinischen Akademien befassen sich somit vorwiegend mit Fragen des Versicherungswesens und der sozialen Sicherung, weniger mit der Epidemiologie und der Prävention.

Zu den weiteren günstigen Entwicklungen in der Sozialmedizin ist die starke Weiterentwicklung von bedeutenden Teilgebieten zu zählen. Die **Gesundheitsökonomie** z. B., nunmehr ein wichtiges Gebiet der Sozialmedizin, zählte bis vor kurzem noch nicht zum Gegenstandsbereich des Faches.

Methodische Verfahren haben durch die Weiterentwicklung der Mathematik und durch die elektronischen Datenverarbeitung einen stürmischen Aufschwung genommen, dessen Ende noch nicht abzusehen ist. Der fünfte Punkt der Grotjahnschen Einteilung, welcher die Erfolge ärztlicher Behandlung bei sozialmedizinisch wichtigen Krankheiten beinhaltete, kann erst durch den Einsatz neuer Methoden der Längsschnittbetrachtung einer Beantwortung näher gebracht werden.

Konnte sich die Kollektivmedizin im Zeitalter der Scholastik und durch die Gängelung des Christentums nicht aus einer in ideologischen Zwängen behafteten Individualmedizin entwickeln, so ist heute eine Entwicklung zu beobachten, welche den Einfluß der Naturwissenschaften in der Medizin herabsetzen möchte. Eine solche Denkweise wird allerdings nicht nur der Fortführung der Kollektivmedizin auf wissenschaftlicher Basis gefährlich, sondern greift auch die Individualmedizin an. Dem Wohle des Einzelnen, dem sich jeder Arzt verpflichtet, ist ein Gegensatz zwischen Individualmedizin und Kollektivmedizin schon in der Vergangenheit schädlich gewesen. In Zukunft kann eine auf rationaler, wissenschaftlicher Basis betriebene Medizin nur im **Zusammenwirken von Individualmedizin und Kollektivmedizin** überzeugen.

1.5 Ziele und Definition der Sozialmedizin

Die Sozialmedizin ist ein Fachgebiet der Medizin, welches sowohl der theoretischen, also nicht-klinischen Medizin als auch der praktischen Medizin zugerechnet wird. Sie hat wie alle medizinischen Fachgebiete die Zielsetzung, zum Schutz, zur Erhaltung, zur Besserung und zur Wiederherstellung der Gesundheit der Bevölkerung beizutragen. In dieser Zielsetzung bestehen enge Beziehungen zwischen Individualmedizin und Sozialmedizin.

Die speziellen Zielsetzungen, welche die Sozialmedizin von den klinischen Fächern unterscheidet, ergeben sich aus dem Tatbestand, daß soziale und wirtschaftliche Faktoren eine wichtige Wirkung auf Gesundheit und Krankheit ausüben. Diese Beziehungen müssen zum Gegenstand wissenschaftlicher Forschung gemacht werden.

Zunächst müssen **Informationen** über gesellschaftlich relevante medizinische Zustände bzw. Gegebenheiten einschließlich deren Ätiologie erarbeitet und in die Öffentlichkeit getragen werden. Mit medizinischen Zuständen bzw. Gegebenheiten sind sowohl Krankheiten, Befindlichkeitsstörungen und Behinderungen als auch Versorgungssituationen, Therapien usw. gemeint. Gesellschaftlich relevant bezieht sich in diesem Zusammenhang nicht auf gesellschaftlich erwünscht, sondern auf bedeutsam im Sinne von häufig. In der Einordnung, was gesellschaftlich relevant ist, wird es immer Divergenzen geben. Insofern kann es auch kein abgeschlossenes Wissens- oder Untersuchungsgebiet der Sozialmedizin geben.

Weiterhin ist es notwendig, Informationen über die **Weiterentwicklungen** gesellschaftlich relevanter medizinischer Zustände bzw. Gegebenheiten zu erhalten. Wichtig ist hierbei, daß die Sozialmedizin auch Prognosen abgeben muß, das heißt, daß sie sich auch mit Verfahren der Abschätzung der künftigen Entwicklung auseinandersetzen muß.

Der Diagnose und Prognose folgt die Therapie, was für die Sozialmedizin bedeutet, daß sie Vorschläge zur **Steuerung der Entwicklung** bzw. zur **Beseitigung von Mißständen** erarbeitet, erprobt und bewertet. Diese Zielsetzung beinhaltet, Maßnahmen zur Steuerung zu kennen und ihre Wirkungsweise zu verstehen. Um dies zu erreichen, sind **Bewertungen** (Evaluation) **von Maßnahmen** notwendig. Auch dies gehört zum Aufgabenkatalog der Sozialmedizin.

Nicht zuletzt hat auch die Zielsetzung der **Leistungsdiagnostik** einen hohen Stellenwert in der Sozialmedizin. Hierbei handelt es sich um die vergleichende Prüfung, Beurteilung und Einordnung der Gesundheit von Personen und Bevölkerungsgruppen unter medizinischen, juristischen und institutionellen Perspektiven.

Als Folgerung aus den Zielsetzungen ergibt sich, daß die Sozialmedizin sich nicht vorrangig mit einzelnen Personen, sondern mit **Bevölkerungsgruppen** beschäftigt. Die einzelne Person mit ihrem individuellen Schicksal, ihren physischen und psychischen Möglichkeiten und Grenzen, ihrer Krankheitsgeschichte wird gleichzeitig sowohl als Individuum als auch abstrahierend als Merkmalsträger innerhalb einer Gruppe oder Bevölkerung betrachtet.

Aus dieser Übersicht über die wesentlichen Zielsetzungen der Sozialmedizin sollte die Definition des Faches nachvollziehbar sein, so wie sie von der Deutschen Gesellschaft für Sozialmedizin und Prävention 1992 erarbeitet wurde:

„Sozialmedizin ist ein eigenständiges theoretisches und praktisches Fachgebiet der Medizin. Sie beschreibt und analysiert die vielfältigen Wechselwirkungen zwischen Gesundheit und Krankheit, ihren Risiken, protektiven Faktoren und gesellschaftlichen Tatbeständen unter ätiologischer, präventiver, rehabilitativer, gutachterlicher, versorgungsrechtlicher und ökonomischer Perspektive. Sie befaßt sich dazu wissenschaftlich und praktisch mit der Organisation des Gesundheitswesens und den Einrichtungen der sozialen Sicherung.

Die Sozialmedizin nutzt für ihre Aufgabe epideminologische, klinische, sozial- und verhaltenswissenschaftliche, ökonomische und ökologische Methoden. Ihr Ziel ist es, eine effektive und effiziente Vermeidung oder Bewältigung gesundheitlicher Probleme und deren soziale Folgen bei Einzelnen und in der Bevölkerung zu ermöglichen. Die Sozialmedizin behandelt diese Aspekte als Pflichtfach innerhalb des grundständigen Medizinstudiums, an Fachhochschulen sowie an den Akademien im Rahmen der Weiterbildung zur Erlangung der Zusatzbezeichnung Sozialmedizin.

In den Studiengängen Public Health und Gesundheitswissenschaften behandelt sie diese Aspekte als Kernfach und erfüllt eine Brückenfunktion zur klinischen Medizin."

2 Epidemiologisch-methodische Grundlagen

Die Epidemiologie gilt als die **Methode** der Sozialmedizin. Ihre zunehmende Bedeutung beruht darauf, daß sie fächerübergreifend als unverzichtbares Hilfsmittel zur Studienplanung, -durchführung und -auswertung angewendet wird. Dabei erhalten Teilaspekte, entsprechend dem jeweiligen Fach, eine unterschiedliche Gewichtung, welches dann mit zusätzlichen Bezeichnungen zum Ausdruck gebracht wird, wie „Klinische Epidemiologie", „Infektionsepidemiologie" oder „Pharmakoepidemiologie".

Mit der Medizinstatistik ist die Epidemiologie eng verbunden, sie sollte aber nicht mit ihr gleichgesetzt werden. Vielmehr ergibt sich das ideale epidemiologische Arbeitsteam aus der engen Kooperation des Arztes mit Erfahrung in der praktischen, bevölkerungsbezogenen Medizin, insbesondere im Bereich der „Feldarbeit", und dem Medizinstatistiker, der in der Lage ist, die mathematisch-theoretischen Grundlagen der Statistik dem Mediziner verständlich zu machen und die statistischen Methoden an den realen Problemen einer bevölkerungsbezogenen Medizin auszurichten.

Schäfer und Blohmke (1978, S. 153) definierten die Epidemiologie als „die Wissenschaft, die sich mit der Verteilung von physiologischen Variablen sowie von Krankheiten und deren physikalischen, chemischen, psychischen und sozialen Determinanten und deren Folgen in der Bevölkerung befaßt". Diese Definition läßt sich, wie viele andere Definitionen ebenfalls, mit den **Zielen und Aufgaben der Epidemiologie** in Verbindung bringen, wie sie von der Internationalen Gesellschaft für Epidemiologie formuliert wurden:

- Beschreibung und Untersuchung der Verteilung der Häufigkeit von Krankheiten in menschlichen Populationen.
- Identifikation ätiologischer Faktoren in der Pathogenese von Krankheiten.
- Bereitstellung von Daten für die Planung, Durchführung und Beurteilung von Maßnahmen zur Vorbeugung, Bekämpfung und Behandlung von Krankheiten und für die Festlegung von Prioritäten zwischen verschiedenen Maßnahmen.

Im Gegensatz zur Individualmedizin, welche der Patient in Anspruch nimmt, indem er den Arzt aufsucht, ist der Epidemiologe gehalten, auf die Bevölkerung zuzugehen, bzw. die Personen und Personengruppen aufzusuchen, welche er zum Gegenstand seiner Untersuchungen machen möchte. In vielen Fällen ist jedoch eine direkte Untersuchung unangebracht oder wegen finanzieller, logistischer und zeitlicher unüberwindlicher Schwierigkeiten nicht möglich oder auch undenkbar, insbesondere in Fällen, in denen die Gesamtbevölkerung einer Region oder eines Landes untersucht werden soll. In diesen sehr häufigen Situationen muß der Epidemiologe sich die benötigten Informationen aus anderen Quellen beschaffen und kann die Daten nicht selbst erheben.

Als Beispiel für allgemeine Fragen, welche einer Untersuchung zu Grunde gelegt werden können, soll folgende Aufstellung dienen (vgl. Greiser, 1981):

1. Was ist das Ziel der Untersuchung? Welche Fragen sollen beantwortet werden?

   Beispiele:
   - Häufigkeit (Inzidenz, Prävalenz) von Krankheiten, Verteilung von quantitativen Werten (hoher Blutdruck etc.)
   - Prüfung von Kausalitäten (hat die Nationalität einen Einfluß auf das Geburtsgewicht?) oder Hypothesen (hat sich der Anteil der Karzinomletalität im Zeitverlauf verändert?)

- Gewinnung von neuen Erkenntnissen über Risikofaktoren (verändert ein geringerer Cholesterinwert das Herzinfarktrisiko signifikant?) oder über andere Einflußfaktoren (wirkt das Medikament Y gesundheitsverbessernd?)

2. Welche Bevölkerung, welche Personengruppen müssen untersucht werden? Beispiele:
   - Muß die zu untersuchende Gruppe repräsentativ für die Bevölkerung sein?
   - Ist die in der Untersuchung zu analysierende Krankheit sehr selten?

Aus dem englischen Schrifttum sind für den praktischen Ansatz einer epidemiologischen Fragestellung die „vier W's" bekannt (wer, wo, wann, warum). Vielfach empfiehlt es sich, die zu untersuchende **Personengruppe** einzugrenzen, z. B. entsprechend dem Alter, Geschlecht, ethnischer Zugehörigkeit, Familienstand etc. Entsprechend lassen sich unterschiedliche **Untersuchungsorte** ausmachen, z. B. sehr begrenzt eine Kommune oder ein Stadt-Land-Vergleich, regionale oder nationale Erhebungen, internationale oder sogar globale Untersuchungen. Der **Zeitraum**, in dem eine Untersuchung durchgeführt wird, ergibt sich häufig aus der Fragestellung. Soll eine Epidemie erfaßt werden, muß möglichst zu einem Zeitpunkt mit den Erhebungen begonnen werden, an dem der Beginn der Erkrankung vermutet wird. Denkbar sind auch jahreszeitlich abgesetzte Untersuchungen oder Erhebungen, die säkulare oder saisonale Entwicklungen erfassen. Auf das vierte „W", die Frage, warum eine Erkrankung auftritt, wird in den nächsten Abschnitten dieses Kapitels weiter eingegangen werden.

2.1 Probleme der Datenquellen epidemiologischer Untersuchungen

Am einfachsten ist die Unterscheidung zwischen primären und sekundären Datenquellen. Im ersteren Falle stammen die Daten aus Erhebungen, welche die auswertende Arbeitsgruppe selbst durchgeführt hat. Im zweiten Fall haben andere Arbeitsgruppen und Institutionen die Daten erhoben bzw. gesammelt und diese werden einer weiteren Untersuchung unter bestimmten Fragestellungen und Gesichtspunkten zugeführt. Der Vorteil **primärer Daten** besteht darin, daß die Datenerhebung unmittelbar im Zusammenhang mit der vorgegebenen Fragestellung erfolgen kann und der Kontrollmöglichkeit des Untersuchungsteams im Hinblick auf die „Gültigkeit" unterliegt.

Eine große Anzahl epidemiologischer Untersuchungen, womöglich die überwiegende Mehrzahl, beruht auf der Auswertung **sekundärer Daten**. Diese ergeben sich z. B. aus der Auswertung von Krankengeschichten, Totenscheinen, Versicherungs- und Krankenkassenunterlagen, amtlichen und internationalen Statistiken. Die Aussagekraft solcher Daten wird sehr unterschiedlich eingeschätzt. Z.B. können amtliche Leichenschauscheine vom Arzt falsch ausgefüllt worden sein, indem zum Tode führende und den Tod verursachende Erkrankungen nicht ausreichend scharf unterschieden wurden oder die Diagnose einfach falsch war (Müller und Müntefering, 1992). Selbst wenn beim Verstorbenen eine Sektion durchgeführt wird, gehen die vom Pathologen erhobenen Befunde nicht in die Todesmeldung ein.

Ergeben sich bereits bei der Erfassung der Mortalität Schwierigkeiten, sind die Probleme bei der Morbiditätserfassung noch komplexer. Hierbei sind nicht nur eventuell falsche Diagnosen zu bedenken, sondern auch die Tatsache, daß z. B. versicherte Bevölkerungsgruppen nicht unbedingt für die Gesamtbevölkerung repräsentativ sein müssen. Unvollständige Angaben, z. B. wenn lediglich die Berufsangabe „Rentner" aufgeführt wird, ohne daß Hinweise auf die Tätigkeit im aktiven Berufsleben gegeben werden, begrenzen die Aussagekraft sekundärer Datenquellen entscheidend. Die Meldungen klinisch tätiger Ärzte an Krankenversicherungsträger können verfälscht sein. So kann es z. B. vorkommen, daß der meldende Arzt sich nicht die Zeit nimmt, jeweils die vorgesehene

ICD-Codenummer der zu meldenden Erkrankung zuzuordnen und aus dem Gedächtnis nur eine der Zahlen schreibt, an die er sich gerade erinnern kann. Wenn bei der Erfassung keine Plausibilitätsprüfung erfolgt, kommt es zu grotesken Fehlmeldungen. Geht der meldende Kliniker davon aus, daß die von ihm an die Krankenkassen weitergegebenen Daten zur Planung von Bettenschlüsseln, Personalbesetzungen u.ä. Schätzungen genutzt werden sollen, wird er in einem bestimmten Rahmen zur Datenmanipulation verführt. Bei der Beurteilung von Untersuchungsergebnissen, welche mit sekundären Daten erzielt wurden, steht deswegen die **Gültigkeit der Daten** häufig im Mittelpunkt der Diskussion.

2.2 Einfache Maßzahlen der Epidemiologie

2.2.1 Indikatoren, Raten, „Ratios", Proportionen

Eine der wichtigsten Aufgaben epidemiologischer Untersuchungen lautet, die zur Berechnung vorliegenden Daten zu Indikatoren zusammenzufassen.

Ein Indikator ist eine Maßzahl, die einen Zustand oder ein Verhältnis in einer Gruppe oder einer Bevölkerung beschreibt. Häufig werden dabei besonders „vulnerable" Gruppen gewählt, welche den Zustand einer Bevölkerung besonders empfindlich wiedergeben, z. B. die Mütter- oder Säuglingssterblichkeit. Indikatoren können aber auch etwas über einen „Zielerreichungsgrad" aussagen.

Soll z. B. gemessen werden, ob durch eine präventive Maßnahme die Sterblichkeit an Herz-Kreislauf-Erkrankungen gesenkt werden konnte (Ziel), dann kann man den Indikator „Herz-Kreislauf-Mortalität" verwenden. Weitere Indikatoren sind z. B. die Morbidität, die Letalität, die Arztdichte oder die Gesundheitsquote.

Indikatoren können aus Raten, Verhältniszahlen („Ratios") oder Proportionen gebildet werden. Sie sind nur dann als Indikatoren zu bezeichnen, wenn sie eine **Bezugsgröße** haben, z. B. Todesfälle, bezogen auf eine Bevölkerung. Treten bereits Schwierigkeiten bei der Erfassung der Daten auf, welche dann als Anzahl der „Fälle" im Zähler des Bruches erscheinen, ergeben sich vielfach nicht bedachte, z. T. unlösbare Probleme bei der Erfassung des Nenners. Beispielsweise sollte die Informatik-Abteilung jedes Krankenhauses in der Lage sein, eine genügend genaue Erfassung der Krebstodesfälle in ihrem Krankenhaus zu erreichen. Sie kann aber keine Aussage über die Krebsmortalität in der Bevölkerung treffen, da in der Regel das Einzugsgebiet des Krankenhauses sich nicht genau bestimmen läßt bzw. aus dem Einzugsgebiet stammende Personen auch in anderen Krankenhäusern aufgenommen werden und dort versterben.

Grundsätzlich ist dem Kliniker eine bevölkerungsbezogene Sicht über die Häufigkeit einer Erkrankung, gewonnen aus der Erfassung der Anzahl seiner Patienten, verwehrt. Dies trifft auch auf Zentral- und Speziallaboratorien zu, die nur in begrenzten Umfang eine Aussage über die Häufigkeit einer Erkrankung in der Bevölkerung auf Grund des an sie eingesendeten Untersuchungsgutes machen können. So wird sich eine Virusgrippeepidemie nur daran erkennen lassen, daß, zu einem bestimmten Zeitpunkt beginnend, gehäuft entsprechende Untersuchungen angefordert werden, die dann überwiegend positiv ausfallen. Die Höhe der Befallsrate der Bevölkerung läßt sich aus diesen Untersuchungen nicht ermitteln.

Der einfachste Indikator ist die **Rate**. Synonym wird gelegentlich Ziffer gebraucht. Mit einer Rate wird ein Bruch bezeichnet, der sich ergibt, wenn die Häufigkeit eines Zustandes (Krankheit etc.) dividiert wird durch die Gesamtzahl derjenigen, bei welchen dieser Zustand (Ereignis) vorkommen könnte. Eine Rate oder Ziffer ist stets eine benannte Zahl, z. B. wird die Krebsmortalität definiert als [1]:

$$\text{Krebsmortalität} = \frac{\text{Krebstote in einem Jahr}}{\text{Gesamtbevölkerung in der Jahresmitte}} \cdot 100\,000 \qquad [1]$$

mit der Benennung Tote pro 100 000 der Bevölkerung. Eine besondere Rate ist die Letalität s. [2].

Eine Verhältniszahl, **„Ratio"** im englischen Sprachgebrauch, ist ein Quotient zweier Zahlen, die entweder gleich benannt oder unbenannt sind. Das Ergebnis ist immer eine unbenannte Zahl. Häufig wird eine Verhältniszahl aus getrennten Qualitäten berechnet, wobei der Nenner kein Teil des Zählers ist. Das in Abschn. 2.6.2 beschriebene „Relative Risiko" sowie die „Odds-Ratio" sind Beispiele für Verhältniszahlen.

Eine **Proportion** ist eine auf das Intervall 0 bis 1 normierte Verhältniszahl, die den Zähler im Nenner enthält. Sie hat entweder keine Benennung oder sie wird als Prozentzahl definiert. Ein Beispiel ist der Anteil der Ausgaben für die ambulante Versorgung an allen Ausgaben des Gesundheitssystems.

2.2.2 Prävalenz und Inzidenz

Außergewöhnlich häufig benutzte Begriffe in der Epidemiologie sind die der Prävalenz und der Inzidenz. Beide Begriffe sind Raten und stehen für eine unterschiedliche Zeitdimension der Erfassung von Krankheiten bzw. Merkmalen.

Unter der **Prävalenz** wird die Rate der in einer bestimmten Zeit kranken Personen verstanden. Dabei ist es unerheblich, wie lange die Personen schon erkrankt sind. Je nach Zeitraum der Abgrenzung wird zwischen einer Punktprävalenz (Zeitpunktmessung, z. B. am 1. 1. 1990) und einer Zeitraumprävalenz (z. B. im Jahr 1990) unterschieden s. [3].

Die **Inzidenz** bezeichnet dagegen eine Rate, die die neu erkrankten Fälle einer bestimmten Zeit enthält. Dabei wird in der neueren Literatur zwischen der kumulativen Inzidenz und der Inzidenzdichte unterschieden s. [4] u. [5].

Bei der kumulativen Inzidenz zählt man z. B. das Auftreten eines arbeitsmedizinisch relevanten Tumors in einem Betrieb während eines definierten Zeitraumes, z. B. von mehreren Jahren, und berechnet die ermittelten Fälle auf alle Betriebsangehörigen, welche zu Beginn des Ermittlungszeitraumes im Betrieb beschäftigt waren. Die Schwierigkeit bei der Interpretation des Ergebnisses ist offensichtlich, denn mit großer Wahrscheinlichkeit hat es während des Erfassungszeitraumes Fluktuationen im Betrieb gegeben, welche erheblichen Einfluß auf das Ergebnis haben können.

Ein Ausweg aus dieser methodischen Schwierigkeit ergibt sich, wenn, um im eben erwähnten Beispiel zu bleiben, zwar die Anzahl der Tumorerkrankten über einen Zeitraum registriert wird, als Nenner aber die Summe aller Zeiträume, Monate oder Jahre, erfaßt wird, die jeder Betriebsangehörige unter Beobachtung stand. Probleme bei der Interpretation der so gewonnen Ergebnisse kann es geben, wenn der

$$\text{Letalität} = \frac{\text{Anzahl der Todesfälle (in einem Zeitraum)}}{\text{Anzahl der Krankheitsfälle (im selben Zeitraum)}} \cdot 100 \qquad [2]$$

$$\text{Prävalenz} = \frac{\text{Anzahl der Personen mit einer Krankheit zu einem bestimmten Zeitpunkt (Zeitraum)}}{\text{Anzahl der Personen in der Bevölkerung zu diesem Zeitpunkt (Zeitraum)}} \qquad [3]$$

$$\text{Kumulative Inzidenz} = \frac{\text{Anzahl der Personen, die an einer bestimmten Krankheit innerhalb eines bestimmten Zeitraumes erkranken}}{\text{Anzahl der Personen in der Bevölkerung zu Beginn des Zeitraumes}} \qquad [4]$$

$$\text{Inzidenzdichte} = \frac{\text{Anzahl der Erkrankungsfälle, welche in einem Zeitraum in einer Bevölkerung auftreten}}{\text{Summe der Zeiträume, in denen jeder einzelne in der Bevölkerung an der Krankheit erkranken konnte}} \qquad [5]$$

Beobachtungszeitraum, und somit die Expositionszeit zur vermuteten Noxe, innerhalb der beobachteten Betriebsbevölkerung stark divergiert. Vermutlich haben solche Personen, die nur eine kurze Zeit im Betrieb arbeiteten, ein kleineres Risiko, verglichen mit den Betriebsangehörigen, die viele Jahre in der Fertigungsstätte ihren Arbeitsplatz hatten. Bei hoher Fluktuation in der Belegschaft kommt es zu einem irrelevant numerisch großen Nenner, welcher die Inzidenzdichte unrealistisch klein erscheinen läßt. In einem solchen Fall müssen weitere Untersuchungsmethoden, wie z. B. Fall-Kontroll-Studien, Klarheit schaffen.

Das Verhältnis von Prävalenz zu Inzidenz ist über die **durchschnittliche Krankheitsdauer** gegeben. Daraus folgt, daß die Prävalenz entweder weitgehend der Inzidenz entsprechen kann oder größer als die Inzidenz ausfällt. Wird eine Infektionskrankheit mit kurzer Krankheitsdauer in einer Bevölkerung erfaßt, wird die Berechnung der Inzidenz und Prävalenz nahezu gleiche numerische Resultate ergeben. Im Falle von chronischen Erkrankungen, wie z. B. bei der Epilepsie, wird die Inzidenz bezogen auf die Gesamtbevölkerung sehr gering sein. Verglichen mit der Inzidenz, ergibt sich somit eine ungleich höhere Prävalenz.

Die Bestimmung von Prävalenzen ist einfacher als die von Inzidenzen. Im letzteren Falle erfordert die Erfassung immer einen mehr oder weniger langen Zeitraum, während dessen die technischen, finanziellen und logistischen Mittel zur Verfügung stehen müssen, um die Erfassung kontinuierlich weiterführen zu können. Der Aufwand für die Erfassung von Inzidenzen kann sich z. B. dann lohnen, wenn es darum geht, saisonale Schwankungen im Auftreten von Krankheiten zu erfassen. Dies setzt aber voraus, daß methodisch einwandfrei der Beginn einer Erkrankung festgelegt werden kann.

2.3 Epidemiologische Studientypen

Die Auswahl und die richtige Anlage des für die Untersuchung notwendigen Studientypes ist von entscheidender Bedeutung für die Qualität der Ergebnisse. Dies gilt nicht nur für epidemiologisch groß angelegte Studien, sondern auch für sehr viele Untersuchungen von Einzelproblemen im medizinischen Bereich, z. B. Dissertationen. Bevor man mit der eigentlichen Arbeit beginnt, sollte man sich anhand der zu untersuchenden Fragestellung darüber klar werden, welcher Studientyp hierfür in Betracht kommt. Bei der Auswahl des geeigneten Studientypes sind aber nicht nur theoretische Erwägungen im Hinblick auf die **Aussagekraft** einer Studie anzustellen, sondern auch die **„Machbarkeit“** (feasibility) einer Studie sollte zu einem sehr frühen Zeitpunkt der Planung bedacht werden.

Für die in der Epidemiologie am häufigsten beschriebenen Grundstudientypen wird zur Abgrenzung bzw. Auswahl des richtigen Typs benötigt: Der Raum, meist geographisch gesehen, auf den sich der Studientyp bezieht, die Zeit, auf die sich die Erhebung bezieht bzw. in der sie durchgeführt wird und der Umfang der einbezogenen Probanden bzw. die Zielsetzung der Untersuchung.
Die epidemiologisch bedeutsamen Studientypen sind:

- die Querschnittsstudie,
- die Fall-Kontroll-Studie,
- die Kohortenstudie und
- die Interventionsstudie.

Bei der Planung einer epidemiologischen Erhebung, insbesondere wenn Primärdaten erfaßt werden sollen, spielt die Frage des zu wählenden Studientypes eine Rolle. Für epidemiologische Studien, die einem bestimmten Studientyp zugeordnet werden können, lassen sich aber auch sekundäre Daten verwenden.

2.3.1 Querschnittsstudien

Ziel der Querschnittsstudie ist die bevölkerungsrepräsentative Erfassung der Häufigkeit und Verteilung von Krankheiten und anderen Merkmalen von Personen zu einem Zeitpunkt in einem genau abgegrenzten Gebiet.

Eine Querschnittsstudie liegt auch dann vor, wenn eine definierte Gruppe von Personen, z. B. Arbeiter in einer Fertigungsanlage, untersucht wird, die nicht für die Gesamtbevölkerung repräsentativ ist. Wichtig ist, hierbei zu beachten, daß die Resultate nur auf die untersuchte Gruppe zutreffen. Die gewonnenen Ergebnisse lassen sich dann allenfalls auf Arbeiter in gleichartigen Beschäftigungsstellen anderer Betriebe übertragen, vorausgesetzt sie sind für diesen Personenkreis repräsentativ.

Die Querschnittsstudie wird in einem **möglichst kurzen Zeitraum** durchgeführt, idealerweise an einem Stichtag. Daher sind durch sie keine Inzidenzen, sondern nur Prävalenzen erhebbar. Außerdem wird mit ihr eher eine **Deskription** angestrebt. Kausalitäten lassen sich mit Querschnittsstudien kaum feststellen.

Anhand der Ergebnisse der Untersuchung und/oder Befragung der Probanden werden diese unterteilt nach gesunden und kranken Personen. Für jeden unterschiedlichen Anteil der untersuchten Bevölkerung kann dann erfragt und ausgewertet werden, ob er z. B. Risikofaktoren ausgesetzt war oder nicht. Dies ist nur in der Retrospektive möglich und beinhaltet einen analytischen Ansatz dieses Studientyps, da sich hieraus erste Rückschlüsse auf Korrelationen von Krankheiten und Risikofaktoren ergeben können. Ursache-Wirkungszusammenhänge lassen sich aber mit Querschnittsstudien in der Regel nur unbefriedigend belegen, da z. B. Erinnerungsfehler bei den Befragten vorhanden sein können. Weiterhin können andere, nicht erfragte Merkmale ebenfalls zur Entstehung der Krankheit beigetragen haben. Eine Zweit- oder Drittbefragung ist bei der Querschnittsstudie nicht vorgesehen.

Ein weiterer methodischer Fehler bei dem Versuch, im Rahmen einer Querschnittsstudie Ursache-Wirkungsbeziehungen herzustellen, kann darin bestehen, daß eine größere Anzahl von Personen mit Risikofaktoren bereits aus der untersuchten Population ausgeschieden ist, z. B. weil ihre Beschäftigung in dem Betrieb auf Grund des vorhandenen Risikos nicht weiter möglich war. Zurückgeblieben und in der Querschnittsstudie untersucht wird somit nur der Anteil der Belegschaft ohne Risikofaktor, was zu einer Verfälschung des Ergebnisses führt (**„healthy worker effect“**).

Eine Querschnittsstudie ist einfach durchzuführen, sie ist aber teuer. Je differenzierter man auswerten möchte, umso mehr Probanden sind nötig, um die Repräsentativität beizubehalten.

Ein Beispiel einer Querschnittsstudie zur Erfassung der Morbidität der Bevölkerung und verschiedener Risikofaktoren ist die Zusatzerhebung Gesundheit des Mikrozensus (vgl. zur Darstellung Brennecke 1989). Die Befragten werden gebeten, ihre schwerwiegendsten Krankheiten zu nennen. Da die Zusatzerhebung mit 0,1 % der Bevölkerung, also über 80 000 Personen, sehr groß ist (Umfragen haben häufig einen Stichprobenumfang von 2 000 Personen), lassen sich relativ differenzierte Ergebnisse ermitteln.

2.3.2 Fall-Kontroll-Studien

Die Fall-Kontroll-Studie dient grundsätzlich zur Aufdeckung von Ursache – Wirkungsbeziehungen und gehört somit zu den analytisch vorgehenden Studientypen. Zu „Fällen“, d. h. Personen mit einer bestimmten „Ausprägung“, in der Regel Kranke, werden „Kontrollen“ zugeordnet, die diese Ausprägung nicht aufweisen.

Die Grundidee ist, nur eine unabhängige Variable, z. B. einen Risikofaktor zu untersuchen, bei dem ein Zusammenhang mit der abhängigen Variablen, z. B. die Krankheit, vermutet wird. Andere Störfaktoren, wie Alter und Geschlecht, die ebenfalls mit dem Auftreten der Krankheit in Zusammenhang stehen könnten, sollen dadurch eliminiert werden, daß die Kontrollen den Fällen gleich sind. Im Idealfall werden zu jedem Fall eine oder mehrere Kontrollen zugeordnet (**„matchen“**).

Wesentliches Kennzeichen der Fall-Kontroll-Studie ist, daß eine nahezu gleiche Anzahl von **„ähnlichen“ Personen** (die Kontrollen) ohne die Krankheit für Vergleichszwecke gefunden werden muß. Dieser

Suchprozeß ist methodisch sehr schwierig und aufwendig. Auch die **Auswahl von geeigneten Fällen** für eine bestimmte Fragestellung kann größere Probleme aufwerfen. Z.B. waren an einer multizentrischen Studie, die der Frage nachging, ob orale Kontrazeptiva zu thromboembolischen Ereignissen führen, 48 Krankenhäuser in England und den USA beteiligt. Weil Thromboembolien auch noch mit Diabetes mellitus, kürzlich vorausgegangenen Operationen, Schwangerschaften, Verletzungen, Infektionen oder längerer Bettlägerigkeit im Zusammenhang stehen, mußte bei der Auswahl von 2 648 Frauen im Alter von 15 bis 44 Jahren mit einer Thromboembolie in den vorausgegangenen drei Jahren zunächst 2 288 Fälle für die Untersuchung verworfen werden. 99 weitere mögliche Fälle waren entweder nicht mehr erreichbar, verstorben, oder kamen für die Untersuchung nicht in Betracht, da sie unter einer Sterilität litten und somit als mögliche Verbraucher von oralen Kontrazeptiva ausschieden. Bei weiteren 72 Fällen war eine Befragung nicht möglich, und zu weiteren 17 Fällen ließen sich keine passenden Kontrollen ermitteln. Letztlich konnten nur 175 Frauen als geeignete Fälle untersucht werden, denen gesunde Kontrollpersonen zugeordnet werden konnten.

Um die **Vergleichbarkeit von Fällen zu Kontrollen** herzustellen, müssen eine Reihe von Kriterien herangezogen werden:

- Merkmalsgleichheit (Alter, Geschlecht, wesentliche Eigenschaften, Begleitkrankheiten).
- Beobachtungsgleichheit (identische Untersuchungsverfahren, identische Befragung zur Ermittlung von Risikofaktoren und anamnestischen Angaben, identischer Zeitraum der Befragung, Interviewer sollte nicht wissen, zu welcher Gruppe die befragte / untersuchte Person gehört).
- Strukturgleichheit (gleiche Grundpopulation, gleicher ethnischer und sozioökonomischer Hintergrund).

Von **„overmatching"** wird gesprochen, wenn die Wahrscheinlichkeit besteht, daß die Kontrollen und die Fälle gleichermaßen einem Faktor ausgesetzt waren, der in einem Zusammenhang mit der Erkrankung steht. Ist z. B. der Gegenstand der Untersuchung die Ursache für das Auftreten von Uteruskarzinomen bei Frauen in der Menopause und wird darauf geachtet, daß die Fälle und die Kontrollen jeweils vom gleichen Arzt behandelt wurden, besteht die Gefahr, daß die zu Untersuchung anstehende unabhängige Variable, nämlich die Verordnung von Östrogenpräparaten, bei Fällen und Kontrollen gleich ist, da es zu den Verordnungsgewohnheiten des Arztes gehören kann, allen Frauen in der Menopause Östrogenpräparate zu verschreiben. In diesem Fall würde sich auf Grund des fehlerhaften Studienaufbaus die Gefahr ergeben, daß die Östrogentherapie als mögliches Risiko für das Auftreten von Uteruskarzinom maskiert würde. Um der Gefahr des „overmatching" zu begegnen, wird derzeit diskutiert, die Zuordnungsvariablen möglichst zu begrenzen und die Studien mit multivariaten statistischen Korrelationen auszuwerten.

Die Fall-Kontroll-Studie ist eines der wichtigsten Instrumente der Klinischen Epidemiologie. Da Kliniker Schwierigkeiten haben, auf passende gesunde Kontrollpersonen zurückgreifen zu können, werden in vielen Bereichen der klinischen Epidemiologie Krankenhauspatienten als Kontrollpersonen herangezogen. In diesen Fällen muß sichergestellt sein, daß die Kontrollpersonen nicht an einer Krankheit leiden, die durch die gleichen Risikofaktoren ausgelöst wird, wie die Krankheit der Fälle. Vielfach wird deswegen angestrebt, gesunde Personen als Kontrollen zu gewinnen.

Die Fall-Kontroll-Studie kann wesentlich genauer und umfassender **Ursachen-Wirkungsbeziehungen** aufdecken, als dies mit einer Querschnittsstudie möglich wäre. Da der Ausgangspunkt des Studientyps kranke Personen sind, können mit einer Fall-Kontroll-Studie weder Prävalenzen noch Inzidenzen erhoben werden. Eine Fall-Kontroll-Studie ist nur in seltenen Ausnahmefällen repräsentativ für die Bevölkerung.

In der **Pharmakoepidemiologie** wird mit einem Studienaufbau ähnlich dem der Fall-

Kontroll-Studien die Wirksamkeit von Medikamenten geprüft. Fälle sind kranke Personen, die ein bestimmtes Medikament bekommen, Kontrollen sind möglichst ähnliche, auch kranke Personen, die das Medikament nicht oder nur ein Placebo erhalten. Im Zeitverlauf wird dann die Veränderung des Gesundheitszustandes für beide Gruppen festgehalten. Die Probanden wissen nicht, ob ihnen das wirksame Medikament oder Placebo gegeben wird **(Blindstudie)**. Sofern weder die Probanden noch die beteiligten Untersucher dies wissen, spricht man auch von einer **Doppelblindstudie**.

2.3.3 Kohortenstudien

Die Kohortenstudie hat das Ziel, im Zeitverlauf die Neuerkrankungsrate (Inzidenz) von Personen in Abhängigkeit von bestimmten Merkmalen festzustellen.

Bei der Kohortenstudie wird zunächst die dem Ziel der Untersuchung entsprechende **Kohorte** definiert. Eine Kohorte ist eine Personengruppe, die mindestens ein gemeinsames Merkmal aufweist, wie z. B. den Geburtsjahrgang oder die Zugehörigkeit zu einer bestimmten Gemeinde. Beispielsweise könnte man zur Analyse der Inzidenz von AIDS alle 14jährigen gesunden Personen einer genau abgegrenzten Region (bzw. eine Stichprobe daraus) als Kohorte festlegen. Welches Merkmal als Kohortenmerkmal gewählt wird, hängt vom Erkenntnisinteresse der Studie ab.

Die Mitglieder der Kohorte werden im Zeitverlauf immer wieder befragt bzw. untersucht, und in Abhängigkeit von Risikofaktoren wird ermittelt, welche Personen erkranken und welche nicht. Dazu ist es notwendig, die Befragung bzw. Untersuchung in genügend kleinem Abstand zu wiederholen, der sich nach der Art der Krankheit richten muß. Wollte man beispielsweise die Inzidenz von Schnupfen ermitteln, dann wäre eine jährliche Wiederholung der Befragung ein viel zu großer Zeitabstand. Eine Kohortenstudie ist in der Regel **prospektiv**, und mit ihr ist es möglich, **Inzidenzen** und **Kausalitäten** festzustellen.

Eine Kohortenstudie ist sehr teuer. Die immer wieder durchzuführenden Untersuchungen bzw. Befragungen müssen bezahlt werden und das kann sich, in Abhängigkeit von der Laufzeit der Studie, zu großen Beträgen summieren. Der Personalaufwand ist erheblich. Grundsätzlich kann eine Kohortenstudie repräsentativ für die Bevölkerung sein; aus Kostengründen ist dies jedoch nur in seltenen Ausnahmen der Fall.

Eine bedeutende prospektive Kohortenstudie ist die Framingham Studie (Dawber, 1980). Auf diese wird in Kapitel 5 näher eingegangen.

Ein bekanntes Beispiel für eine **retrospektive Kohortenstudie** wurde aus sekundären Daten im Zusammenhang mit dem Auftreten von Tuberkuloseerkrankungen durchgeführt. Nach dem zweiten Weltkrieg entstand der Eindruck, daß Tuberkuloseerkrankungen abnehmen und sich der Häufigkeitsgipfel der Erkrankung in die älteren Jahrgänge der Bevölkerung hineinverschiebt. Diesen Schluß zog man aus der Betrachtung der Todesrate, welche in den älteren Bevölkerungsgruppen wesentlich höher war als in den jüngeren Jahrgängen. Die Untersuchung der Todesraten unterschiedlicher Kohorten, gebildet nach dem Geburtsjahr, ergab dann eindeutig, daß die Tuberkulose in allen Jahrgängen deutlich weniger häufig zum Tode geführt hat. Die altersabhängigen Todesraten der Kohorten mit einem Geburtstermin von 1860 bis 1920 erstreckten sich lediglich mit deutlich abnehmender Tendenz auf einer höheren Ebene als die der Geburtskohorten von 1940 und 1950. Damit war die Auffassung widerlegt, daß die Tuberkulose einen Wandel im Krankheitsspektrum im Hinblick auf die Altershäufigkeit durchgemacht hätte.

2.3.4 „Eingebundene" Fall-Kontroll-Studien

Dieser neuerdings häufiger zur Anwendung kommende Studientyp wählt Fälle und Kontrollen aus einer definierten Kohorte aus. Deswegen wird dieser Studientyp in der englischen Literatur als **„nested case control study"** bezeichnet.

Die Durchführung einer „nested case control study" sollte dann erwogen werden, wenn als unabhängige Variable ein Faktor untersucht werden muß, der **auch** dem Einfluß der abhängigen Variablen unterliegt, z. B. Veränderungen unterworfen ist, wenn eine ausgelöste Erkrankung manifest wurde. So ist z. B. die Untersuchung des Spurenelementes Zink im Serum im Zusammenhang mit dem Auftreten von Krebs derzeit interessant, weil Zink zu den Antioxidantien gezählt wird, die, falls in ausreichend hohem Spiegel im Serum vorhanden, die Entwicklung von Krebs verhüten könnte. Gleichzeitig ist aber bekannt, daß bei Krebserkrankungen der Zink-Serumspiegel abfällt. Bei der Auswertung einer „klassischen" Fall-Kontroll-Studie wäre das Ergebnis, daß die Fälle einen signifikant niedrigeren Zink-Serumspiegel haben als die Kontrollen, für die Fragestellung, ob ein hoher Zink-Serumspiegel eine protektive Wirkung im Hinblick auf die Entwicklung von Krebserkrankungen hat, bedeutungslos. Interessant wäre herauszufinden, ob die Krebserkrankten schon vor ihrer Erkrankung niedrigere Zink-Serumspiegel aufwiesen. Bei einer Untersuchung könnten von einer großen definierten Kohorte Serumproben entnommen werden, diese müßten eingefroren werden und nach einem genügend langen Zeitraum müßte die Kohorte auf das Vorkommen von Krebserkrankungen untersucht werden. Aus der Kohorte könnten dann zu den gefundenen Fällen passende Kontrollen ausgewählt werden und die von den Fällen und den Kontrollen vormals eingefrorenen Serumproben müßten herausgesucht, aufgetaut und einer Analyse unterzogen werden.

2.3.5 Interventionsstudien

Die Interventionsstudie ist eine Kohortenstudie, deren Kohorte die Bevölkerung eines abgegrenzten Gebietes darstellt, mit der Zielsetzung der Senkung der Morbidität oder der Mortalität.

Dazu wird zunächst das Ziel genau abgegrenzt, z. B. die Senkung der Herz-Kreislauf-Mortalität um 10%. Anschließend wird bei der Kohortenbevölkerung innerhalb einer bestimmten Zeitperiode gegen die Risikofaktoren der Erkrankung interveniert.

Dieser Studientyp kann nur dann eingesetzt werden, wenn aus Kohortenstudien bekannt ist, welche Faktoren kausal zur Erkrankung führen und welche Instrumente wirksam diese Faktoren beeinflussen können.

2.3.6 Zusammenfassung

In der Literatur werden die Studientypen häufig nach **deskriptiven** und **analytischen Typen** unterschieden. Eine eindeutige Unterteilung in deskriptive und analytische Studientypen ist jedoch oft nicht möglich. Zwar ist eine Querschnittsstudie eher ausgelegt zur Beschreibung eines Zustandes, aber zumindest retrospektiv ist ein analytischer Ansatz möglich. Fall-Kontroll-Studien sind dem Ursprung nach Studien, die eine große Rolle in der Ursachenforschung spielen, können aber, wenn sie breit genug angelegt und die Repräsentativität sichergestellt ist, gelegentlich auch zur Deskription eines Zustandes herangezogen werden.

Das Prinzip, daß epidemiologische Studien ausschließlich **Observationsstudien** sind, wurde im Lauf der weiteren Entwicklung des Gebietes mehrfach durchbrochen, wie die Interventionsstudie zeigt. Die sogenannte Pharmakoepidemiologie wendet bei der Erforschung der Wirksamkeit von Medikamenten vielfach einen Studienaufbau an, welcher der Fall-Kontroll-Studie nachempfunden ist, aber bei welcher der Untersucher eindeutig interveniert und somit das Studienergebnis beeinflußt (s. Abschn. 2.3.2).

Die Unterteilung der Studientypen in **retrospektive** und **prospektive Studien**, entsprechend dem Zeitintervall der Erfassung der Daten, läßt sich ebenfalls nicht durchhalten.

In Übersicht 2.1 sind die wichtigsten Unterscheidungsmerkmale von drei Studientypen zusammengestellt. Für die Interventionsstudie und die „eingebundene" Fall-Kontroll-Studie gelten analog die Kriterien, die in der Übersicht für die Fall-Kon-

Übersicht 2.1 Merkmale von Studientypen

Querschnittsstudie	Fall-Kontroll-Studie	Kohortenstudie
repräsentativ	nicht repräsentativ	nicht repräsentativ
kurzer Zeitbedarf	mittlerer Zeitbedarf	langer Zeitbedarf
Korrelationsaussagen	Korrelationsaussagen	kausale Aussagen
Prävalenz meßbar		Inzidenz meßbar
Merkmale nur allgemein erfaßbar	Merkmale differenziert erfaßbar	Merkmale differenziert erfaßbar
Auswahl schwierig durchzuführen	Kontrollgruppe schwer zu bekommen	Follow-up schwierig durchzuführen
relativ teuer	nicht so teuer	sehr teuer

troll- bzw. die Kohortenstudie aufgeführt werden.

2.4 Fehlermöglichkeiten epidemiologischer Studien

Die im Zusammenhang mit der Durchführung und Auswertung epidemiologischer Studien vorkommenden Fehlermöglichkeiten sind so vielfältig, daß ihre Beschreibung den Rahmen dieses Buches sprengen würde. Es muß deswegen auf die entsprechende Diskussion in epidemiologischen Standardwerken verwiesen werden (z. B. Fletcher et. al., 1988). Hier kann nur ein kurzer Überblick über die Thematik gegeben werden.

Aus der **Medizinstatistik** ist der Fehler 1. und 2. Art bekannt, welcher bei der Auswertung von Studien auftreten kann. **Der Fehler 1. Art** (ein statistisch signifikanter Unterschied zwischen zwei Gruppen ist zufällig aufgetreten) läßt sich abschätzen, da in der Regel angegeben wird, auf welchem Signifikanzniveau die Nullhypothese verworfen wurde. Der **Fehler 2. Art** (ein tatsächlich bestehender Unterschied zwischen zwei Gruppen wurde nicht gefunden) sollte bei der Planung einer Studie berücksichtigt werden. Häufige Ursache für diesen Fehler ist die zu kleine Studienpopulation. Statistisch läßt sich berechnen, wie groß die Studienpopulation sein müßte, um Unterschiede, falls vorhanden, bei einer gegebenen Prävalenz der Erkrankung auch erkennen zu können. Die praktische Schwierigkeit in diesen Fällen besteht darin, daß eine Größe bei der Berechnung des Umfanges der Studienpopulation mit eingeht, nämlich die geschätzte Häufigkeit der Erkrankung in der Bevölkerung, die in der Regel mit der Studie erst ermittelt werden soll.

Die Einschätzung und gegebenenfalls die Vermeidung der im folgenden besprochenen Fehlermöglichkeiten obliegt eher dem **Epidemiologen** und weniger dem Medizinstatistiker. Diese Fehlermöglichkeiten, im englischen Schrifttum mit **„bias“** bezeichnet, lassen sich vier Bereichen zuordnen, die bei der Durchführung und der Auswertung epidemiologischer Studien wichtig sind.

1. Die Auswahl der zu untersuchenden Personen.
Einer der häufigsten Fehler bei der Auswahl der zu untersuchenden Bevölkerungen oder Gruppen ist die irrige Annahme, die gewonnen Ergebnisse ließ sich auf die Gesamtbevölkerung übertragen. Wenn keine repräsentative Stichprobe aus einer Bevölkerung oder Gruppe gezogen wurde, wobei die Grundvoraussetzung ist, daß alle Personen in der Bevölkerung die gleiche Chance haben, in die Stichprobe mit einzugehen, sind die Untersuchungsergebnisse auch nicht für die Gesamtbevölkerung gültig. Auch die Einbindung einer großen Anzahl von Individuen ohne Berücksichtigung der Repräsentativität verbessert die Aussagekraft des Studienergebnisses nicht. Dem Kliniker z. B. ist nicht immer bewußt, daß selbst die große Anzahl von Patienten in einem Krankenhaus der Maximalversor-

gung, z. B. Universitätsklinika, keine Rückschlüsse auf das Vorkommen von Erkrankungen in der Allgemeinbevölkerung zuläßt.

2. Die Selektion von Personen in unterschiedliche Untersuchungsgruppen.
Auf Fehler bei der Selektion von Personen zu bestimmten Gruppen wurde bei der Besprechung der Fall-Kontroll-Studien bereits mit dem Hinweis auf den „healthy worker effect" eingegangen. Werden z. B. Risikofaktoren und Zeichen beginnender Herz-Kreislauf-Krankheiten bei Busfahrern eines städtischen Verkehrsbetriebes im Vergleich mit den Angestellten der Stadtverwaltung untersucht, müßte sich notwendigerweise bei den Busfahrern ein geringeres Vorkommen der Anzeichen für Herz-Kreislauf-Krankheiten finden, weil vermutlich Fahrer mit entsprechenden Anzeichen in den Innendienst versetzt wurden und nicht mehr in der Gruppe der aktiven Busfahrer enthalten sind. Bei der Auswahl von Freiwilligen als Kontrollpersonen ist zu bedenken, daß diese in der Regel wesentlich besser motiviert sind, ihre Gesundheit zu erhalten, weniger häufig zu den Rauchern zu zählen sind und eventuell mehr Sport betreiben als die Allgemeinbevölkerung. Entsprechende Risikoberechnungen ergeben dann höhere Werte im Vergleich mit Studien, bei denen die Kontrollen eher der Allgemeinbevölkerung gleichen.

3. Meßfehler bei der Durchführung der Studie.
Meßfehler können sich aus der falschen Handhabung eines Gerätes oder einer Methode durch den Untersucher ergeben. Erinnert sei in diesem Zusammenhang an die jedem Arzt geläufigen Fehlermöglichkeiten, die sich bei der Blutdruckmessung ergeben können.

Es gibt darüber hinaus Meßfehler, die mehr systematischer Natur sind. In Abschn. 2.8 wird auf die Abschätzung der Fehler eingegangen, die bei der **Anwendung eines „Suchtestes"** auftreten können. Bei der Untersuchung großer Bevölkerungsgruppen kann es notwendig werden, schnell und einfach vorzunehmende diagnostische Methoden anzuwenden, welche aber den Nachteil haben, nicht eindeutig zwischen Gesunden und Kranken unterscheiden zu können.

Bei prospektiven Studien ist es ein derzeit noch weitgehend ungelöstes Problem, die Fehlermöglichkeit abzuschätzen, die sich aus Migrationsbewegungen und sogenannten **„drop out's"** ergeben, d. h. Individuen, die ursprünglich in der untersuchten Bevölkerung vorhanden waren, im Laufe des Projektes sich aber der weiteren Untersuchung entzogen. Bei wiederholten Messungen können in einer gegebenen Bevölkerung unterschiedliche Anteile für die Untersuchung zu verschiedenen Meßzeitpunkten bereitgestanden haben. Werden nur solche Personen berücksichtigt, die am Anfang und Ende und zu allen Meßzeitpunkten untersucht wurden, ergibt sich die Frage, wie sich die Gruppe der jeweils Anwesenden von der Gruppe der ausgeschiedenen oder nicht zu allen Zeitpunkten anwesenden Personen unterscheidet. Die Aussagekraft des Ergebnisses der Studie ist erheblich eingeschränkt.

Eine wesentliche Fehlerquelle eigener Erhebungen im Rahmen von Studientypen ist der **ungeprüfte Einsatz von Fragebögen**. Jeder Fragebogen, der neu entwickelt wurde, muß auf seine Validität und Reliabilität getestet werden. Dies wird in der Regel über einen oder mehrere **Pretests** durchgeführt, in welchen eine kleine Anzahl von Personen befragt und das Ergebnis anschließend ausgewertet wird. Darüber hinaus gibt es umfangreiche Prüfmethoden für Skalen usw. Sofern eine eigene Prüfung des Fragebogens nicht möglich ist, sollten nur bereits von anderen Forschern geprüfte Fragenkomplexe verwandt werden. Insbesondere für die sogenannte Standarddemografie (Fragen nach Alter, Geschlecht, Berufstätigkeit, Einkommen, Haushaltsgröße usw.) können dafür bereits getestete Fragen verwandt werden. Gute Hinweise sind über das Zentrum für Umfragen, Methoden und Analysen (ZUMA) in Mannheim erhältlich.

4. Falsche Beurteilung von Ursache-Wirkungszusammenhängen.
Zu den Fehlern, die bei der Beurteilung von Ursache-Wirkungsbeziehungen zählen, wird am häufigsten die mit dem englischen

Wort **„confounding“** bezeichnete Fehleinschätzung genannt. Als **„confounder“** wird ein Faktor bezeichnet, der nur scheinbar ursächlich mit einer Erkrankung oder sonstigen Ausprägung in Verbindung steht. So läßt sich z. B. feststellen, daß an Leberzirrhose erkrankte Patienten häufiger rauchen als gesunde Kontrollpersonen. Der eigentlich ursächliche Faktor, z. B. langdauernder übermäßiger Alkoholverbrauch, steht mit dem Tatbestand im Zusammenhang, daß Alkoholiker auch häufiger Zigaretten rauchen, verglichen mit Nichtalkoholikern. Der Zusammenhang mit dem Auftreten von Leberzirrhose ist somit nicht als ursächlich im Hinblick auf die Leberzirrhose zu werten.

2.5 Standardisierungsverfahren

Zur sachgerechten Darstellung der Ergebnisse epidemiologischer Studien gehören Standardisierungsverfahren. Wird z. B. mittels einer Querschnittsstudie die Prävalenz von bösartigen Geschwulsten nach Lokalisation in verschiedenen Regionen erhoben, so wird ein Interesse daran bestehen, die Ergebnisse untereinander zu vergleichen.

Andere Faktoren, welche die Ergebnisse beeinflussen können, aber nicht Ziel der Ergebnisdarstellung sind, können die Resultate verzerren. So hat z. B. in der Regel jede Erkrankung ein gehäuftes Vorkommen in gewissen Altersgruppen und führt in anderen Altersgruppen weniger häufig zu Erkrankung und Tod. Viele der häufig auftretenden Erkrankungen und Todesfälle wichtiger Lokalisationen kommen im höheren Alter vor. Der Anteil der Personen über 45 Jahre in der Gesamtbevölkerung der Bundesrepublik stieg von 35 % im Jahre 1950 auf 40,6 % im Jahre 1985, die bei der weiblichen Bevölkerung sogar von 35 % auf einen Anteil von 44,4 %. Eine Zunahme der **'rohen' Raten** von Krankheiten oder Sterbefällen könnte somit einfach durch die Zunahme des Bevölkerungsanteiles erklärt werden, in dem solche Erkrankungen gehäuft vorkommen.

Höheres Alter ist sicherlich nicht die alleinige Ursache für Krankheit. Bei der Prüfung der Frage, ob eine Krankheit, unabhängig von der Veränderung der Altersstrukturierung der Bevölkerung, in der Gesamtbevölkerung zu- oder abgenommen hat, muß deshalb versucht werden, den Faktor Alter auszuschließen.

Das Verfahren, mit dem solche Einflußfaktoren ausgeschaltet werden können, die nicht Gegenstand der Untersuchung oder Auswertung sind, nennt man Standardisierung.

Sie ist nicht nur für epidemiologische Untersuchungen mit eigenen Erhebungen von Bedeutung, sondern auch für jeden statistischen Vergleich, z. B. der Sterbe- oder Todesursachenstatistik und der Morbiditätsstatistiken.

Neben dem Alter kann es noch andere unerwünschte Einflußfaktoren geben, welche die Interpretation von Studienergebnissen behindern können. Untersucht man z. B. die Veränderung der Inanspruchnahme von Krebsfrüherkennungsuntersuchungen für Männer innerhalb von zwei Jahrzehnten, dann muß nach der Bildung oder sozialen Schicht standardisiert werden, weil bekannt ist, daß das Inanspruchnahmeverhalten bildungsabhängig ist, ein Tatbestand, der aber zunächst bei dem zeitlichen Vergleich nicht interessiert. In Abschn. 2.4 wurde der scheinbare Zusammenhang zwischen dem Zigarettenkonsum und dem Auftreten eines Leberzellkarzinoms erwähnt. Durch Standardisierungsverfahren, welche die Rauchgewohnheiten zusammen mit dem Alkoholgenuß berücksichtigen, zeigt sich, daß nicht Rauchen, sondern Alkoholverbrauch im Zusammenhang mit Leberzellkarzinomen steht.

Bei der Darstellung von standardisierten Ergebnissen reicht es nicht aus, nur anzugeben, daß standardisiert wurde, sondern es muß auch vermerkt werden, **wonach** standardisiert wurde, z. B. „Bildungsstandardisierte Inanspruchnahme der Krebsvorsorgeuntersuchung“.

Von den heute üblichen Standardisierungsverfahren sollen hier nur die zwei bekanntesten Methoden, die direkte und die indirekte Standardisierung, skizziert werden. Beide Methoden haben die gleiche

Zielsetzung, sie unterscheiden sich jedoch in dem Umfang der notwendigen Daten und den Aussagemöglichkeiten.

2.5.1 Die direkte Standardisierung

Das Ziel der direkten Standardisierung besteht darin, eine Gewichtung der beiden zu vergleichenden Ergebnisse so herzustellen, daß die unerwünschte Einflußgröße in beiden Resultaten die gleiche Struktur erhält und dadurch ausgeschaltet wird.

Dies soll zunächst an einem Beispiel verdeutlicht werden.

Gegeben sei die Frage, ob sich die Krebsmortalität in der Bundesrepublik und in Israel unterscheidet. Dies ist zu vermuten, weil die Lebensgewohnheiten in Israel auf Grund der größeren Heterogenität der Bevölkerung anders als in Deutschland sind. Die Heterogenität der Bevölkerung in Israel kann man auf die Zuwanderer aus verschiedensten Ländern zurückführen, die jeweils einen großen Bevölkerungsanteil stellen. Unterschiedliche Lebensgewohnheiten, stehen aber auch mit Unterschieden des Auftretens von Krebserkrankungen in Verbindung.

Die Zuverlässigkeit, mit der die Krebstodesfälle in Israel und in Deutschland erfaßt werden, sei gleich. Die Einwohnerzahl Deutschlands ist wesentlich größer als die Israels. Der Anteil der Kinder und Jugendlichen und der Älteren an der Gesamtbevölkerung unterscheidet sich deutlich zwischen beiden Ländern (Tabelle 2.1). Aus Gründen der Übersichtlichkeit wurde die Bevölkerung in diesem Beispiel lediglich in drei Altersgruppen unterteilt. Für die Berechnung der Altersstandardisierung ist eine Unterteilung in der Regel in 5-Jahresklassen üblich. Auf Grund der geringeren Einwohnerzahl in Israel ist die Anzahl der Krebstodesfälle auch wesentlich kleiner als in Deutschland. Auch die 'rohe' Rate der Gesamtmortalität, bezogen auf jeweils 100 000 Einwohner, beträgt weniger als die Hälfte der Rate der Bundesrepublik Deutschland.

Es wäre nun möglich, sich auf den Vergleich der altersbezogenen Raten zu beschränken, um festzustellen, daß bis auf die Altersgruppe der Kinder und Jugendlichen die Krebssterblichkeit in Israel offenbar geringer ist als in Deutschland. Häufig jedoch ist der Vergleich einzelner Altersgruppen miteinander, insbesondere wenn eine Unterteilung in 5-Jahresklassen erfolgte, verwirrend und ergibt kein einheitliches Bild. Die Betrachtung der Gesamtsituation ist hilfreicher.

Hierzu wird die Methode der direkten Standardisierung verwandt. Sie beantwortet die Frage, wie hoch die Krebsmortalität in Israel wäre, wenn dort die Bevölkerungsstruktur der Bundesrepublik vorhanden wäre. Mit ihr berechnet man also eine fiktive Zahl unter Zugrundelegung einer abweichenden Struktur. Diese fiktive Zahl kann dann mit der für die Bundesrepublik gültigen Zahl verglichen werden.

Die standardisierte Zahl, die mit der Originalzahl verglichen werden kann, berechnet sich nach der Formel [6]:

$$\text{Stzahl} = \frac{\sum \frac{dN1i \cdot N2i}{N1i}}{N2} \qquad [6]$$

Tabelle 2.1 Altersspezifische Krebsmortalität in Israel und Deutschland sowie direkte Altersstandardisierung

	Israel			Deutschland			
(i) Altersklassen	(dN1i) Fälle	(N1i) Bevölkerung	Fälle pro 100 000	(dN2i) Fälle	(N2i) Bevölkerung	Fälle pro 100 000	dN1i*N2i / N1i
0–14	55	1 435 200	3,8	328	9 259 924	3,5	354,9
15–64	1764	2 755 400	64,0	50 379	42 681 504	118,0	27 324,6
65+	3549	404 800	876,7	119 778	9 443 896	1268,3	82 797,4
Gesamt	5368	4 595 400	116,8	170 485	61 385 324	277,7	180,0*

* pro 100 000, Berechnung: (354,9 + 27 324,6 + 82 797,4)/613,85324

mit

Stzahl	=	direkt standardisierte Zahl
i	=	die jeweiligen Klassen
dN1i	=	Anzahl der Fälle in der Bevölkerung in der Klasse i, z. B. Krebstodesfälle der Altersklasse i in Israel
N2i	=	Anzahl in der Standardbevölkerung in der Klasse i, z. B. Anzahl der Personen in Altersklasse i in Deutschland
N1i	=	Anzahl der Bevölkerung in der Klasse i, z. B. Anzahl der Personen der Altersklasse i in Israel
N2	=	Standardbevölkerung insgesamt, z. B. Gesamtbevölkerung in Deutschland

Im gegebenen Falle ist die Bevölkerung der Bundesrepublik als Standard zugrunde gelegt worden. Berechnet man nach der Formel gemäß Tabelle 2.1 die altersstandardisierte Todesrate für Israel, so erhält man den Wert 180 Tote pro 100000 Personen, welcher wesentlich höher ist als die unstandardisierte Rate von 117 pro 100000. Die standardisierte Rate zeigt nun, daß zwar ein deutlicher Unterschied zwischen Israel und Deutschland in der Krebssterblichkeit festzustellen ist, daß aber der Unterschied keineswegs so groß ist, wie es bei Betrachtung der 'rohen' Raten den Anschein hatte. Betrug der Unterschied für die 'rohen' Raten noch 57,9 %, verringerte sich dieser Wert nach der direkten Altersstandardisierung auf 35,1 %. Wesentlich trug also die Tatsache, daß die Gesamtbevölkerung in Israel wesentlich jünger ist, dazu bei, daß die Anzahl der Krebstodesfälle weniger zahlreich ist als in der Bundesrepublik Deutschland.

Bei der praktischen Durchführung einer direkten Standardisierung muß man sich entscheiden, welche der zu vergleichenden Zahlen als **Standard**, als Bezugspunkt verwandt werden soll. Entsprechend muß die Standardbevölkerung gewählt werden.

Entscheidet man sich in einem zweijährigen Vergleich, die Bevölkerung des Jahres T als Standard zu verwenden, dann ermittelt die direkte Standardisierung, wie das Ergebnis im Jahre T – 1 ausgesehen hätte, wenn die Bevölkerungsstruktur des Jahres T gälte. Wählt man jedoch das Jahr T – 1 als Standard, lautet die Aussage umgekehrt: Wie wäre das Ergebnis, wenn im Jahre T die Struktur des Jahres T – 1 gültig gewesen wäre.

Die Wahl der Standardbevölkerung hängt auch davon ab, für welches Jahr bzw. für welche Daten gruppenspezifische Ergebnisse vorliegen. Man benötigt nämlich für mindestens eine Datenfolge nach dem Standardisierungskriterium aufgeteilte Untergruppen. Die Bildungsstandardisierung der Inanspruchnahme von Krebsfrüherkennungen erfordert für ein zu vergleichendes Jahr bildungsspezifische Daten der Inanspruchnahme.

Ein Vergleich altersstandardisierter Raten ist nur dann möglich, wenn die gleiche Standardbevölkerung zugrunde gelegt wurde. Bei zwei Zahlenreihen ist dies durch die Wahl einer Bevölkerung auf einfache Art möglich. Hat man jedoch mehrere Zahlenreihen, z. B. aus mehreren Ländern zu vergleichen, dann muß eine einheitliche Standardbevölkerung verwandt werden und die Ergebnisse aller Zahlenreihen sind auf diese Bevölkerung umzurechnen. Es wurden deshalb verschiedene Standardbevölkerungen publiziert, z. B. die europäische Bevölkerung oder die Weltbevölkerung (Warendorf, 1989).

Der numerische Unterschied zwischen einer standardisierten Rate und der ursprünglichen 'rohen' Rate ist um so größer, je mehr sich die altersmäßige Zusammensetzung der Standardbevölkerung von der tatsächlich gegebenen Bevölkerung unterscheidet. Es wird deswegen angestrebt, möglichst 'reale' Standards zu verwenden. Die **„europäische Standardbevölkerung"** berücksichtigt z. B. die Tatsache, daß der Anteil der jüngeren Altersgruppen wesentlich geringer ist als der Anteil der mittleren Jahrgänge. Auch der Anteil der älteren Jahrgänge ist größer als z. B. beim international häufig verwendeten **„Weltstandard"**. Dieser berücksichtigt die wesentlich jüngere Bevölkerung der Länder Asiens, Afrikas und Lateinamerikas.

Manchmal tritt jedoch bei der Beurteilung von Ergebnissen die Situation auf, daß nicht alle für eine direkte Standardisierung notwendigen Zahlen zur Verfügung stehen. In einem solchen Fall kann man versuchen, mittels einer indirekten Standardisierung Ergebnisse zu vergleichen.

2.5.2 Die indirekte Standardisierung

Das Ziel der indirekten Standardisierung ist das gleiche wie bei der direkten Standardisierung: Es soll eine Gewichtung der beiden zu vergleichenden Ergebnisse so hergestellt werden, daß andere Einflußgrößen gleich und dadurch im Ergebnis ausgeschaltet werden.

Inhaltlich ermittelt man mit der indirekten Standardisierung, welches Ergebnis zu erwarten wäre, wenn für das Gebiet des zu vergleichenden Ergebnisses die Fälle einer auszuwählenden Standardbevölkerung gelten würden. Es wird ein erwartetes Ergebnis unter Zugrundelegung der Fälle der Standardbevölkerung berechnet und mit dem tatsächlichen Ergebnis gewichtet.

Die indirekte Standardisierung berechnet man nach der Formel [7]:

$$\text{Ind. stand. Zahl} = \frac{dN1}{\sum \frac{dN2i \cdot N1i}{N2i}} \cdot \frac{dN2}{N2} \qquad [7]$$

mit

i = die jeweiligen Klassen
dN2i = Anzahl der Fälle in der Standardbevölkerung in der Klasse i, z.B Anzahl der Todesfälle in Altersklasse i in Deutschland
N1i = Anzahl der Bevölkerung in der Klasse i, z. B. Anzahl der Personen der Altersklasse i in Israel
N2i = Anzahl in der Standardbevölkerung in der Klasse i, z. B. Anzahl der Personen in Altersklasse i in Detuschland
N2 = Standardbevölkerung insgesamt, z. B. Gesamtbevölkerung in Deutschland
dN1 = Gesamtfälle der Bevölkerung, z. B. alle Todesfälle in Israel
dN2 = Gesamtfälle der Standardbevölkerung, z. B. alle Todesfälle in Deutschland

Aus der Formel wird deutlich, daß die Methode dann angewandt werden kann, wenn für die zu vergleichende Zahl keine gruppenspezifischen Ergebnisse, z. B. altersklassenspezifische Todesraten vorliegen. Eine solche Situation tritt oft bei internationalen Vergleichen von Inzidenzen auf, bei denen man zwar die Bevölkerungsstruktur des zu vergleichenden Landes kennt, nicht jedoch altersspezifische Inzidenzen.

Auch dieses Verfahren soll an dem obigen Beispiel, dem Vergleich der Krebsmortalität zwischen Deutschland und Israel, verdeutlicht werden. Dazu wird in Tabelle 2.2 angenommen, daß für Israel keine altersspezifischen Todesfallzahlen an Krebs vorhanden sind. Es stehen jedoch die altersgruppenspezifischen Todesfälle der deutschen Bevölkerung zur Verfügung, die als Standard gewählt werden.

Zunächst werden gemäß der Formel die sogenannten erwarteten Todesfälle pro Altersklasse berechnet, unter der Vorgabe, daß in Israel die Bevölkerungsstruktur der Bundesrepublik vorhanden wäre. Dieses Ergebnis wird dann mit den Gesamtwerten gemäß der Formel umgerechnet, und man erhält die auf die deutsche Bevölkerung standardisierte Todesrate von Israel. Auch mit dieser Methode zeigt sich das gleiche Bild wie bei der direkten Standardisierung: Die Krebssterblichkeit ist in Israel erheblich geringer als in Deutschland.

Auch bei dieser Standardisierungsmethode kann man den Standard verschieden-

Tabelle 2.2 Altersspezifische Krebsmortalität in Israel und Deutschland sowie indirekte Altersstandardisierung

	Israel		Deutschland			erwartete
(i) Altersklassen	(dN1) Fälle	(N1i) Bevölkerung	(dN2) Fälle	(N2i) Bevölkerung	Fälle pro 100 000	Fälle $\frac{dN2i*N1i}{N2i}$
0–14		1 435 200	328	9 259 924	3,5	50,8
15–64		2 755 400	50 379	42 681 504	118,0	3252,3
65+		404 800	119 778	9 443 896	1268,3	5134,1
Gesamt	5368	4 595 400	170 485	61 385 324	277,7	8437,2

* indirekt standardisierte Gesamtfälle für Israel bei deutscher Bevölkerung: (5368/8437,2)*(170 485/61 385 324) = 0,001767 = 176,7/100 000

artig wählen, z. B. die europäische Standardbevölkerung oder die Weltstandardbevölkerung. Dann müssen jedoch die erwarteten Fälle für beide Länder berechnet und daraus die indirekt standardisierten Gesamtfälle ermittelt werden.

Die Methode der indirekten Standardisierung benötigt man außerdem, wenn ein gebräuchliches Vergleichsmaß für Todesursachenstatistiken ermittelt werden soll, die Standard-Mortalitätsrate (SMR).

2.6 Standard-Mortalitätsrate und Maßzahlen des Risikos

2.6.1 Standard-Mortalitätsrate (SMR)

Eine analog zur indirekten Altersstandardisierung aufwendig zu berechnende Rate ist die Standard-Mortalitätsrate. Sie ist das **Verhältnis zwischen tatsächlichen und erwarteten Todesfällen**. Der Begriff Standard wird verwandt, weil diese Rate so definiert ist, daß ein gleiches Mortalitätsverhältnis als 1 bzw. 100 festgelegt ist. Ein Wert über 1 bzw. 100 zeigt an, daß die Zahl der tatsächlichen Todesfälle höher, unter 1 bzw. 100, daß sie niedriger als die der zu erwarteten Fälle ist.
Die Formel zur Berechnung der Standard-Mortalitätsrate lautet [8]:

$$SMR = \frac{dN1}{\sum \frac{dN2i \cdot N1i}{N2i}} \quad [8]$$

mit

dN1 = Gesamtfälle in der Bevölkerung
dN2i = Fälle in der Standardbevölkerung Klasse i
N1i = Anzahl in der Bevölkerung in der Klasse i
N2i = Anzahl in der Standardbevölkerung in der Klasse i

Verwendet man zur Berechnung der SMR eine der Standardbevölkerungen, dann können Todesfälle verschiedener Länder unmittelbar miteinander verglichen werden, ohne daß die altersspezifischen Todesraten bekannt sein müssen. Ebenso ist es möglich, als Standard die Bevölkerung und die Todesfälle des eigenen Landes zu wählen. Man erhält dann einen unmittelbaren Vergleich mit dem eigenen Land.

Ein solcher Vergleich ist in Tabelle 2.3 enthalten. Alle Todesfälle sowie diejenigen an bestimmten Krankheitsarten sind für verschiedene Länder gegenübergestellt.

Da als Standardpopulation die Bundesrepublik Deutschland gewählt wurde, müssen deren SMR für alle Tabellenwerte 1,0 sein. Die Abweichungen der anderen Länder geben an, ob gegenüber der Bundesrepublik – bei gleichartiger Bevölkerungsstruktur – eine höhere oder niedrigere Sterblichkeit vorliegt.

2.6.2 Risikomaßzahlen

Die Ursachenforschung in der Sozialmedizin unterscheidet sich der Anlage nach von einer rein naturwissenschaftlichen Betrachtung. Während in den Naturwissenschaften möglichst exakte Gesetze der Kausalität erkannt werden sollen, wird in der Sozialmedizin und Epidemiologie mit **„Wahrscheinlichkeiten“** gearbeitet.

Tabelle 2.3 Standard-Mortalitätsraten verschiedener Länder für 1987, bezogen auf die Bundesrepublik Deutschland

	insges.	infekt. Krankheiten	Neubildungen	Herz-Kreislauf Erkrank.	Unfälle
Bundesrepublik Deutschland	1,00	1,00	1,00	1,00	1,00
England	1,02	0,67	1,05	0,96	0,71
Frankreich	0,85	1,62	0,95	0,60	1,82
USA	0,82	1,73	0,76	0,75	1,30
Japan	0,58	1,24	0,61	0,48	0,77
ehemalige DDR	1,12	0,58	0,76	1,32	1,17

Im Gegensatz zu Infektionserkrankungen, bei denen vordergründig ein unmittelbarer Zusammenhang zwischen Erreger und Krankheit eingesehen wird, ist der Zusammenhang zwischen verursachendem Faktor und Krankheit bei chronischen Krankheiten nicht so offenkundig, und die „Wahrscheinlichkeit", daß eine Erkrankung einem verursachenden Faktor folgen kann, wesentlich schwerer einzuschätzen. Herz-Kreislauf-Krankheiten und Krebs werden, bis sie klinisch in Erscheinung treten, über einen langen Zeitraum von den Betroffenen nicht bemerkt, so daß Kausalzusammenhänge nicht unmittelbar erlebt werden können.

In der Regel wird das klinische Bild einer Infektionskrankheit von einem bekannten Erreger verursacht, z. B. Malaria tropica vom Plasmodium falciparum. Zwar würde es auch einen großen Aufwand erfordern, um in einem endemischen Gebiet die Wahrscheinlichkeit zu ermitteln, mit der eine Übertragung stattfindet, da dies von einem komplexen Zusammenspiel zwischen Vektor, Klima und dem Verhalten der Bevölkerung in diesem Gebiet bestimmt wird, aber es besteht kein Zweifel daran, daß der Erreger die Krankheit auslöst. Hingegen muß bei chronischen Krankheiten von einer **multifaktoriellen Genese** ausgegangen werden. Dabei sind die Zusammenhänge zwischen einer Reihe von Umwelt- sowie genetischen Faktoren und der Erkrankung keineswegs eindeutig zu erkennen und vielfach auch heftig umstritten.

Ein wichtiger Begriff für Erkrankungswahrscheinlichkeiten ist der Risikofaktor.

Ein Risikofaktor gibt an, daß bei seinem Vorhandensein eine höhere Wahrscheinlichkeit besteht, an einer Krankheit zu erkranken, als ohne diesen. Personen, die einem Risikofaktor ausgesetzt sind, werden Exponierte genannt.

Die Konventionen, die dazu führen, daß man einen Faktor als Risikofaktor bezeichnet, ihm also eine gewisse Kausalität zumißt, sind in Abschn. 2.7 beschrieben.

Es gibt jedoch immer Exponierte, die nicht erkranken und nicht exponierte Personen, die trotzdem erkranken. Die komplizierten und zum Teil nicht in allen Einzelheiten bekannten Zusammenhänge zwischen verursachenden Faktoren, seien es Faktoren in der Umwelt oder genetische Veranlagung, führen dazu, daß keineswegs jeder, der einem Risikofaktor ausgesetzt ist, auch tatsächlich erkrankt. Dieser Tatbestand unterstützt irrationale Einstellungen zu den im täglichen Leben anzutreffenden Risiken. „In der alten Bundesrepublik sterben Jahr für Jahr 75 000 Menschen an den Folgen des Zigarettenrauchens... Das ist einer von 813 Mitbürgern, achtmal mehr als dem Straßenverkehr zum Opfer fallen. Aber es bewegt uns nicht sonderlich. Hingegen treibt viele Mitmenschen die Angst vor AIDS um, wiewohl die Wahrscheinlichkeit, sich damit zu infizieren, fünfhundertfach geringer ist, nicht einmal so groß wie das Risiko, vom Blitz erschlagen zu werden." (Zitat aus:" Falsch verstandene Risiken" in „Die Zeit" vom 28. 12. 1990).

Sozialmediziner sollten, im Gegensatz zu den allgemein üblichen irrationalen Umgang mit den Gefahren und Chancen des täglichen Lebens, eine klare Vorstellung von den Risiken haben, welche in der Bevölkerung die Morbidität und Mortalität beeinflussen. Somit ist es notwendig, die Wahrscheinlichkeit, mit der ein bestimmter Risikofaktor in einer Gruppe eine Erkrankung auslöst, und die Wirkung von Bekämpfungsmaßnahmen, die sich gegen die Risikofaktoren richten, abzuschätzen. Hierbei lassen sich eine Anzahl von Größen aus epidemiologischen Studien berechnen. Maßzahlen für das Risiko sind das relative Risiko, die Odds Ratio und das attributive Risiko.

Das relative Risiko

Das relative Risiko ist eine Maßzahl, die zwei *Inzidenzen* zueinander in Beziehung setzt: Die Inzidenz mit Risikofaktor zur Inzidenz ohne Risikofaktor. Das Ergebnis zeigt also an, um wieviel häufiger eine Neuerkrankung an einer bestimmten Krankheit bei Personen mit dem Risikofaktor auftritt, als bei Personen ohne den Risikofaktor.

Die Formel für das relative Risiko (RR) lautet folgendermaßen [9]:

$$\text{Relatives Risiko} = \frac{\dfrac{\text{Neuerkrankte mit Risikofaktor}}{\text{Bezugsbevölkerung mit Risikofaktor}}}{\dfrac{\text{Neuerkrankte ohne Risikofaktor}}{\text{Bezugsbevölkerung ohne Risikofaktor}}} \quad [9]$$

Da das relative Risiko das Verhältnis zweier Inzidenzen beinhaltet, benötigt man zumindest zwei Untersuchungs- bzw. Befragungszeitpunkte: Den Ausgangsfragezeitpunkt zur Feststellung des Risikofaktors und den Endzeitpunkt zur Feststellung der Erkrankung.

Das Beispiel in der Tabelle 2.4 geht davon aus, daß sich in einem Betrieb über 13 000 Männer für eine prospektive Studie mit einer Beobachtungszeit von einem Jahr zur Verfügung gestellt haben (Ipsen, Feigl 1970). Die Zuteilung der Probanden erfolgte entsprechend der unabhängigen Variablen, hier Hypertonus. Nach einem Jahr wurde festgestellt, wie häufig die abhängige Variable, hier Erkrankungen der Koronararterien, aufgetreten war. Die Variablen werden in einer Vierfeldertafel zusammengestellt, aus der sich das relative Risiko berechnen läßt.

Bei 1 518 beteiligten Männern war zu Beginn der Studie ein Hypertonus bekannt, ohne daß sonstige Risikofaktoren für koronare Herzerkrankungen vorlagen. Der Rest der Untersuchten war gesund. Trotzdem erkrankten 69 Individuen in der Gruppe der Gesunden an den Koronararterien. Nur 43 Mitglieder der Gruppen mit bekanntem Hypertonus erlitten das gleiche Schicksal. Die Berechnung einer Rate, welche die Häufigkeit zu erkranken, in der Gruppe der zum Risiko exponierten Personen zum Ausdruck bringt, ergibt eine Inzidenz von 28.3 pro 1 000 Individuen. In der Gruppe der zum Risikofaktor nicht exponierten Männer beträgt die Inzidenz nur 5.9 pro 1 000 Individuen. Das relative Risiko ergibt sich aus dem Quotienten der beiden Inzidenzen (Last, 1988) s. [10].

Aus diesen Zahlen würde sich ergeben, daß Personen mit hohem Blutdruck ein fast fünfmal so hohes Risiko haben, koronar zu erkranken, als Personen ohne Hypertonus.

Tabelle 2.4 Vierfeldertafel zur Berechnung des relativen Risikos

Hyper-tonus zu Beginn	Koronar-erkrankung nach 1 Jahr ja	nein	Summen	Inzidenz /1000
ja	43	1.475	1.518	28,3
nein	69	11.566	11.635	5,9
Summen	112	13.041	13.153	8,6

Attributive Risikomaßzahlen

Das relative Risiko gibt an, wieviel häufiger Exponierte erkranken als Nichtexponierte. In der Literatur wird manchmal auch die Differenz der Inzidenz mit Exposition [Ie] und derjenigen ohne Exposition [In] gebildet und als attributives Risiko bezeichnet (Ackermann-Liebrich, 1986) s. [11].
Diese Maßzahl gibt an, welcher Betrag der Inzidenz dem Risikofaktor zuzurechnen ist, also zu dem „Attribut Risikofaktor“ gehört. In dem Beispiel aus Tabelle 2.4 sind (28,3 – 5,9) = 22,4 Fälle pro 1 000 auf den Risikofaktor Hypertonus zurückzuführen, und der Rest wäre eventuell genetischen Faktoren zuzuschreiben. Bezogen auf den Risikofaktor wird deswegen von dem **zusätzlichen** oder **attributiven Risiko** gesprochen.

Eine andere, in der Aussage ähnliche Maßzahl ist der **attributive Risikoanteil**. Er

$$\text{Relatives Risiko} = \frac{\dfrac{\text{Neuerkrankte mit Riskofaktor}}{\text{Bezugsbevölkerung mit Risikofaktor}}}{\dfrac{\text{Neuerkrankte ohne Risikofaktor}}{\text{Bezugsbevölkerung ohne Risikofaktor}}} = \frac{\dfrac{43}{1518}}{\dfrac{69}{11635}} = 4{,}78 \quad [10]$$

$$\text{Attributives Risiko} = \frac{\text{Neuerkrankte mit Risikofaktor}}{\text{Bezugsbevölkerung mit Risikofaktor}} - \frac{\text{Neuerkrankte ohne Risikofaktor}}{\text{Bezugsbevölkerung ohne Risikofaktor}} = Ie - In \quad [11]$$

berechnet sich als Wachstumsrate der Inzidenzen mit und ohne Exposition [12].

$$\text{Attributiver Risikoanteil} \; \frac{Ie - In}{Ie} = \frac{RR - 1}{RR}$$

[12]

Er gibt an, welchen prozentualen Anteil das attributive Risiko an der Inzidenz der Exponierten hat. Dieser Anteil ist der durch eine wirksame Prävention vermeidbare Anteil. Der attributive (zusätzliche) Risikoanteil läßt eine Schätzung des Erfolges im Hinblick auf das Auftreten von koronaren Herzkrankheiten zu, der zu erzielen wäre, wenn jeder bekannte Hypertoniker behandelt würde. Aus Tabelle 2.4 kann man den attributiven Risikoanteil mit (28,3 − 5,9)/28,3 = 0,79 berechnen.

Alle bisherigen Maßzahlen beinhalten das Problem, daß sie keine Aussage darüber enthalten, wie bedeutsam das Risiko bezogen auf die Bevölkerung ist. Wenn ein relatives Risiko hoch ist, die dazugehörige Krankheit jedoch sehr selten vorkommt, „lohnt" sich eine Prävention weniger als bei einem geringeren relativen Risiko einer häufigen Krankheit. Eine solche Berechnung kann mit dem „bevölkerungsbezogenen attributiven Risikoanteil" vorgenommen werden (Ahlbohm und Norell, 1984) s. [13].

Zur Interpretation des bevölkerungsbezogenen attributiven Risikoanteils ist es sinnvoll, sich die beiden Quotienten getrennt anzusehen. Der erste Quotient stellt die gewichtete Differenz der Inzidenzen mit und ohne Risikofaktor, den attributiven Risikoanteil dar. Er enthält damit den „überschüssigen" oder vermeidbaren Risikoanteil. Je höher das relative Risiko ist, umso größer wird dieser Faktor. Der zweite Faktor beinhaltet den Anteil der Personen an der Bevölkerung, der den Risikofaktor aufweist.

Die Odds Ratio

In manchen Studien, z. B. in der Querschnittsstudie und der Fall-Kontroll-Studie, ist es vom Design her nicht möglich, Inzidenzen zu ermitteln. Für Ergebnisse dieser Studientypen können daher keine relativen Risiken berechnet werden. Um dennoch eine Verhältniszahl darüber angeben zu können, ob eine Erkrankung bei Risikofaktoren häufiger vorhanden ist als die gleiche Erkrankung ohne Exposition, kann man die Odds Ratio verwenden.

Eine deutsche Übersetzung des Begriffs ist bisher nicht vorhanden. Er leitet sich aus der Berechnungsform ab: in einer Vierfeldertafel werden die kreuzweise gegenüberliegenden Felder zueinander ins Verhältnis gesetzt (vgl. Übersicht 2.2).

Übersicht 2.2 Vierfeldertafel der Odds Ratio

Risikofaktor vorhanden	Kranke zum Zeitpunkt t ja	nein
ja	K^+	G^+
nein	K^-	G^-

K^+ = Kranke mit Exposition, K^- = Kranke ohne Exposition, G^+ = Gesunde mit Exposition, G^- = Gesunde ohne Exposition.

Die Definition der Odds Ratio lautet [14]:

$$\text{Odds Ratio} = \frac{\dfrac{\text{exponiert Kranke}}{\text{nicht exponiert Kranke}}}{\dfrac{\text{exponiert Gesunde}}{\text{nicht exponiert Gesunde}}} = \frac{\dfrac{K^+}{K^-}}{\dfrac{G^+}{G^-}}$$

[14]

Da die Definition weder auf die Gesamtpopulation (alle Kranken und alle Gesunden) noch auf Teilpopulationen mit einem gemeinsamen Merkmal (alle Kranken bzw. alle Gesunden oder alle Exponierten bzw. alle nicht Exponierten) zurückgreift, kann sie auch nicht als Wahrscheinlichkeit interpretiert werden. Aus der Definition kann man jedoch durch Umformung ersehen, daß die Odds Ratio eine gewichtetes Verhältnis, ein „Chancenverhältnis" von exponiert Kranken zu exponiert Gesunden darstellt. Gewichtet wird mit der Relation der nicht exponiert Kranken zu den nicht exponiert Gesunden.

$$\text{Bevölkerungsbezogener attributiver Risikoanteil} = \frac{\text{relatives Risiko} - 1}{\text{relatives Risiko}} \cdot \frac{\text{Risikopopulation}}{\text{Gesamtpopulation}} \quad [13]$$

Anzumerken ist, daß im internationalen Schrifttum die Berechnung der Odds Ratio auch bei prospektiven Studien vorgenommen wird, weil insbesondere bei Untersuchungen mit einer geringen Anzahl von Probanden die Odds Ratio „sensitiver“ reagiert als das relative Risiko. Bei einer großen Anzahl von Probanden entsprechen sich beide Werte. Berechnet man aus Tabelle 2.4 die Odds Ratio, so ergibt sich ein Wert von 4,74. Dieser Wert liegt sehr nahe am relativen Risiko von 4,78.

2.7 Epidemiologische Beweisführung

Wie aus der Diskussion der Studientypen, Fehlermöglichkeiten und verschiedener Maßzahlen der Epidemiologie und Sozialmedizin deutlich geworden ist, kann auf Grund epidemiologischer Untersuchungsergebnisse sehr häufig nur ein wahrscheinlicher Zusammenhang zwischen einer Ursache und einer Krankheit postuliert werden, aber die sichere Beweisführung, wie im naturwissenschaftlichen Bereich gefordert, läßt sich nicht antreten.

In der Epidemiologie ist immer wieder versucht worden, eine Art von **Beweiskette** zu erstellen, wobei die Anzahl der einzelnen Glieder und deren Verzahnung die Wahrscheinlichkeit erhöhen soll, daß der vermutete Zusammenhang zwischen Ursache und Wirkung real ist. Häufig werden Jahre und viele Untersuchungen benötigt, ehe sich die Erkenntnis durchsetzt, daß sich ein zunächst vermuteter Zusammenhang zwischen Risikofaktor und Krankheit nicht mehr leugnen läßt. Da viele Krankheitsursachen und die bevölkerungsbezogene Bekämpfung dieser Ursachen Interessenkonflikte hervorrufen können, sind epidemiologische Untersuchungsergebnisse einer wesentlich härteren und längeren Diskussion ausgesetzt, als dies in anderen Teilgebieten der Medizin und Naturwissenschaften der Fall sein muß.
Eine der einfacheren Beweisketten setzt sich aus sechs Gliedern zusammen:

1. **Konsistenz der Assoziation**: Sie ist gegeben, wenn bei unterschiedlichsten Untersuchungen sich jeweils ein ähnliches Resultat ergeben hat. So z. B. haben eine Reihe von epidemiologischen Studien einen Zusammenhang zwischen Zigarettenrauchen und dem Auftreten von Lungenkarzinom ergeben.
2. **Stärke der Assoziation**: Die Häufigkeit, mit der eine Erkrankung dem Risikofaktor folgt, ist beim Rauchen ebenfalls sehr deutlich. Zigarettenraucher haben ein etwa zehnmal höheres Risiko, an Lungenkrebs zu versterben, als Nichtraucher.
3. **Zeitliche Kohärenz**: Sie läßt sich zwischen Rauchen und dem Auftreten der Erkrankung an einigen Beispielen nachweisen. Eines der bekanntesten Beispiele ist die Zunahme des Zigarettenverbrauches bei Frauen, welche einhergeht mit einer bereits bei Männern beobachteten zeitlichen Versetzung der Zunahme von Lungenkarzinom.
4. **Spezifität der Assoziation**: Sie ist zwischen Rauchen und Lungenkarzinom insofern gering, als auch noch eine Reihe anderer Erkrankungen mit dem Rauchen in einem ursächlichen Zusammenhang stehen.
5. **Biologischer Gradient**: Der Nachweis eines biologischen Gradienten ergibt sich beim Rauchen aus dem Befund, daß bei starken Rauchern das Risiko für einen Lungenkrebs deutlich höher ist als bei Rauchern mit einem verminderten Verbrauch an Zigaretten.
6. **Biologische Plausibilität**: Zur biologischen Plausibilität kann der Epidemiologe häufig keine Aussage machen, sondern muß auf die Untersuchungsergebnisse anderer Disziplinen verweisen. Beim Beispiel des Rauchens läßt sich auch dieses Teilstück der Beweiskette erbringen, da in vielen Tierversuchen die karzinogene Wirkung von toxischen Stoffen, die beim Rauchen von Zigaretten frei werden, nachgewiesen werden konnte.

Eine etwas ausführlichere Beweiskette hat Greiser (1981) im deutschen Sprachraum veröffentlicht, die aber auch Elemente der obigen Aufstellung enthält:

1. Die Prävalenz der Krankheit sollte bei den Personen, die gegenüber dem als ursächlich betrachteten Faktor exponiert sind, deutlich höher sein als bei nichtexponierten Kontrollen.
2. Die Exposition gegenüber dem als ursächlich betrachteten Faktor sollte bei den erkrankten Personen häufiger sein als bei den Kontrollen ohne Krankheit, wenn alle anderen Risikofaktoren konstant gehalten werden.
3. In prospektiven Studien sollte die Inzidenz der Krankheit bei den Personen deutlich höher sein, die gegenüber dem als ursächlich angesehenen Faktor exponiert sind als bei Kontrollen, die weniger exponiert sind.
4. Zeitlich gesehen sollte die Krankheit der Exposition folgen mit einer Verteilung der Inkubationszeit, die einer normal verteilten Kurve entspricht.
5. Eine Dosis-Wirkungs-Beziehung sollte nachweisbar sein.
6. Antworten des „Wirtes“ (vgl. Abschn. 3.2.1) auf Expositionen gegenüber dem als ursächlich angesehenen Faktor sollten bei den Personen auftreten, die vor der Exposition diese Reaktion noch nicht gezeigt haben.
7. Experimentelle Reproduktion der Krankheit sollte bei den Tieren, die gegenüber dem hypothetisch ursächlichen Faktor exponiert wurden, häufiger sein als bei denjenigen, die nicht in dieser Weise exponiert wurden.
8. Eliminierung oder Modifizierung des als ursächlich betrachteten Faktors oder des Wirtes sollte die Inzidenz der Krankheit vermindern.
9. Prävention oder Modifizierung der Wirtsreaktion auf die Exposition gegenüber dem als ursächlich betrachteten Faktor sollte die Krankheit vermindern oder verhindern.
10. Alle Beziehungen sollten biologisch und epidemiologisch sinnvoll sein.

Es gibt keine Grenzwerte für die Kriterien, welche festlegen, daß bei Überschreitung des Wertes das Kriterium als erfüllt, bei Unterschreitung als nicht erfüllt zu betrachten ist. Diese Bewertung obliegt der epidemiologisch tätigen Person.

2.8 Maßzahlen für Filteruntersuchungen

Neben der Feststellung der Häufigkeiten von Krankheiten (Prävalenz) bzw. von Neuerkrankungen (Inzidenz) und der Untersuchung des Einflusses von Risikofaktoren (relatives Risiko, Odds Ratio) sind epidemiologisch tätige Personen daran interessiert, präventiv tätig zu werden. Dazu gibt es für Krankheiten, die sich in einem Frühstadium erfolgreicher heilen oder bessern lassen als in einem Spätstadium, sogenannte Filteruntersuchungen oder Screenings (s. Kapitel 3.2.2).

Filteruntersuchungen (Screenings) sind mit einfachen Mitteln durchführbare Untersuchungen mit dem Ziel, möglichst frühzeitig solche Personen zu entdecken, die eine beginnende spezifische Krankheit haben bzw. bei denen diese Krankheit nicht auszuschließen ist (vgl. Kapitel 3).

Ein typisches Beispiel eines Screenings ist die schulzahnärztliche Untersuchung von Kindern auf Karies, kranke Zähne und die Zahnstellung.

Bevor Screenings in der Praxis eingesetzt werden können, muß überprüft werden, ob sie tatsächlich das leisten, was sie leisten sollen. Zu dieser Prüfung gehört diejenige auf die Validität und Reliabilität der Filteruntersuchung. Unter der **Reliabilität** wird die Zuverlässigkeit eines Testes verstanden. Z.B. kann es bei der Messung einer Enzymkinetik bei fehlerhafter Einstellung des Thermostates eines Wasserbades im Labor vorkommen, daß die gemessenen Werte fälschlich, aber konstant immer um einen bestimmten Faktor überhöht bestimmt werden. Die Reliabilität des Testes ist in diesem Falle gut, nicht aber die Validität.

Unter der **Validität** versteht man die Prüfung darauf, ob ein Sreeningtest tatsächlich das mißt bzw. feststellt, was er messen soll. Methodisch können vier Maßzahlen zur Beurteilung der Validität verwandt werden: die Sensitivität, die Spezifität, die positive und die negative Korrektheit.

Für die Prüfung der Validität benötigt man eine Referenz bzw. endgültige Bestim-

Übersicht 2.3 Vierfeldertafel der Validität

im Screening	in der Referenz krank	gesund	Summe Screening
krank	T^+K^+	T^+K^-	T^+
gesund	T^-K^+	T^-K^-	T^-
Summe Referenz	Ke^+	Ke^-	alle

mung oder Diagnose. Es muß untersucht werden, ob Personen, die im Screening als krank bezeichnet wurden, tatsächlich krank sind (Referenz) oder ob Personen, die im Screening als gesund eingestuft wurden, tatsächlich gesund sind. Auch für diese Prüfungen wird von einer Vierfeldertafel ausgegangen, die beispielhaft in Übersicht 2.3 wiedergegeben ist.

Bezeichnet man die Entdeckung einer Krankheit durch den Screeningtest als positiven, das Nichtvorhandensein der Krankheit als negativen Fall, so lassen sich die in der Übersicht 2.3 angegebenen vier Fälle unterscheiden:

- richtig Positive (T^+K^+), d. h. Fälle, bei denen sowohl der Screeningtest als auch das Referenzsystem die Krankheit feststellte,
- falsch Positive (T^+K^-), also Fälle, bei denen der Test die Krankheit feststellte, die jedoch tatsächlich nicht vorhanden war,
- falsch Negative (T^-K^+), also Personen, die vom Screening als gesund eingestuft wurden, tatsächlich jedoch die Krankheit hatten und
- richtig Negative (T^-K^-) und somit Personen, bei denen sowohl im Screening als auch in der Referenz die Krankheit nicht festgestellt wurde.

Es ist offensichtlich, daß ein Screening um so besser ist, je geringer die falsch positiven und die falsch negativen Ergebnisse sind.

2.8.1 Sensitivität und Spezifität von Filteruntersuchungen

Unter der Sensitivität von Filteruntersuchungen versteht man eine Prüfung darauf, wie empfindlich der Test tatsächlich kranke Personen auch herausfiltert. Da sich die Sensitivität auf die tatsächlich kranken Personen bezieht, ist sie als Relation von richtig positiven zu allen tatsächlich kranken Fällen (T^+K^+ / Ke^+) definiert s. [15]. Das Ergebnis kann als Prozentzahl interpretiert werden. Es nähert sich umso mehr der 1 bzw. 100 %, je weniger tatsächlich Kranke im Test als gesund erscheinen, je kleiner also T^-K^+ ist.

Die Spezifität soll dagegen messen, ob der Test tatsächlich nur die an dieser Krankheit erkrankten Personen herausfiltert, oder ob auch andere Personen (z. B. nicht oder an einer anderen Krankheit Erkrankte) als krank eingestuft werden. Sie bezieht sich deshalb auf tatsächlich gesunde Personen s. [16].

Auch dieses Ergebnis läßt sich als Prozentzahl interpretieren und hängt von der Anzahl der falsch positiven Fälle (T^+K^-) ab.

Die Berechnungen sollen an einem Beispiel verdeutlicht werden. In einer multizentrischen Studie, an der Männer im Alter von 55 bis 70 Jahren teilnahmen, wurde zunächst als Test zur Früherkennung des Prostatakarzinoms die digitale rektale Untersuchung durchgeführt. Zur Sicherung der endgültigen klinischen Diagnose wurden weitere Untersuchungen und anamnestische Erhebungen herangezogen, die, im positiven Fall, zur Empfehlung einer Biopsie führten, der sich dann die am Versuch beteiligte Person unterzog. Zu den weiterführenden Untersuchungen gehörte die transrektale Untersuchung mit Ultraschall und die Bestimmung des prostataspezifischen Antigen (PSA) als Tumormarker,

$$\text{Sensitivität} = \frac{\text{richtig positive Fälle}}{\text{alle tatsächlich kranken Fälle}} = \frac{T^+K^+}{T^+K^+ + T^-K^+} \qquad [15]$$

$$\text{Spezifität} = \frac{\text{richtig negative Fälle}}{\text{alle tatsächlich gesunden Fälle}} = \frac{T^-K^-}{T^+K^- + T^-K^-} \qquad [16]$$

Tabelle 2.5 Vierfeldertafel zur Berechnung der Sensitivität und Spezifität

Digitale rektale Untersuchungen	Endgültige Diagnose positiv	negativ	Summen
positiv	33	86	119
negativ	24	2216	2240
Summen	57	2302	2359

der als positiv bewertet wurde, wenn er Werte bei der monoklonalen Bestimmung von 4,0 ng/ml und 7,0 ng/ml bei der polyklonalen Bestimmung überschritt. Alle Personen, bei denen kein positiver Befund bei allen herangezogenen Parametern auftrat, wurden ein Jahr später nachuntersucht (Mettlin et al., 1991).

Die Gruppe der 2 359 Personen, welche an dem Versuch teilnahmen, konnten in vier Untergruppen aufgeteilt werden, wenn das Ergebnis der Screening-Untersuchung mit der klinischen, endgültigen Diagnose verglichen wurde (Tabelle 2.5). Demnach hatten 33 Männer bei denen die digitale, rektale Untersuchung einen Verdacht auf Prostatakarzinom ergab, tatsächlich ein Malignom, bei weiteren 86 Personen bestätigte sich dieser Verdacht nicht. Bei 24 Patienten ergab sich kein Verdacht, aber die endgültige Diagnose ergab eine Krebserkrankung. Alle anderen Personen, nämlich 2 216 an der Untersuchung teilnehmenden Männer waren gesund, indem weder der Früherkennungstest noch die klinische Diagnose im Untersuchungszeitraum eine Krebsgeschwulst im der Prostata ergab. Die Berechnung der Sensitivität ergibt 57,9 % und der Spezifität 96,3 %. Das Ergebnis wäre dahingehend zu interpretieren, daß die digitale, rektale Untersuchung von 100 Männern mit Prostatakarzinom nur 58 entdeckt. Von 100 gesunden Männern würden lediglich 4 zunächst fälschlich als Malignomträger ausgewiesen.

Theoretisch ist es zwar denkbar, daß ein Test eine Sensitivität und eine Spezifität von 100 % erreicht, in der Praxis wird dies jedoch kaum realisiert. Vielmehr findet man häufig einen Zusammenhang, der dadurch charakterisiert ist, daß mit einer Zu-

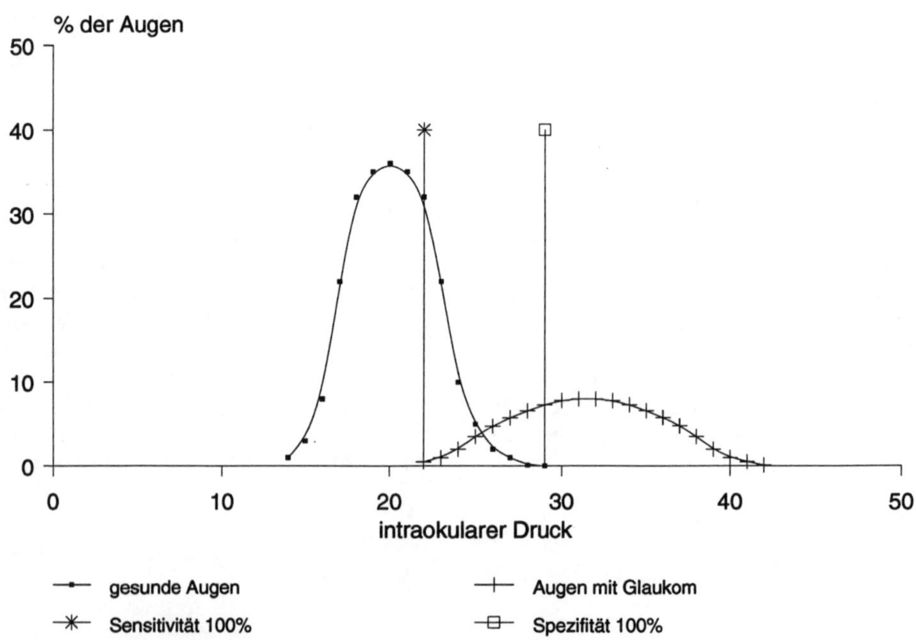

Abb. 2.1 Hypothetische Verteilung des intraokularen Drucks bei Augen mit und ohne Glaukom (nach Keil, 1986, S. 97)

nahme der Sensitivität eine Abnahme der Spezifität et vice versa verbunden ist.

Am Beispiel der Messung des Augendruckes als Screening für ein Glaukom läßt sich der Zusammenhang verdeutlichen. Abb. 2.1 zeigt eine Verteilung des Augendruckes von Personen ohne sowie eine Verteilung des Druckes von Personen mit Glaukom. Beide Kurven überschneiden sich.

Wählt man die Filteruntersuchung so, daß die Sensitivität möglichst hoch wird (linke Senkrechte in Abb. 2.1), dann resultieren daraus viele falsch positive Fälle. Wird dagegen die Spezifität sehr hoch gewählt (rechte Senkrechte), dann übersieht man relativ viele tatsächlich kranke Personen, d. h. die falsch negativen Fälle nehmen zu. Es muß in diesem Beispiel ein **Optimum zwischen möglichst hoher Sensitivität und möglichst hoher Spezifität** gefunden werden.

Zu beachten ist, daß die Begriffe Sensitivität und Spezifität in der Klinik, insbesondere in der klinisch-chemischen Diagnostik mit einer anderen Bedeutung belegt werden. Während in der Epidemiologie Sensitivität und Spezifität in derselben Bevölkerung gemessen werden, wird häufig die Sensitivität in der klinischen Chemie bei Kranken und die Spezifität bei vermutlich Gesunden gemessen. Auf diese Weise lassen sich Werte von nahezu 100 % für beide Maßzahlen ermitteln, was unter Bedingungen, die für eine „epidemiologische" Bestimmung der Größen gewählt werden müßte, nie erreicht werden kann. So wurde z. B. ein immunologischer Test für die Erkennung von Malaria in einem Endemiegebiet in Afrika auf seine Sensitivität, jedoch in Deutschland auf seine Spezifität getestet. Die so gewonnenen Werte können nicht auf die Bevölkerung in einem Malariaendemiegebiet angewendet werden, wenn es darum geht, eine akute Malaria zu erkennen. Da die immunologischen Reaktionen nach einer überstandenen Malariaerkrankung vergleichsweise nur langsam abklingen, kommt es bei der Anwendung des Testes im Endemiegebiet zu einer hohen Anzahl falsch positiver Ergebnisse, so daß sich die konventionelle Methode der Untersuchung mit dem „dicken Tropfen" als praktischer erweist. Die Einsetzung des Malariatestes im Endemiegebiet wäre somit unsinnig. Als Suchtest in der Klinik in Deutschland, bei der häufig recht schwierigen Diagnose der Erkrankung, könnte der Test sehr hilfreich sein.

Tabelle 2.6 Vergleich zweier Screening-Tests

im Screening	Screening 1 in der Referenz krank	Screening 1 in der Referenz gesund	Screening 2 in der Referenz krank	Screening 2 in der Referenz gesund
krank	8200	500	820	820
gesund	100	50000	10	82820
Summe Referenz	8300	50500	830	83640

2.8.2 Positive und negative Korrektheit und der prädiktive Wert des Screenings

Die Bestimmung der Sensitivität und der Spezifität allein reicht jedoch zur Beurteilung eines Screening-Tests nicht aus. Beide Maße sagen nämlich nichts darüber aus, ob eine Filteruntersuchung trotz hoher Sensitivität und Spezifität nicht doch noch unerwünscht viele falsch positive Fälle ergibt.

Zur Erläuterung dieses Zusammenhanges sollen die Ergebnisse zweier Testverfahren verglichen werden, die in der Validierung die Werte laut Tabelle 2.6 ergaben. Beide Tests haben eine Sensitivität von 98,8 % und eine Spezifität von 99 %. Aus der Tabelle ist jedoch ersichtlich, daß bei dem zweiten Verfahren die Hälfte der positiven Screening-Ergebnisse falsch ist.

In der Literatur wird für die Frage, ob ein Screening-Test nicht zu viele falsch positive (bzw. falsch negative) Fälle ermittelt, manchmal die Bestimmung der positiven und negativen Korrektheit vorgeschlagen s. [17] u. [18].

$$\text{Positive Korrektheit} = \frac{\text{richtig positive Fälle}}{\text{alle positiven Fälle}} = \frac{T^+K^+}{T^+K^+ + T^+K^-} \qquad [17]$$

$$\text{Negative Korrektheit} = \frac{\text{richtig negative Fälle}}{\text{alle negativen Fälle}} = \frac{T^-K^-}{T^-K^+ + T^-K^-} \qquad [18]$$

Für Tabelle 2.6 ergibt sich eine positive Korrektheit von 94,3 % für Screening 1, während dieses Maß nur 50 % für Screening 2 beträgt. Dagegen ist die negative Korrektheit nahezu gleich (99,8 % und 99,9 %). Man kann also sagen, daß umso weniger falsch positive Fälle von einem Screening-Test ermittelt werden, je besser die positive Korrektheit des Tests ist.

Beide Maße sind dann bedeutungsvoll, wenn mit der zu testenden Krankheit bestimmte Folgen verbunden sind. Ist beispielsweise die Mitteilung, daß laut Screening die Krankheit bei einer Person vorliegen kann, mit einem hohen Suizidrisiko verbunden, dann sollte nur ein Test mit einer sehr **hohen positiven Korrektheit** verwandt werden, d. h. die falsch positiven Fälle sollten sehr gering sein. Wenn andererseits eine Krankheit in einem frühen Stadium geheilt, in einem späten Stadium jedoch kaum noch geheilt werden kann, sollte der entsprechende Screening-Test eine **hohe negative Korrektheit** aufweisen, d. h. er sollte möglichst wenig Fälle als gesund feststellen, obwohl sie krank sind.

Betrachtet man die letzte Zeile in Tabelle 2.6, die die Summen des Referenzsystems enthält, so scheinen die beiden Tests für Krankheiten mit unterschiedlicher Prävalenz entwickelt worden zu sein. Wenn die Ergebnisse des Referenzsystems die tatsächliche Prävalenz widerspiegeln, dann hat die Krankheit von Test 1 eine Prävalenz von 164 Fällen pro Tausend, während bei Test 2 eine Krankheit mit rund 10 Fällen pro Tausend vorliegt. Je seltener eine Krankheit ist, um so mehr falsch positive Fälle ermittelt ein Screening-Test, unabhängig von der Spezifität.

Für die tatsächliche Aussage, ob ein Test gut genug zur praktischen Anwendung ist, benötigt man also neben der Sensitivität und Spezifität Angaben zur **Prävalenz der Krankheit**. Die positive Korrektheit ist eine erste Annäherung, da sie jedoch aus den Ergebnissen eines Screening-Tests ermittelt wird, kann sie nur dann verwandt werden, wenn die Prävalenz im Screening-Test identisch mit der tatsächlichen Prävalenz der Krankheit ist.

Kennt man die tatsächliche Prävalenz einer Krankheit, dann ist der prädiktive Wert eines Screening-Tests ein besseres Maß als die positive Korrektheit s. [19].

Aus der Formel ist ersichtlich, daß der prädiktive Wert eines Screening-Tests von zwei Komponenten abhängt: der Validität des Tests, gemessen durch die Sensitivität und die Spezifität, und der Prävalenz der Krankheit. Je geringer die Prävalenz ist, umso geringer ist auch der prädiktive Wert. Je schlechter die Sensitivität oder die Spezifität sind, umso geringer ist ebenfalls der prädiktive Wert.

Wie groß die Sensitivität, die Spezifität und der prädiktive Wert eines Tests sein müssen, um ihn als „gut“ zu klassifizieren, kann nicht absolut angegeben werden. Die Maßzahlen sind nur Anhaltspunkte, die insbesondere dann ihren Wert haben, wenn man sie zu anderen Maßzahlen in Relation setzen kann.

$$\text{Prädiktiver Wert} = \frac{P \cdot Sen}{P \cdot Sen + (1-P) \cdot (1-Spez)} \qquad [19]$$

P = tatsächliche Prävalenz, Sen = Sensitivität, Spez = Spezifität

3 Grundlagen und Begriffe der Prävention

Unter Prävention versteht man vorbeugende Gesundheitspflege. Ziel ist, nicht nur Krankheiten früh und schnell wirksam zu behandeln, sondern die Gesundheit zu bewahren und zu fördern, um Krankheit nicht entstehen zu lassen.

Manchmal werden für Prävention auch die Begriffe der Vorsorge oder der Vorsorgemedizin gebraucht, die aber im deutschen Sprachgebrauch die Früherkennung von Krankheiten meinen und damit nur einen Teilaspekt erfassen.

Zur Darstellung der verschiedenen Aspekte der Prävention soll von den folgenden Fragen ausgegangen werden:

- Bei wem, d. h. in welchem Alter und bei welchen Personengruppen ist Prävention sinnvoll bzw. notwendig?
- Was sollte getan werden?
- Wer sollte Prävention durchführen?
- Wo sollte die Prävention stattfinden?
- Wie sollte die Prävention durchgeführt werden?

Präventive Maßnahmen zu einzelnen Krankheitsarten sowie zu riskanten menschlichen Verhaltensweisen werden in den Kapiteln 4 bis 7 behandelt.

3.1 Statistische Grundlagen der Prävention

Zur Beantwortung der Frage, wann Prävention notwendig oder sinnvoll ist, benötigt man einen bevölkerungsbezogenen Überblick über Gesunde und über die Morbiditäts- und Mortalitätsstruktur. Die Problematik der dazu vorhandenen Daten wurde in Kapitel 2 diskutiert.

Es ist verhältnismäßig schwierig, die gesunden Personen einer Bevölkerung statistisch zu erfassen. Dies liegt an der unklaren Definition, wann jemand als gesund zu bezeichnen ist. Aus der Statistik läßt sich nach wie vor deutlich der Trend ablesen, daß mit steigendem Alter sowohl bei Männern als auch bei Frauen der Anteil der Gesunden abnimmt.

Um die Gesundheit der Bevölkerung wirksam zu verbessern, muß man die häufigen Krankheitsarten einer Region bzw. eines Landes kennen. Hierzu kann man **Morbiditätsstatistiken** wie diejenige über meldepflichtige Krankheiten, über Arbeitsunfähigkeit, Behinderungen, Rehabilitationsmaßnahmen sowie teilweise die Fragen zur Gesundheit im Mikrozensus heranziehen. Leider wurde in den Fragen zur Gesundheit der Mikrozensen 1986 und 1989 nicht mehr nach Krankheitsarten gefragt. Im Mikrozensus 1982 (vgl. Abb. 3.1) standen Erkrankungen des Respirationstraktes und des Kreislaufs mit je 21 % an 1. bzw. 2. Stelle, gefolgt von Krankheiten des Skeletts, der Muskulatur und des Bindegewebes mit 19 %. Die Arbeitsunfähigkeitsfälle (AU) der Ortskrankenkassen weisen für 1982 ein geringfügig anderes Bild aus: An zweiter Stelle folgen hier Krankheiten des Skeletts, der Muskulatur und des Bindegewebes mit 18 % der Fälle.

Die unterschiedlichen Fallzahlen bei den einzelnen Krankheitsgruppen zwischen den Ergebnissen des Mikrozensus und der Ortskrankenkassen haben zwei Ursachen. Einerseits bezieht sich der Mikrozensus auf die gesamte Bevölkerung, die Arbeitsunfähigkeitsstatistik jedoch nur auf die (in Ortskrankenkassen versicherte) arbeitende Bevölkerung. Andererseits umfassen die Ergebnisse des Mikrozensus die Morbiditätsstruktur innerhalb des Befragungszeitraumes (4 – 6 Wochen), diejenigen der Arbeitsunfähigkeitsstatistik jedoch die Struktur innerhalb eines Jahres.

Auch aus der **Mortalitätsstatistik** lassen sich Ansatzpunkte der Prävention ableiten (vgl. Kapitel 5). Dazu kann man die Todesursachen untergliedern in solche, die unnatürlich sind, wie z. B. Tod durch einen Un-

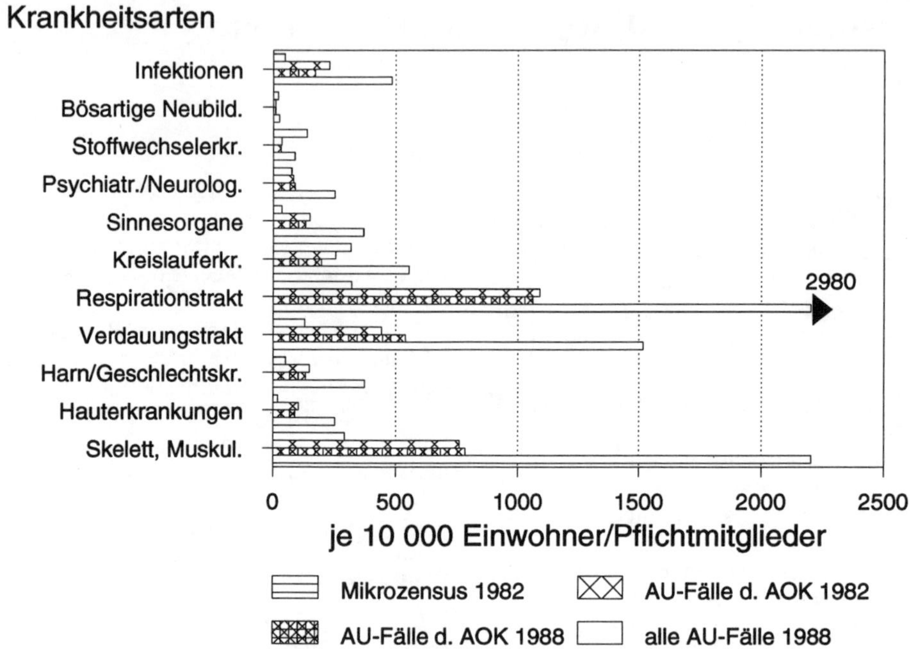

Abb. 3.1 Kranke im Berichtszeitraum, Arbeitsunfähige, Bundesrepublik Deutschland ohne damalige DDR (Stat. Jahrbücher 1986, S. 385, 1991, S. 433)

fall, in Todesfälle durch vermeidbare Krankheiten wie beispielsweise einige Infektionen und in die restlichen Todesfälle.

Krankheiten des Kreislaufsystems standen 1989 mit 51 % der Todesursachen (ischämische Herzkrankheiten 18,5 %) an erster und bösartige Neubildungen mit 22,7 % an zweiter Stelle. Unnatürliche Todesursachen, zu denen hier Suizid, Unfälle und Verletzungen gezählt werden, machten insgesamt 4,6 % aus. Aus dieser Statistik ergibt sich, daß unnatürliche Todesursachen nicht dominieren.

Wesentlich schwieriger ist die Beurteilung, welche Todesursachen vermeidbar sind. Eindeutig erscheint die Situation bei Infektionskrankheiten, gegen welche ein Impfstoff zur Verfügung steht. Der Anteil aller Infektionskrankheiten an den Todesursachen 1989 war mit 0,7 % verschwindend gering. Jedoch sind auch andere Todesursachen, z. B. der Herzinfarkt in der Gruppe der Kreislaufkrankheiten vermeidbar. Wegen der schwierigen und aus der Statistik kaum ableitbaren Bestimmung, ob eine Todesursache vermeidbar war, verwendet man zur Darstellung von notwendigen präventiven Schwerpunkten eher das **Konzept der verlorenen Lebensjahre.**

Man kann anhand der Sterbealter der in der Statistik erfaßten Personen berechnen, um wie viele Jahre Personen mit entsprechenden Krankheitsarten früher als „normal" (z. B. gemessen am durchschnittlichen Sterbealter) sterben. Das Wissenschaftliche Institut der Ortskrankenkassen hat 1980 Berechnungen von verlorenen Lebensjahren durchgeführt. Abb. 3.2 zeigt, daß -insgesamt gemessen- die häufigsten Todesursachen auch mit dem höchsten Verlust an Lebensjahren verbunden sind. Überraschend erscheint der geringe Verlust an Lebensjahren für Säuglinge, die gestorben sind. Säuglinge haben von allen in dieser Statistik erfaßten Personen die längste Lebenserwartung, folglich müßten in dieser Gruppe die meisten verlorenen Lebensjahre auftreten.

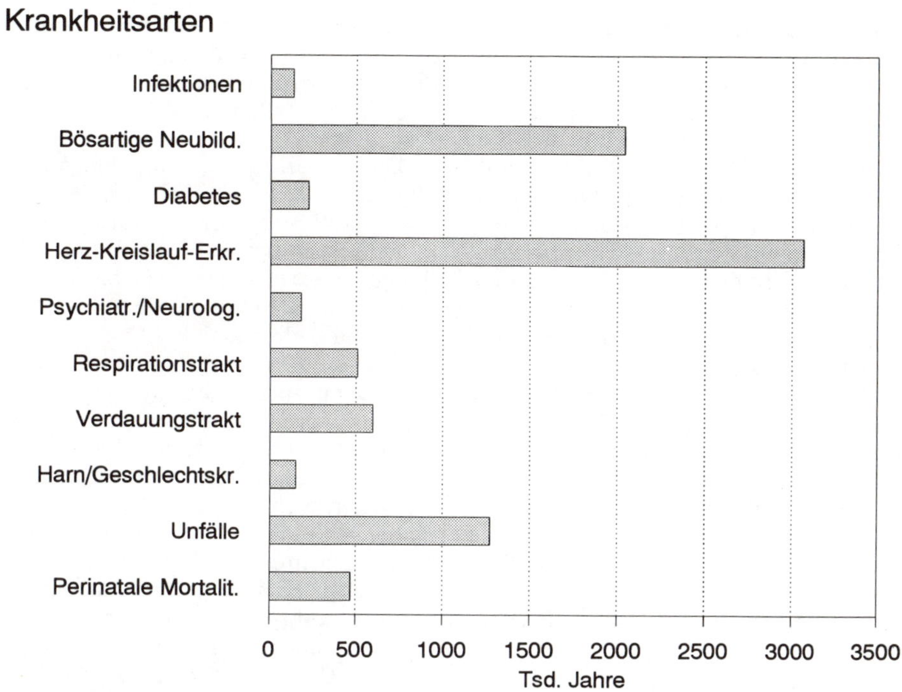

Abb. 3.2 Verlorene Lebensjahre in der Bundesrepublik 1975 insgesamt je Krankheitsart (nach MMG 5, 1980, S. 115)

An dieser Stelle wird ein Unterschied zwischen individualmedizinischer und sozialmedizinischer Betrachtungsweise deutlich. Wertet man die Statistik der verlorenen Lebensjahre **je Sterbefall** aus (individuelle Betrachtung), dann tritt bei Säuglingen der höchste Verlust auf. Betrachtet man jedoch die Bevölkerung als Ganzes, so kommt zu den verlorenen Lebensjahren je Sterbefall noch die Häufigkeit hinzu, mit der dieser Fall in der Bevölkerung auftritt. Die perinatale Mortalität ist, gemessen an den anderen Todesursachen, sehr gering; daraus erklärt sich die im Verhältnis geringe Summe an verlorenen Lebensjahren.

Am Beispiel der Verhältnisse in den USA im Jahre 1989 zeigt sich, daß nur ca. 2 % aller verlorenen Jahre bei einem Tod vor dem 65 Lebensjahr auf einen Apoplex zurückzuführen sind, aber 11,3 % auf Herzkrankheiten (Tabelle 3.1). Der größte Anteil der in der Tabelle angeführten Herzkrankheiten zählt zu den ischämischen Herzkrankheiten. Noch größer ist die Frühsterblichkeit an malignen Neoplasien, obwohl die Todesrate insgesamt niedriger als die der Herzerkrankungen ist.

Tabelle 3.1 Verlorene Lebensjahre. Verstorben vor dem 65. Lebensjahr (Auszug) (USA 1989; Weekl. Epid. Rec. Vol. 14, S. 95; 1991)

	Todesfälle/ 100 000	Anzahl verl. Lebensj.	% aller verl. Lebensj.
Alle Todesf.	868,1	12 276 554	100,0
Herzkr.	296,3	1 383 355	11,3
Apoplex	59,4	234 832	1,9
Mal. Neopl.	200,3	1 876 515	15,3
Unfälle	38,2	2 209 993	18,0
AIDS	8,6	444 769	3,6

Ginge es vorwiegend darum, auf nationaler Ebene die Frühsterblichkeit zu bekämpfen, müßten sich die Maßnahmen auf die Verhütung von Unfällen konzentrieren. Hierunter zählen auch die Opfer von Gewaltverbrechen. Obwohl die Todesrate mit 38.2 pro 100 000 Einwohner nur einen Bruchteil der Todesrate der Herzerkrankungen ausmacht, ist der Prozentsatz an verlorenen Lebensjahren mit 18 % sehr hoch. Vergleichsweise gering ist die Bedeutung, selbst in den USA, der viel diskutierten AIDS-Erkrankung für die Gesamtsterblichkeit in einer Bevölkerung. Dies belegt die geringe Todesrate mit 8.6 Todesfällen pro 100 000 Einwohner. Obwohl an AIDS vorwiegend junge Erwachsene sterben, konnten 1989 nur 3,6 % der verlorenen Lebensjahre dieser Erkrankung zugerechnet werden.

Faßt man die Morbiditäts- und die Mortalitätsstatistik zusammen, so sind präventive Bemühungen gegen **Herz-Kreislauf-Erkrankungen** (vgl. Kapitel 5), **bösartige Neubildungen** (vgl. Kapitel 6) sowie **Erkrankungen des Respirationstrakts** und der **Muskulatur / des Skeletts** vordringlich. Diese Krankheiten und Todesursachen, die man auch mit dem Namen **Volkskrankheiten** bezeichnet, haben im Gegensatz zu Infektionskrankheiten multifaktorielle Ursachen.

3.2 Bereiche und Ansätze der Prävention

Die zweite Frage, was zur Prävention getan werden sollte, läßt sich in Abhängigkeit von den unterschiedlichen Stadien der Manifestation von Krankheiten beantworten. Man unterscheidet die Bereiche **primäre, sekundäre** und **tertiäre Prävention**. Nach den Präventionsansätzen differenziert man zwischen der **Verhaltens-** und der **Verhältnisprävention.**

3.2.1 Primäre Prävention

Die primäre Prävention umfaßt die Förderung der Gesundheit und Verhütung von Krankheit durch Beseitigung eines oder mehrerer ursächlicher Faktoren, Erhöhung der Resistenz von Individuen und Veränderung von Umweltfaktoren, die ursächlich oder als Überträger an der Krankheitsentstehung beteiligt sind. Sie soll also bereits dann wirksam werden, wenn noch keine Krankheit aufgetreten ist.

Zielgruppe: Gesunde

Man unterteilt die primäre Prävention in die **Gesundheitsförderung** (unspezifische Maßnahmen) und die **Gesundheitsvorsorge** (spezifische Maßnahmen).

Die unspezifischen Maßnahmen haben das Ziel, die Gesundheit des Einzelnen und der Bevölkerung zu fördern, ohne daß direkt bestimmte Erkrankungen verhindert werden sollen. Sie sind vor allem für Krankheiten mit multikausalen Ursachen von Bedeutung.

Zu den unspezifischen Maßnahmen zählen die Hygiene, insbesondere deren Spezialgebiete Trinkwasser-, Lebensmittel- und Wohnungshygiene, die Abfall- und Abwasserbeseitigung usw. Durch die Beseitigung von möglichst allen Krankheitserregern sollen Infektionen vermieden und die Gesundheit erhalten werden. Mit entsprechenden Aufgaben betraut sind vor allem die Gesundheitsämter und damit der öffentliche Gesundheitsdienst. Fast jedes Gesundheitsamt hat Abteilungen für Lebensmittel-, Trinkwasserüberwachung, Überwachung der Entsorgung, Unterstützung der Schädlingsbekämpfung usw. Aber auch Maßnahmen für adäquate Ernährung, Kleidung und gesunde Wohnungen sowie Umweltschutzmaßnahmen wie Beschränkung der Emissionen in die Luft und in das Wasser zählen zu den unspezifischen Maßnahmen der primären Prävention. Es fällt allerdings sehr schwer, den Beitrag abzuschätzen, den diese Maßnahmen auf die Erhaltung der Gesundheit haben. Insbesondere bei den Umweltschutzmaßnahmen sind physikalisch-chemische und soziale, d. h. politische Prozesse sehr eng miteinander verknüpft.

Die spezifischen Maßnahmen haben das Ziel, bestimmte Krankheiten zu verhüten oder ihre weitere Verbreitung zu verhindern.

Hierzu zählen vor allem die Impfungen wie z. B. gegen Poliomyelitis. Ebenso gehören die Trinkwasserfluoridierung zur Kariesprophylaxe und die Kochsalzjodierung zu den spezifischen Vorsorgemaßnahmen. Darüber hinaus arbeiten die Unfall-

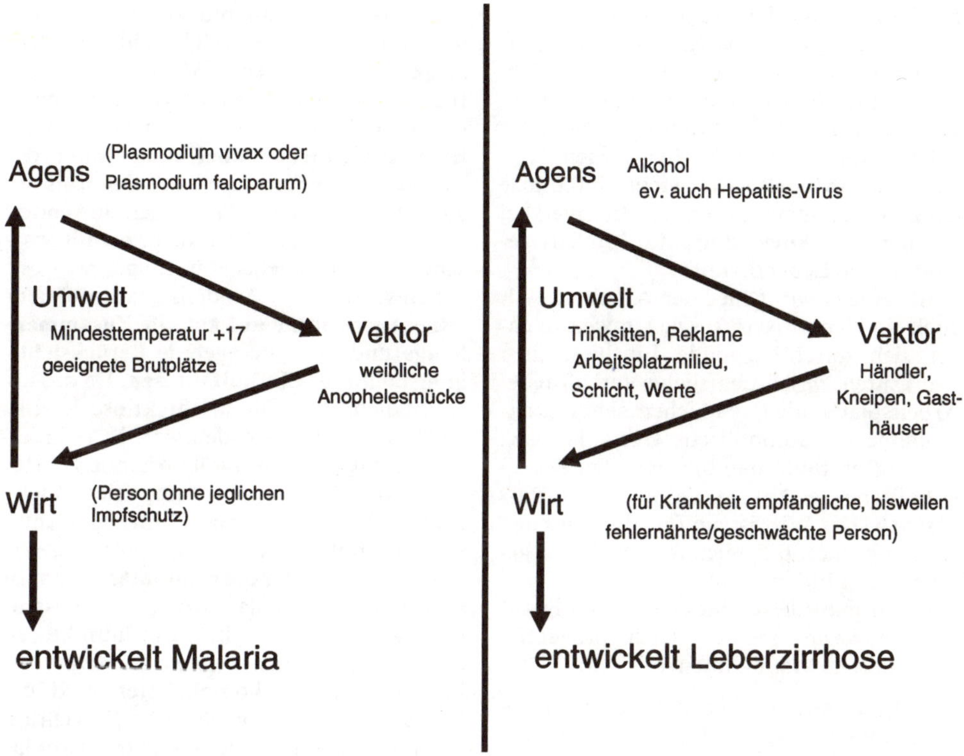

Abb. 3.3 Das Kochsche Modell

versicherungen an sehr vielen prophylaktischen Maßnahmen am Arbeitsplatz, wozu auch die Beseitigung karzinogener Stoffe wie beispielsweise Asbest gehört.

Theoretische Grundlagen der primären Prävention

Hintergrund dieser Einteilung der primären Prävention sind verschiedene Modelle der Krankheitsentstehung, aus denen Maßnahmen zur Krankheitsverhütung abgeleitet werden können.

Das erweiterte Kochsche Modell

Als ein einfaches, ätiologisch ausgerichtetes Grundmodell kann man das erweiterte, für die Epidemiologie übertragbarer Krankheiten propagierte Modell von Koch verwenden (vgl. Abb. 3.3). Es geht von vier Variablen aus: Agens, Wirt, Umwelt und Vektor. Eine Person (Wirt) erkrankt nur dann an einer Infektionskrankheit, wenn sich alle vier Variablen zur gleichen Zeit am gleichen Ort unter bestimmten Bedingungen treffen.

Bei der Entstehung der Krankheit wirken mit: die **Beschaffenheit des Wirtes** (die Immunitätslage), die **Virulenz der Krankheitserreger** (Agens), das **Vorhandensein des Vektors** (Überträger, bei Malaria z. B. Anopheles-Mücke) und die **Umweltbedingungen** (z. B. Klima, in denen die Mücken, aber auch der Agens existieren können).

Die ersten Überlegungen des Einsatzes präventiver Strategien richteten sich nach diesem Modell. Man kann auf alle vier Variablen im Prinzip Einfluß nehmen. Einflüsse auf den Wirt (die Person) können beispielsweise die Erhöhung der Resistenz durch Impfungen umfassen, allerdings nicht in dem hier gewählten Beispiel der Malaria. Die Krankheitserreger können durch Prophylaxemaßnahmen bekämpft werden, Umweltbedingungen kann man z. B. durch chemische Substanzen verändern und den Vektor unter Umständen durch spezifisch biologische Maßnahmen an seiner weiteren Ausbreitung hindern.

Es kann auch versucht werden, das Kochsche Modell auf **nicht infektiöse Krankheiten** anzuwenden. Ein Beispiel, bei welchem die Anwendung des Modells gelingt, ist die Leberzirrhose.

Als Agens wirkt hier der Alkohol, evtl. auch ein Hepatitisvirus. Die Umwelt zeichnet sich durch folgende Einflüsse aus: Trinksitten, gesellschaftliche Verhältnisse, Arbeitsplatzmilieu, Schichtzugehörigkeit, Reklame für alkoholische Getränke usw. Als Vektor kann man hier Händler für alkoholische Getränke, Gasthäuser und Bars ansehen. Der Wirt ist ein für die Krankheit empfängliches, bisweilen fehlernährtes, geschwächtes Individuum.

Wenn man dieses Modell als gültig betrachtet, kann man sehr leicht präventivmedizinische Maßnahmen ableiten:

1. in bezug auf den Agens: Verteuerung alkoholischer Getränke und Verminderung des Alkoholgehaltes
2. in bezug auf die Umwelt: Verbesserung der sozioökonomischen Verhältnisse, Verminderung von Arbeitslosigkeit, Verbot der Reklame, Beseitigung von Schichtnachteilen, Aufbau aktiver Freizeitgestaltung usw.
3. in bezug auf den Vektor: Verminderung der Zahl der Gasthäuser und Kneipen, Beschränkung der Öffnungszeiten und
4. in bezug auf den Wirt: Verhinderung risikoträchtiger Verhaltensweisen, Stärkung der Resistenz des Individuums durch bessere Ernährung und Erholung usw.

Solche Programme sind durchgeführt worden. Beispielsweise sind in Schweden alkoholische Getränke sehr teuer, und der Alkoholgehalt des Bieres wurde reduziert. In England und in den USA wurden die Öffnungszeiten von Gasthäusern, die eine Konzession zum Ausschank alkoholischer Getränke haben, gesetzlich festgelegt und limitiert. Der Effekt der beschränkten Öffnungszeiten ist ausgesprochen fraglich.

Bei der Bewertung präventiver Maßnahmen muß jedoch generell beachtet werden, daß es nicht gelingen wird, sie so durchzuführen, daß **alle** Personen vor den schädigenden Faktoren bewahrt werden können. Es wird vielmehr immer einen Anteil der Bevölkerung geben, der trotz Kenntnis der Noxen diese weiter ver- oder anwendet. Diese Problematik kann nicht dem Koch'schen Modell angelastet werden.

Schwächen des Modells sind vielmehr seine **Ausrichtung auf kausale Zusammenhänge** und seine **mangelnde Berücksichtigung mehrerer Einflußfaktoren**. Da das ursprüngliche Modell für infektiöse Krankheiten entwickelt worden war, ist es an einer strengen Kausalität orientiert. Der Stich der infizierten Anopheles-Mücke führt zu Malaria. Dagegen führt der Genuß von Alkohol nicht unbedingt zur Leberzirrhose. Je schwächer die Kausalität ist, um so schlechter erklärt das Modell die Zusammenhänge. Je mehr Einflußfaktoren gleichzeitig zur Entstehung einer Krankheit beitragen, umso komplizierter wird die Darstellung des Modells. Für Prävention bei multifaktoriellen Krankheiten wird das Modell daher heute kaum noch verwandt.

Das Risikofaktorenkonzept

Parallel zur Anwendung des Kochschen Modells für präventive Situationen entwickelte sich aus empirischen Ergebnissen und theoretischen Überlegungen ein weiterer Ansatz: das sogenannte Risikofaktorenkonzept.

> Risikofaktoren sind definierbare Ursachen, durch deren Wirkung eine überhöhte Wahrscheinlichkeit entsteht, zu erkranken und/oder zu versterben.

Wichtig ist die grundsätzlich andere Betrachtungsweise gegenüber kausalen Zusammenhängen: ein Risikofaktor führt **nicht zwangsläufig** zu einer Erkrankung, der Risikofaktor ist kein Virus bzw. kein Bakterium. Außerdem kann die gleiche Krankheit auch bei Personen ohne den oder die Risikofaktoren entstehen.

Nach Schäfer und Blohmke (1978) folgt aus dieser Definition:

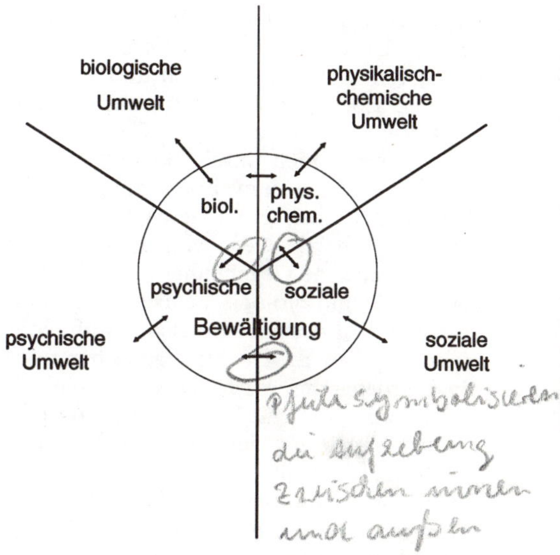

Abb. 3.4 Handlungsorientiertes Modell

- Die ätiologische Krankheitslehre wird durch diese Betrachtungsweise nicht aufgehoben, sondern erweitert. Für die Krankheiten, die entweder keine kausale Ursache haben oder deren Ursache man nicht kennt, ist gewissermaßen ein **Katalysator** angebbar, der die Krankheitsentwicklung begünstigt bzw. beschleunigt.
- Das Risikofaktorenkonzept ermöglicht eine geschlossene Theorie der Krankheit, da es auch soziale und gesellschaftliche Gegebenheiten einbezieht.
- Es muß ein Meßkonzept definiert werden, mit welchem sich das Risiko angeben läßt, an einer bestimmten Krankheit zu erkranken (relatives Risiko, Odds Ratio, attributables Risiko, vgl. Kapitel 2).
- Die Ursache-Wirkung-Beziehung zwischen Risikofaktoren und Krankheit müssen nach bestimmten statistischen Kriterien festgelegt werden.

Für den Nachweis einer Ursache-Wirkung-Beziehung zwischen einem Risikofaktor und einem spezifischen Krankheitsrisiko sind die in Abschn. 2.7 genannten Voraussetzungen erforderlich.

Das Risikofaktorenmodell wird jedoch als alleinige theoretische Grundlage der Prävention kritisiert (Abholz et al, 1982). Von den Kritikern wird angeführt, daß bei der Umsetzung des Konzepts der Schwerpunkt der Maßnahmen ausschließlich auf die Verhaltensprävention (siehe Abschn. 3.2.4) gelegt wird, weil sich hier auch rechnerisch Erfolge leichter nachweisen lassen (z. B. die Bestimmung von relativen Risiken) als bei der Verhältnisprävention. Ein weiterer Problembereich des Risikofaktorenkonzepts wird darin gesehen, daß es selbst bei der Verhaltensprävention nicht ausreicht, nur die Risikofaktoren vermindern zu wollen, sondern es müssen die Bedingungen bei der einzelnen Person, die zu Risikoverhalten führen, analysiert und wenn möglich beseitigt werden.

Das handlungstheoretische Modell

Aus diesen und anderen Überlegungen verwendet man in der neueren epidemiologisch-interdisziplinären Forschung ein anderes Modell. Es basiert im wesentlichen darauf, die einzelne Person als **integralen Bestandteil in und mit seiner Umwelt** zu sehen und sie handlungsorientiert zu betrachten (Abb. 3.4).

Dabei wird davon ausgegangen, daß jedes Individuum, außer in Ruhezeiten, mit Aktionen und Gegenaktionen, mit **Handlungen** im weitesten Sinn beschäftigt ist. Handlungen umfassen bei dieser theoretischen Abgrenzung auch Austauschprozesse ohne andere beteiligte Individuen, wie beispielsweise lesen, lernen, einen Film oder Fernsehen betrachten usw. Die Umwelt wird in diesem Modell ebenfalls nicht als getrenntes Äußeres, sondern als weit in das Individuum hineinreichendes Phänomen verstanden. Man unterteilt sie in die physiologische, psychologische und soziale Umwelt, wobei die physiologische teilweise noch in die biologische und die sonstige Umwelt differenziert wird. Die Aufteilung hängt hier weitgehend vom theoretischen Erkenntnisinteresse ab.

Austauschprozesse finden nahezu ununterbrochen zwischen dem Individuum und seiner Umwelt in allen Bereichen statt, auf der biologischen Ebene zum Beispiel durch Nahrungsaufnahme, auf der physikalisch-chemischen Ebene durch Geräusche, optische Reize usw., auf psychischer Ebene durch Reize und Reaktionen und auf der sozialen Ebene durch Interpretation und Reaktion auf die jeweiligen Gegebenheiten, teilweise auch durch aktive Einflußnahme. Auch die Umweltbeziehungen werden als interdependent angesehen, z. B. beeinflussen soziale Gegebenheiten biologische, psychische Gegebenheiten beeinflussen soziale und biologische usw. In diesem theoretischen Ansatz wird also bewußt von einer kausalen Erklärung abgewichen und ein **interdependentes Modell** zugelassen.

Der zweite zentrale Punkt dieses Modells ist die Vorstellung, daß sowohl jedes Individuum als auch die Umwelt auf die aus den Handlungen resultierenden Einflüsse **reagieren**, diese Einflüsse also bewältigen müssen. Wie bewältigt die einzelne Person biologische Einflüsse, psychische oder soziale Gegebenheiten? Wie bewältigt die Umwelt soziale Aktivitäten der einzelnen Personen oder psychische Gegebenheiten? Aus diesen Zusammenhängen soll deutlich werden, daß das Modell sowohl dazu geeignet ist, Verhaltensprävention zu strukturieren, als auch Verhältnisprävention in die Betrachtung einzubeziehen.

Ein Ansatz, der auf diesem Modell fußt, ist das **Lebensweisen-Konzept** der WHO und der Bundeszentrale für gesundheitliche Aufklärung. Mittels des Konzeptes sollen Vorgänge erfaßt werden, die zwischen individuellem Verhalten und seinen sozialen, politischen und kulturellen Bedingungen als intervenierende Variable angesiedelt sind. Nach Wenzel (1983) sind Lebensweisen in industrialisierten Gesellschaften entscheidend durch die Aufteilung des Alltags in Arbeits- und Freizeitbereich bestimmt, sie werden aber auch von sozial-ökologischen Kernzonen alltäglichen Handelns (Arbeitsplatz, Wohnung etc.) sowie an der Peripherie liegenden Gebieten sozialer Interaktion vorstrukturiert (Freizeitparks, kulturelle Institutionen etc.). Man versucht, diese Komponenten und ihre Bezüge zunächst zu erfassen und durch spezifische Maßnahmen darauf Einfluß zu nehmen, daß der gesundheitsschädigende Anteil der Lebensweisen durch Mitarbeit der Betroffenen verringert wird.

Am handlungstheoretischen Modell der Prävention wird kritisiert, daß sich der komplexe Ansatz in einer bevölkerungsbezogenen Intervention nicht umsetzen ließe, es vielmehr darauf ankomme, die wichtigsten Risiken anzugehen, die im Verhalten liegen. Außerdem könne dieses Modell dazu verführen, zunächst Maßnahmen der Verhältnisprävention zu fordern, ehe die Verhaltensprävention in Angriff genommen werde.

3.2.2 Sekundäre Prävention

Ziel der sekundären Prävention ist es, Krankheiten möglichst frühzeitig zu erkennen (bevor Beschwerden oder Krankheitssymptome auftreten) und nachfolgende Behandlungen einzuleiten.

Sie wird überwiegend im Krankenhaus (nach der Geburt) und in Praxen niedergelassener Ärzte durchgeführt. Im deutschen Sprachgebrauch werden diese Untersuchungen auch **Vorsorgeuntersuchungen** bzw. **Krankheitsfrüherkennung** genannt.

Neben der sekundären Prävention, die normalerweise in der ärztlichen Praxis dann durchgeführt wird, wenn ein Patient dies wünscht, ist es jedoch das Ziel der gesundheitspolitischen sekundären Prävention, auch solche Personen zu erfassen, die sich nicht wegen eines Leidens oder einer Krankheit in ärztliche Behandlung begeben. Deshalb werden Filteruntersuchungen auch in Gesundheitsämtern und im Rahmen von besonderen Programmen auch in Gemeinden oder in Betrieben durchgeführt.

Für die **Früherkennungsuntersuchungen** werden von der gesetzlichen Krankenversicherung besondere Berechtigungsscheine ausgestellt. Das Sozialgesetzbuch V sieht die folgenden Untersuchungen vor, auf die gesetzlich versicherte Personen einen Anspruch haben:

- Kinder bis zum 6. Lebensjahr: Untersuchungen zur Früherkennung von Krankheiten, die die körperliche oder geistige Entwicklung in nicht geringem Maße gefährden (U1 bis U9),

- Personen zwischen 12 und 20 Jahren: Einmal pro Jahr eine zahnärztliche Untersuchung,
- Personen ab dem 35. Lebensjahr: Jedes zweite Jahr eine Gesundheitsuntersuchung zur Früherkennung von Krankheiten, insbesondere Herz-Kreislauf- und Nierenerkrankungen sowie der Zuckerkrankheit,
- Frauen ab dem 20. Lebensjahr: Einmal pro Jahr eine Krebsfrüherkennungsuntersuchung,
- Männer ab dem 45. Lebensjahr: Einmal pro Jahr eine Krebsfrüherkennungsuntersuchung.

Darüber hinaus gibt es weitere Untersuchungen, z. B. für Schwangere, Allergietests für Kinder usw.

Ziel der Früherkennungsuntersuchungen ist nicht die endgültige, sichere Diagnose, sondern das Auffinden von Personen, bei denen der Verdacht groß ist, daß sie an der betreffenden Krankheit leiden. Man verwendet deshalb hierfür relativ einfache Methoden, mit denen sich große Bevölkerungsgruppen leicht dahingehend untersuchen lassen, ob die Wahrscheinlichkeit einer bestimmten Krankheit hoch ist. Solche einfachen Methoden nennt man **Screening- oder Filteruntersuchungen**. (s. Abschn. 2.8).

Filteruntersuchungen, die dieses Ziel erfüllen sollen, müssen bestimmten Bedingungen genügen, methodisch abgesichert sein und (in unserem Gesundheitssystem) auch gesetzlich angeordnet bzw. zugelassen werden.

Als Bedingungen, die vor der Einführung einer Filteruntersuchung für breite Bevölkerungsschichten erfüllt sein müssen, sind die folgenden Kriterien aufgestellt worden (nach Laaser, 1981):

1. Es muß sich um schwerwiegende und häufige Erkrankungen handeln. Was das bedeutet, ist allerdings nicht aufgeführt worden. Ist AIDS eine schwerwiegende Krankheit? Ist sie häufig? Schon hier spielen vor allem politische und gesellschaftliche Bewertungen eine Rolle. Darüber hinaus kann es auch Fälle geben, in denen seltene Erkrankungen im Screening-Test mit untersucht werden: im Neugeborenenalter wird z. B. der Test gegen Phenylketonurie, eine sehr seltenen Krankheit, durchgeführt. Jedoch sind die Screeningmaßnahmen sehr einfach durchführbar, und die frühzeitige Behandlung kann schwerste Schäden verhindern.
2. Im Falle der Krankheits(früh)erkennung muß eine wirksame, billige und zumutbare Therapie in ausreichender quantitativer Kapazität zur Verfügung stehen. Dieser Passus ist in bezug auf die Kriterien „billig“ und „ausreichende Kapazität“ problematisch. Sind Therapien zur Behandlung von Krebs billig? Wenn keine ausreichenden Kapazitäten zur Verfügung stehen, ansonsten aber alle Bedingungen erfüllt sind, besteht dann nicht eine gesellschaftliche Verpflichtung, die Ressourcen zu erweitern?
3. Ein ausreichend sensitiver (und spezifischer), wiederholbarer Screening-Test, der für die betroffenen Bevölkerungsgruppen akzeptabel ist, muß vorhanden sein.
4. Der Screening-Test muß in der Lage sein, einen wesentlichen Teil der gefährdeten Bevölkerung so frühzeitig zu erfassen, daß eine erfolgreiche Behandlung in großem Umfange möglich ist.
5. Die Kosten für das Screening und die daraus resultierende Behandlung müssen in einem für die Gesellschaft tragbaren Verhältnis zu den durch Vorbeugung und/oder Frühbehandlung erreichbaren langfristigen Einsparungen stehen. Dieser Passus zielt auf Kosten-Nutzen-Analysen, die in Kapitel 11 erläutert werden.
6. Das gesamte Netz von Screening und damit unabdingbar verbundener effektiver Behandlung muß im Rahmen der gegebenen gesellschaftlichen Ordnung politisch realisierbar sein.

Problematisch an den Bedingungen 3 bis 6 ist, daß zwar Anhaltspunkte für die Bewertung gegeben werden, diese jedoch so allgemein sind, daß in der Praxis damit nicht viel angefangen werden kann. Was ist eine Behandlung in großem Umfang? Was ist ein tragbares finanzielles Verhältnis?

Dennoch sind Teile dieser Kriterien in die Reichsversicherungsordnung und danach auch in das Sozialgesetzbuch (SGB) übernommen worden. In §25 SGB V werden als Voraussetzungen für die Gesundheitsuntersuchung und die Krebsfrüherkennungen festgelegt, daß

- es sich um Krankheiten handelt, die wirksam behandelt werden können,
- das Vor- und Frühstadium dieser Krankheiten durch diagnostische Maßnahmen erfaßbar ist,
- die Krankheitszeichen medizinisch-technisch genügend eindeutig zu erfassen sind,
- genügend Ärzte und Einrichtungen vorhanden sind, um die aufgefundenen Verdachtsfälle eingehend zu diagnostizieren und zu behandeln.

Es fehlt hier die Voraussetzung der Effizienz des Screenings. Ebenso wurde von der Forderung nach schwerwiegenden und häufigen Erkrankungen abgesehen.

Problematisch an dem Katalog der Filteruntersuchungen ist zur Zeit weniger der Umfang oder die genaue Ausformulierung (hier sieht das Gesetz Handlungsspielräume für Krankenkassen und Ärzte vor), als vielmehr die **unzureichende Nutzung** durch dazu berechtigte Personen. Wie hier auf Dauer Abhife geschaffen werden kann, bedarf weiterer Analysen.

3.2.3 Tertiäre Prävention

Die tertiäre Prävention betrifft einen Zustand eines Patienten, in dem bereits eine Krankheit oder ein Leiden manifest ist und behandelt wird. Ziel der tertiären Prävention ist die Verhinderung von Folgeerkrankungen bzw. die Verhütung von Rezidiven.

Da Bemühungen der tertiären Prävention oft in der Rehabilitation notwendig sind, werden die Begriffe Rehabilitation und tertiäre Prävention manchmal als gleichartig definiert. Die **Rehabilitation** bezweckt jedoch, den Kranken und seine Umwelt zu einem Leben mit der Behinderung zu befähigen, während die **tertiäre Prävention** Folgeerkrankungen verhindern soll, die aus der bereits vorhandenen Krankheit entstehen können. Beide Bereiche hängen eng miteinander zusammen, sind jedoch nicht äquivalent.

3.2.4 Verhaltens- und Verhältnisprävention

Neben den drei Präventionsarten unterscheidet man noch zwischen den Präventionsansätzen der Verhaltens- und der Verhältnisprävention. Beide Präventionsstrategien sind eng miteinander verbunden und die Verhaltensprävention wird oft durch die Verhältnisprävention überhaupt erst ermöglicht bzw. unterstützt.

Die Verhaltensprävention umfaßt die Beeinflussung von Gewohnheiten, Einstellungen, und Handlungsweisen von einzelnen Personen mit dem Ziel der Vermeidung oder Früherkennung von Krankheiten.

Im Kochschen Modell setzt sie beim Wirt an. Raucherentwöhnung, Alkoholreduktion, gesunde Ernährung, „Safer Sex“ oder die Wahrnehmung von Früherkennungsuntersuchungen sind typische Verhaltenspräventionsmaßnahmen.

In der internationalen Literatur wird als ein methodischer Ansatz der Verhaltensprävention das sogenannte **KAP-Modell** angeführt (Gray, Fowler, 1984). KAP bedeutet Knowledge, Attitudes and Practise und kann übersetzt werden als Kenntnisse, „Attitüden“ (Einstellungen) und Praxis. Das Modell geht davon aus, daß Bürger über ihren Gesundheitszustand und ihr Verhalten bestimmte Anschauungen, Überzeugungen haben, z. B. diejenige, daß ein Herzinfarkt durch Rauchen erst ab dem Alter von 40 Jahren eintreten kann. Solche Anschauungen beeinflussen die Haltung oder Einstellungen der Bürger und beide Bereiche zusammen das Verhalten. Bei der Verhaltensprävention kommt es nach dem KAP-Modell deshalb darauf an, zunächst Kenntnisse über den Gesundheitszustand und über Verhaltensweisen zu vermitteln. Der zweite und schwierigere Schritt besteht darin, zu versuchen, die Attitüden, die Haltung und Einstellung einer Person durch Kenntnisvermittlung und durch Vermittlung einer positiven Einstellung zur Prävention zu verändern. Der dritte Schritt besteht dann in der Umsetzung der neuen Einstellung in die Praxis und in einer Einübung veränderter Verhaltensweisen.

Der **niedergelassene Arzt** oder der **Krankenhausarzt** kann in aller Regel nur Verhaltensprävention durchführen. Er kann seine Patienten z. B. einzeln impfen oder bei ihnen Vorsorgeuntersuchungen vornehmen. Die Umwelt, die zu Krankheiten führt oder diese begünstigt, kann er jedoch nicht ändern. Er ist dazu auf die Hilfe des Gesetzgebers, der Unternehmen, der Kommunen, der Krankenkassen, des öffentlichen Gesundheitsdienstes usw. angewiesen.

Genau hier beginnt die Verhältnisprävention. Sie setzt nicht beim einzelnen Individuum, sondern bei dessen Umwelt und dessen Gestaltungsmöglichkeiten an.

Die Verhältnisprävention beinhaltet die Ausrichtung der gesellschaftlichen und staatlichen Gegebenheiten in der Art, daß Krankheiten vermieden oder früh erkannt werden können.

Sie umfaßt damit im Kochschen Modell den Vektor, das Agens und die Umwelt. In aller Regel müssen Maßnahmen der Verhaltensprävention durch solche der Verhältnisprävention unterstützt werden. Wenn man beispielsweise als Verhaltensprävention eine Raucherentwöhnung in einem Betrieb plant, dann müssen als Verhältnisprävention rauchfreie Räume, Entfernung von Zigarettenautomaten usw. vorgesehen werden, um die Verhaltensprävention zu unterstützen.

Sozialmedizinisch tätige Ärzte, z. B. Betriebs- oder Amtsärzte, haben die Aufgabe, auch Verhältnisprävention durchzuführen. Viele unspezifische primärpräventive Maßnahmen zählen zur Verhältnisprävention, z. B. die Hygienevorschriften. Weiterhin gehören die Beratung der Politiker in bezug auf Gesetze und Verordnungen, die Prävention ermöglichen oder erleichtern, die Beratung von Unternehmen in bezug auf gesundheitsgerechte Arbeitsplätze sowie die Planung und Durchführung von Präventionsmaßnahmen dazu.

3.3 Verfahren der Prävention

Aus der theoretischen Diskussion und aus praktischen Erfahrungen haben sich inzwischen verschiedene Verfahren der Prävention durchgesetzt, von denen zwei im Überblick dargestellt werden sollen: Intervention und **Gesundheitserziehung**. Beide sind eng miteinander verbunden und in der Praxis nicht eindeutig zu trennen. Darüber hinaus können sie sowohl Teil einer Prävention als auch einer Behandlungsstrategie sein.

3.3.1 Interventionsarten

Ein Verfahren vor allem der primären Prävention ist die Intervention. Hierunter sind Maßnahmen zu verstehen, die **direkt** das Verhalten Einzelner oder die Struktur von gesellschaftlichen Gegebenheiten verändern sollen. Man unterscheidet dementsprechend strukturelle und verhaltensorientierte Intervention (vgl. Abb. 3.5).

Die **strukturelle Intervention** ist im allgemeinen gesellschaftlich orientiert und damit eine Maßnahme der Verhältnisprävention. Sie kann sich auf die Arbeitsbedingungen, die Produktgestaltung, die Produktverteilung, die Freizeitbedingungen und vieles mehr beziehen. Ein Beispiel einer strukturellen Intervention gegen den Risikofaktor Rauchen in einem Unternehmen ist die Durchsetzung des Rauchverbotes in Nichtraucherbereichen durch den Arbeitgeber.

Die **verhaltensorientierte Intervention** kann man in personelle und in über Medien vermittelte Intervention unterteilen. Für beide Interventionsarten gilt jedoch, daß sie das Verhalten von Personen verändern sollen.

Ein Beispiel für **über Medien vermittelte Intervention** sind Gesundheitsinformationen durch regelmäßige Sendungen im Fernsehen. Ausgangspunkt solcher Sendungen ist die Annahme, daß es in breiten Bevölkerungsschichten an Information über Ge-

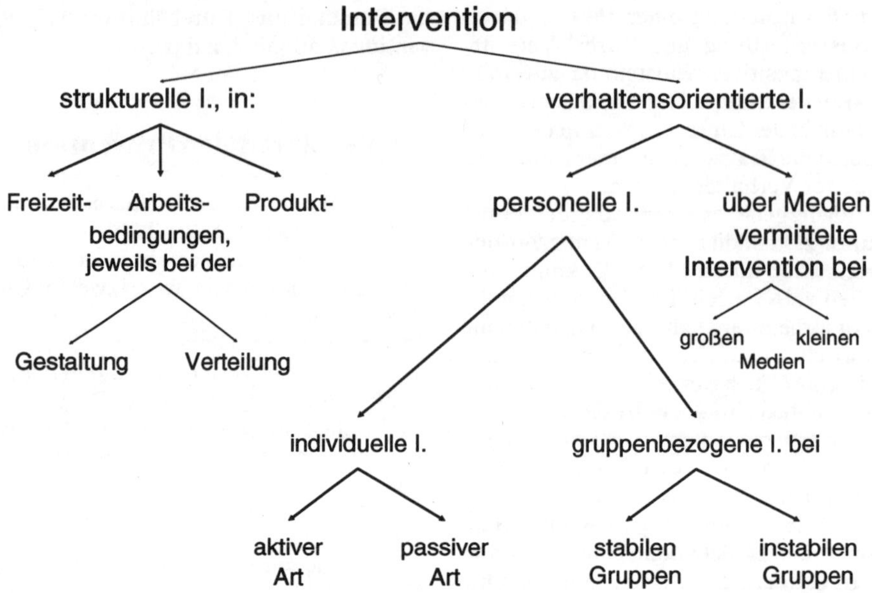

Abb. 3.5 Prävention durch Intervention (nach Laaser, 1981)

sundheitsverhalten fehlt. Je besser die Information ist, umso eher erfolgen Verhaltensänderungen. Allerdings muß hier zwischen fachlicher Intervention und allgemeiner „Gesundheitsinformation" unterschieden werden. Letztere sollte man nicht als Intervention betrachten. Wenngleich Erfolge der über Medien vermittelten Intervention nicht von der Hand zu weisen sind, so birgt sie doch das Problem, daß sie die individuellen Entstehungsbedingungen, die zu gesundheitsriskantem Verhalten führen, nicht berücksichtigen kann.

Bei der **personellen Intervention** unterscheidet man die **individuelle Intervention** und die **auf Gruppen bezogene Intervention**. Die individuelle Intervention wiederum kann man in aktive und passive unterteilen. Bei der **aktiven Intervention** werden die zu beeinflussenden Personen aufgesucht, bei der **passiven** können sich Personen an Anlaufstellen wenden. Die personelle gruppenbezogene Intervention unterscheidet man nach sogenannten stabilen und instabilen Gruppen. **Instabile Gruppen** sind beispielsweise Volkshochschulkurse oder ähnliche Veranstaltungen, bei denen der Teilnehmerkreis sich relativ leicht verändern kann. Freiwillige Vorlesungen in der Medizin gehören ebenfalls dazu. **Stabile Gruppen** sind beispielsweise Arbeitnehmer in Betrieben oder Kinder in Schulen.

Mit der Aufteilung der Interventionsarten ist auch die **Interventionsmöglichkeit des Arztes** skizziert. Für ihn bleibt die passive individuelle Intervention als Normalfall, da er nur dann tätig werden kann, wenn Personen ihn aufsuchen oder er zu kranken Personen gerufen wird. In seltenen Fällen gibt es die Möglichkeit, über Vorträge oder in Gruppensitzungen personelle gruppenbezogene Intervention durchzuführen.

Interventionen bergen allerdings auch **Gefahren**. Erstens dringen sinnvoll angesetzte Maßnahmen sehr weit in die sogenannte Intimsphäre der einzelnen Individuen vor. Sie überschreiten damit an manchen Stellen Schwellen, die von den Individuen selbst im Rahmen ihrer zugestandenen freien Entfaltung der Persönlichkeit als Grenzen markiert worden sind. Zweitens können Eingriffe in das Leben von gefährdeten Personen zum Zwecke der Prävention sehr leicht zu Manipulationen oder zu Kontrollen durch Gesundheitsbehörden ausarten bzw. als Rechtfertigung für höhere Beiträge zu Versicherungen dienen. Ein Beispiel hierzu sind die Vorschläge, die Beitragssatzgestaltung der gesetzlichen Krankenversicherung durch Risikozuschläge für gesundheitsschädigendes Verhalten zu verändern. Drittens enthalten die Risikotheorie und die Handlungstheorie keine Prädiktoren im strengen klinischen Sinn. Eine Vermeidung von Risikofaktoren senkt nur die Wahrscheinlichkeit des Auftretens von damit verbundenen Erkrankungen. Auf Wahrscheinlichkeitsangaben gegründete Maßnahmen sind ethisch nur dann vertretbar, wenn sie das Individuum nicht beeinträchtigen bzw. in seiner Alltagsbewältigung schädigen.

3.3.2 Gesundheitserziehung

Ein anderes Verfahren vor allem der primären Prävention ist die Gesundheitserziehung. Sie wurde schon bei der Darstellung der Interventionsarten erwähnt, soll hier jedoch unter der Perspektive des Arztes dargestellt werden.

Es gibt keine einheitliche **Definition** der Gesundheitserziehung. Man könnte sie abgrenzen als die Gesamtheit der bildenden und erzieherischen Maßnahmen, die auf die Erhaltung, Förderung und Wiederherstellung der Gesundheit im Zusammenhang mit der Entwicklung der Persönlichkeit sowie gesundheitsfördernder Arbeits- und Lebensbedingungen gerichtet sind. Troschke hat die Aktivitäten zur Erhaltung von Gesundheit unterteilt in die

- Gesundheitserziehung (von Kindern und Jugendlichen),
- Gesundheitsaufklärung (von Erwachsenen) und
- Gesundheitsberatung (von Patienten) (Weber-Falkensammer, 1986).

Die Bundesversicherungsanstalt für Angestellte (1982) zählt zur Gesundheitserziehung:

- Informationen über den gesunden und kranken menschlichen Organismus und über richtiges Verhalten im Krankheitsfall,
- vorbeugende Gesundheitspflege,
- Motivation zur Verhaltensänderung,
- Anleitung zu gesundheitsgerechtem Verhalten,
- Einüben von Fähigkeiten, die eine gesunde Lebensweise ermöglichen (z. B. Eßgewohnheiten, körperliche Bewegung, Entspannungstechniken usw.),
- Gesundheitstraining, d. h. aktive Mitarbeit in Kursen und Therapiegruppen, die der Änderung von krankmachendem Verhalten und der Ausschaltung von Risikofaktoren dienen.

Ärzte können von diesem Katalog nur einen kleinen Teil verwirklichen. **Informationen** über den Organismus können fallspezifisch im Rahmen der Beratung gegeben werden. Dabei ist auch eine kurzzeitige Motivierung zur Verhaltensänderung denkbar.

Dagegen erfordern **Anleitungen zu gesundheitsgerechtem Verhalten** bzw. die **Einübung entsprechender Fähigkeiten** einen hohen Zeitaufwand. Diese Zeit ist weder im Einzelleistungskatalog der Gesetzlichen Krankenversicherung noch in der privaten Gebührenordnung mit einem adäquaten Honorar berücksichtigt. Gesundheitsanleitung ist dadurch auch heute noch von der Bereitschaft des Arztes abhängig, eine finanziell ungenügend vergütete Tätigkeit durchzuführen.

Selbst wenn diese Einschränkungen entfallen sollten, wird Gesundheitserziehung, die sich ausschließlich auf Ärzte stützt, unvollkommen sein. Prävention und Gesundheitserziehung sind **interdisziplinäre Aufgaben**. Dies zeigt sich schon daran, daß gesundheitsbezogene Verhaltensweisen unterschiedliche Ursachen haben können. Beispielsweise können Einstellungen zu Gesundheit und Krankheit durch **kognitive Dissonanz** beeinflußt sein, indem die Person vermeintlich positive Effekte der eigenen Situation in den Vordergrund stellt und negative Effekte verleugnet oder verdrängt. Troschke (1987) hat derartige Theorien zur Erklärung gesundheitsbezogener Verhaltensweisen zusammengestellt. Für eine wirkungsvolle Prävention müssen sie berücksichtigt werden, wozu auch andere Berufsgruppen als die Ärzte beitragen.

Die Zielvorstellung, durch Gesundheitserziehung einen sich danach immer gesund verhaltenen Patienten zu erhalten, ist allerdings utopisch. Erstens ist die gesundheitserzieherische Tätigkeit kein „Medikament" mit erprobter Wirkung, sondern eine sehr schwierige und oft nur mit der Hilfe anderer Fachkräfte zu bewältigende Tätigkeit. Sie wirkt in der Regel auch nur eine begrenzte Zeit und bedarf danach der Verstärkung. Zweitens ist die Zielvorstellung, bei **jeder** Person, die man gesundheitserzieherisch betreut hat, gesundheitsbewußtes Verhalten zu festigen, utopisch.

Auch der Sozialmediziner hat nicht das Ziel, im Rahmen einer Interventionsmaßnahme jede Person zu Änderungen ihres Verhaltens zu bringen, sondern die Zielsetzung orientiert sich daran, möglichst viele Personen zu Verhaltensänderungen zu bewegen.

Es gibt einige Situationen, in denen der behandelnde Arzt Gesundheitserziehung durchführen muß. Dies ist dann der Fall, wenn

- „durch gesunde Lebensführung das Auftreten von Krankheiten vermieden werden kann und sich bereits bei einem Patienten erste Anzeichen für eine solche Erkrankung erkennen lassen oder die Disposition für eine Erkrankung deutlich wird,
- die Früherkennung einer Erkrankung möglich ist und hierfür die Mitwirkung des Einzelnen unumgänglich ist, beispielsweise bei Krebsvorsorgeuntersuchungen oder Untersuchungen nach dem Jugendarbeitsschutzgesetz,
- eine im Rahmen der Früherkennung oder der Untersuchung entdeckte Krankheit durch eine gesunde Lebensführung entweder völlig geheilt oder wenigstens deutlich beeinflußt werden kann." (Steuer, 1982, S. 27)

Als Themen der Gesundheitserziehung in der Praxis können vor allem die folgenden Bereiche genannt werden: gesunde Ernährung, körperliche Bewegung, Gefahren des Rauchens, Alkohol – Rauschgift – Rauschmittel, Medikamentenmißbrauch, gesunde Lebensführung, Schutz vor Gesundheitsschädigungen durch die Umwelt, Arbeitsschutz und Unfallverhütung, Volkskrankheiten, Infektionskrankheiten und persönliche Hygiene.

Bei der Durchführung der Gesundheitserziehung ist es nach Steuer (1982) wichtig, auf die folgenden **Regeln** zu achten:

1. **Zumutbarkeit:** Die an den Bürger gestellten Forderungen müssen ihm und seiner Familie zumutbar sein.
2. **Praktizierbarkeit:** Die neuen Verhaltensweisen müssen auf die persönlichen Verhältnisse des Bürgers ausgerichtet sein.
3. **Nachprüfbarkeit:** Der Bürger muß die vom Arzt gegebenen Informationen nachprüfen können, und sie müssen sich dann auch als richtig erweisen.
4. **Verständlichkeit:** Soweit wie möglich sind medizinische Fachausdrücke zu vermeiden, da diese oft nicht verstanden werden.
5. **Beeinflußbarkeit:** Für den Bürger ist das Beispiel, das der Arzt gibt, oft Bestätigung und/oder Ansporn. Eine Empfehlung zu gesundheitsgerechtem Verhalten, die ein Arzt oder eine Ärztin ausspricht, wirkt oft intensiver als die gleiche Empfehlung von einer Sprechstundenhilfe.
6. **Entkräftung von Gegenargumenten:** Es ist wichtig und notwendig, Gegenargumente des zu Belehrenden herauszulokken und sie so weit wie möglich zu entkräften. Ganz besonders wichtig ist es hierbei, Ausflüchte auf soziale Gegebenheiten durch Verdeutlichung der individuellen Situation einzuschränken.
7. **Assoziation:** Wichtig ist vor allem die Herausstellung des gesundheitlichen Gewinns und die Gefahr der gesundheitlichen Schädigung.

Übersicht 3.1 Sozialanamnesebogen (nach Viefhues, 1981, S. 107–111)

Erstgespräch:

Kernthemen zur sozialen Lage (ca. 5 Minuten)
- Krankheit(en)
- Familie(nsituation)
- Arbeitssituation
- finanzielle Lage
- wichtigste Bezugspersonen
- Wohnungssituation und Nachbarschaft
- Freizeitbeschaftigung

Interpretation durch den Arzt
- unmittelbare Auffälligkeiten
- Bedeutung des Ersteindrucks für den Patienten und seine Krankheit
- erforderliche Sofortmaßnahmen

Tagesschilderung:

Soziale Szenen aus dem Alltagsablauf (ca. 15 Minuten)
- Tagesrhythmus
- Eß- und Trinkgewohnheiten
- Genußmittel
- Arbeitstätigkeit, Arbeitszeit
- Familienleben
- Freunde und Verwandte
- Freizeit (Alltag/Urlaub)

Interpretation durch den Arzt
- Was ist allgemein, regional, schichtspezifisch, individuell?
- Was könnte Bezug zur Krankheit haben?
- An wen kann man den Patienten überweisen?

Leitthemen zur ausführlichen Sozialanamnese:

Mögliche Leitthemen sind
- Schilderung des früheren Lebens (Elternhaus, Schule usw.)
- Heutige Situation (Partnerschaft, Zufriedenheit usw.)
- Wichtige Erlebnisse oder Ereignisse
- Meinungen von anderen über den Patienten
- Zukunftserwartungen

Wichtig für den Arzt ist es zunächst, Kenntnisse über die soziale Situation seiner Patienten zu erlangen. Neben der medizinischen Untersuchung ist dazu in aller Regel eine **„soziale Untersuchung"** notwendig. Ein Hilfsmittel hierzu ist der **Sozialanamnesebogen** (Übersicht 3.1). Dieser Bogen ist nicht als Fragebogen gedacht, den der Patient während der Wartezeit im Wartezimmer ausfüllen soll, sondern als Leitfaden für ein persönliches Gespräch zwischen Arzt und Patient.

Der Bogen gliedert sich in drei Bereiche, das Erstgespräch, eine Tagesschilderung sowie Leitthemen zur ausführlichen Sozialanamnese. Er kann jedoch auch anders gestaltet werden, je nach den einzelnen Schwerpunkten, die der Arzt sieht.

Wesentlich sind bei allen drei Teilen die jeweiligen Interpretationen durch den Arzt und die Folgerungen, die daraus zu ziehen sind. Hinweise für die Wertigkeit der Ereignisse für den Patienten kann man aus allen drei Teilen der Sozialanamnese entnehmen. Im ersten Teil, dem Erstgespräch, sind neben den unmittelbaren Auffälligkeiten auch die Rangreihenfolgen der Benennungen durch den Patienten von Bedeutung. Bei der Tagesschilderung kann man durch gezielte Nachfragen relativ leicht auf Verhaltensweisen, insbesondere auf Risikofaktoren, kommen. Dabei ist in aller Regel davon auszugehen, daß die Angaben des Patienten nicht voll der Wahrheit entsprechen, sondern im ärztlichen Gespräch weniger stark als tatsächlich vorhanden dargestellt werden. Für die Entscheidung, ob und wie eine präventive Strategie durchzuführen ist, hat der dritte Teil, die Leitthemen zur ausführlichen Sozialanamnese, die größte Bedeutung.

Zur Durchführung der Gesundheitserziehung in der Praxis scheint es sich bewährt zu haben, in der folgenden Art vorzugehen: Zunächst muß eine **Aufklärung** des Patienten über die Zusammenhänge zwischen den Beschwerden bzw. Symptomen und seinem Gesundheitsverhalten erfolgen. Dazu ist es notwendig, Determinanten des Patientengesundheitsverhaltens zu kennen. In einem vertiefenden Gespräch kann die Herausarbeitung der **spezifischen gesundheitsschädigenden Verhaltensweisen** des Patienten und deren Determinanten geschehen. Daran sollte sich die Aufforderung an den Patienten anschließen, über sein Verhalten bzw. dessen gesundheitsschädigende Wirkung nachzudenken und sich bis zum nächsten Termin zu entscheiden, ob er gemeinsam mit dem Arzt daran arbeiten will.

Bei einem neuen Patienten und dessen erklärtem Interesse an einer Verhaltensänderung sollte nach Viefhues (1981) ein **individueller Trainingsplan** (evtl. Therapieplan) gemeinsam mit dem Patienten erarbeitet werden. Dabei ist auch an einen Miteinbezug Anderer zu denken wie beispielsweise Selbsthilfegruppen, Psychologen, Psychotherapeuten, usw. Schließlich ist es wichtig, in regelmäßig stattfindenden Besprechungsterminen positive Verhaltensänderungen des Patienten durch den Arzt zu **verstärken**.

Diese Vorgehensweise der Gesundheitserziehung erscheint zunächst, gemessen an der täglichen Praxis mit sehr vielen Patienten in einer Sprechstundenzeit von 2 oder 2 1/2 Stunden, nicht durchführbar. Wenn man jedoch berücksichtigt, daß nicht jeder Patient solche gesundheitserzieherische Maßnahmen akzeptiert bzw. zu einer derartigen Therapie bereit ist und wenn der Arzt sich zunächst auf die Fälle konzentriert, die ihm durch eine Kombination der Risikofaktoren besonders problematisch erscheinen, wird der Aufwand entsprechend geringer. Außerdem sind die regelmäßigen Besprechungstermine in aller Regel nicht sehr zeitaufwendig. Hier kommt es vor allem darauf an, daß der Arzt in geeigneter Weise sein Interesse am Patienten bekundet und steuernd und bestätigend den weiteren Verlauf überwacht. In Abschn. 7.3 (Rauchen) wird ein Beispiel für ein nicht sehr zeitaufwendiges, aber erfolgversprechendes Vorgehen beschrieben.

3.4 Lokalisation der Prävention

Eine nicht unwesentliche Rolle für das Gelingen der Prävention spielt die Frage, wo diese zweckmäßigerweise stattfinden sollte. Der Bürger muß die Prävention durchführenden Personen und letztere die Bürger erreichen können.

3.4.1 Prävention im privaten Bereich

Prävention, vor allem Gesundheitserziehung und -aufklärung, kann auf **privater Ebene** durch die Familie, Freunde, Nachbarn oder Helfer durchgeführt werden (Weber-Falkensammer, 1986). Familien sind im Rahmen ihrer Erziehung von Kindern mehr oder weniger präventiv tätig. Besonders bei Jugendlichen üben Freunde in peer-groups einen positiven (z. B. Vermeidung von Tabak und Alkohol) oder negativen Einfluß aus. Helfer der Familie finden sich z. B. in Kindertagesstätten, Schulen, Kirchengemeinden oder in (Sport-) Vereinen. Dabei können das alltägliche Gespräch, das Verhalten als Vorbild oder die Aktivitäten präventiv angelegt sein bzw. wirken, manchmal auch, ohne daß der Ansatz direkt aus der Prävention stammt.

3.4.2 Prävention in Arztpraxen und Krankenhäusern

Die Prävention in Praxen oder in Krankenhäusern hat als Voraussetzung, daß der Patient kommen bzw. anwesend sein muß. Beide Teile der Gesundheitsversorgung treten in der Regel nicht von sich aus an die Bürger heran. Daher können von ihnen auch nicht alle Bürger erreicht werden.

Für die **Krankenhäuser**, die überwiegend Krankheitsfrüherkennung bei Säuglingen durchführen, ist die Erreichbarkeit der Bürger so lange kein Problem, als Entbindungen im Krankenhaus stattfinden. Problematischer ist die Frage der Erreichbarkeit der Bürger bei einer Prävention in **Praxen niedergelassener Ärzte**. Bisher dominiert in den Praxen die sekundäre Prävention. Der Bürger muß mit seinem Berechtigungsschein zum Arzt kommen (sogenannte **„Komm-Struktur" der Prävention**), um die Früherkennungsuntersuchungen durchführen zu lassen. Das Zentralinstitut für die kassenärztliche Versorgung wertet die Inanspruchnahme der Früherkennungsuntersuchungen aus. Nach deren Ergebnissen haben nur 9,7 % der Männer und 41,0 % der Frauen in den Jahren 1987 und 1988 eine Krebsfrüherkennungsuntersuchung wahrgenommen (Zentralinstitut, 1990).

Noch problematischer ist es um die primäre Prävention in Praxen bestellt. Dies hat mehrere Gründe, z. B. die Einstellung der Ärzte auf diagnostisch-therapeutische Tätigkeiten, die unzureichende Vergütung präventiver Leistungen oder die ungenügende Ausbildung zur Durchführung präventiver Tätigkeiten. Schließlich ist auch bei den Bürgern der Arztbesuch nicht mit Prävention, sondern mit der Hilfe bei vorhandener Krankheit verbunden.

3.4.3 Prävention durch den öffentlichen Gesundheitsdienst

Der öffentliche Gesundheitsdienst setzt Präventionsschwerpunkte einerseits durch bundesunmittelbare Institutionen wie das Bundesgesundheitsamt und die Bundeszentrale für gesundheitliche Aufklärung, andererseits durch spezielle Tätigkeiten in den Gesundheitsämtern.

Das **Bundesgesundheitsamt** hat auf dem Gebiet der Prävention laut Gesetz vornehmlich die Aufgaben, die Herstellung und Verteilung von Betäubungsmitteln zu überwachen und das Arzneispezialitätenregister zu führen. Es ist ebenfalls für die Zulassung von Arzneimittelspezialitäten zuständig und hat hier u.a. die Aufgabe, die Bevölkerung vor Schädigungen durch Arzneien zu schützen. Die **Bundeszentrale für gesundheitliche Aufklärung** ist ausschließlich zur Unterstützung der Prävention geschaffen worden. Sie hat die Bundesregierung in bezug auf die Gesundheitserziehung zu beraten, Programme zur Gesundheitserziehung zu erarbeiten und Materialien zur Prävention und Gesundheitserziehung zur Verfügung zu stellen.

Für den Bürger erreichbarer sind die **Gesundheitsämter**. Sie sind zunächst für die Verhältnisprävention, teilweise jedoch auch für die Verhaltensprävention zuständig.

In Bereich der **Verhaltensprävention** obliegt den Gesundheitsämtern die Schwangeren- und Säuglingsfürsorge, die Kleinkinderfürsorge, der schulärztliche, jugendpsychiatrische, sportärztliche Dienst und die Jugendzahnpflege. Bis auf die schulärztliche und -zahnärztliche Betreuung müssen zwar auch hier die Bürger das Gesundheitsamt aufsuchen, einige Gesundheitsämter bieten jedoch ihre Dienste offensiv an, d. h. sie schreiben die betroffenen Bürger an. Sie haben dadurch eine größere Reichweite als niedergelassene Ärzte.

Noch vielfältiger sind die Aufgaben im Rahmen der **Verhältnisprävention**. Die Gesundheitsämter überwachen die Gesundheitseinrichtungen (Krankenhäuser, Arztpraxen), führen umwelthygienische Maßnahmen durch, überwachen Lebensmittel, Kosmetika und Gifte und arbeiten an der Verhütung und Bekämpfung von Seuchen.

Primäre Prävention wird damit wesentlich umfassender durch die Gesundheitsämter als durch niedergelassene Ärzte durchgeführt. Zwar bieten die Gesundheitsämter auch einige Maßnahmen der sekundären Prävention an, hier befinden sie sich jedoch de facto in Konkurrenz mit den niedergelassenen Ärzten.

Problematisch an der Tätigkeit des öffentlichen Gesundheitsdienstes in bezug auf die Prävention ist einerseits ihr nur geringer Bekanntheitsgrad. Außerdem vermitteln manche Gesundheitsämter eher den Eindruck einer Behörde als eine Einrichtung zur Hilfe für die Bürger. Andererseits wäre eine Kooperations- und Koordinationsstelle notwendig, um die Prävention im regionalen Raum effektiver werden zu lassen. Hier könnte eine der zukünftigen

Aufgaben des öffentlichen Gesundheitsdienstes liegen (Der Minister für Arbeit, Gesundheit und Soziales des Landes NRW, 1990).

3.4.4 Betriebliche Prävention

Seit vielen Jahren wird Prävention auch in Betrieben und Unternehmen durchgeführt. Ausschlaggebend hierfür ist die Unfallversicherung, die Berufskrankheiten und Arbeitsunfälle so weit wie möglich vermeiden möchte. Aber auch einige Betriebskrankenkassen sind auf diesem Gebiet aktiv.

Folglich dominiert in Betrieben die **Verhältnisprävention**. An den Arbeitsplätzen wird dafür gesorgt, daß die verwendeten Maschinen bestimmten Sicherheitsstandards genügen, daß die Schadstoffemission bestimmte Grenzwerte nicht überschreitet sowie Schutz vor Lärm und Staub gewährleistet ist. Ebenso werden Arbeitsplätze, Räume, Treppen usw. von Unternehmen unter präventiven Gesichtspunkten überprüft.

Manche Betriebe gehen über diese zum Teil als Auflagen der Unfallversicherung vorgegebenen präventiven Maßnahmen noch hinaus. Auch die Dienstzeit- und Überstundenregelungen sowie geeignete Pausenräume können einen Beitrag zur Verhältnisprävention leisten.

Im Rahmen eines Pilotprojektes wurden Betriebe jedoch auch für die **Verhaltensprävention** ausgewählt (Annuß, 1992). Die Begründung war, daß hier Arbeitnehmer in der Regel viele Stunden am Tag anzutreffen und gesunde Arbeitnehmer auch im Interesse des Betriebes sind. In einer Kombination aus Verhaltens- und Verhältnisprävention wurden Screenings der Belegschaft auf Blutdruck, Cholesterin, Übergewicht und andere Faktoren durchgeführt, Kurse zu Gesundheitsthemen (Raucherentwöhnung, Ernährungsberatung, Gewichtsreduktion, körperliche Fitness) angeboten und auf eine gesunde Arbeitsumgebung (rauchfreie und ergonomische Arbeitsplätze, gesundes Kantinenmenu, Bewegungspausen) geachtet. In der Bewertung des Präventionsprogramms wird deutlich, daß sich innerhalb der Programmlaufzeit zum Teil deutliche Verbesserungen der Blutdruck- bzw. Cholesterinwerte ergaben. Inwieweit das Programm auch nach seiner Beendigung nachhaltige Wirkungen zeigt, bedarf noch der Überprüfung.

Problematisch bei der Wahl von Betrieben als Ort der Präventionsdurchführung bleibt, daß die Familienmitglieder nicht direkt erreicht werden können. Gerade die Beteiligung von Familienangehörigen ist jedoch von großer Bedeutung für die Wirksamkeit von Präventionsprogrammen. Außerdem sollte eine engagierte Unterstützung des Präventionsprogramms durch die Betriebsleitung gegeben sein.

Ein anderer Ansatz zielt darauf ab, nur die Arbeitnehmer in Präventionsvorhaben einzubeziehen, deren gesundheitliche Gefährdung besonders hoch erscheint. Dazu kann zum Beispiel das betriebliche Personalinformationssystem genutzt werden. Man untersucht die anonymisierten Arbeitsunfähigkeitsfälle und deren Dauer und schließt von da aus sowohl auf Maßnahmen der Verhältnis-, als auch der Verhaltensprävention.

3.4.5 Schulische Prävention

Für die noch nicht arbeitende Bevölkerung, die Kinder, erscheint die Schule als ein geeigneter Ort, Prävention durchzuführen. Bei Kindern und Jugendlichen kann sich zwar bereits Arteriosklerose ausbilden, ansonsten sind die Volkskrankheiten sowie chronische Leiden noch nicht vorhanden. Jedoch bilden sich spätestens in der Zeit, in der die Kinder zur Schule gehen, die später prägenden **Verhaltensmuster** aus, die unter Umständen zu gesundheitsriskantem Verhalten und zu Krankheit führen können. Kinder sind außerdem leichter zu beeinflussen als Erwachsene. Schließlich unterliegen alle Kinder der Schulpflicht, sodaß zumindest während der Schulzeit alle erreicht werden können.

Im Rahmen der Deutschen Herz-Kreislauf-Präventionsstudie sind verschiedene Präventionsprogramme erprobt worden, die ein gesundes Schulfrühstück, den Gesundheitskasper (beides in der Grundschule) und für weiterführende Schulen die Technik des Blutdruckmessens, Computerprogramme mit Gesundheitsratschlägen oder Projekttage mit gesundheitsbezogenen Themen umfassen (Scheuermann u.a. 1992).

Die Prävention in der Schule soll in der Zukunft verbessert werden (Kultusministerkonferenz, 1992). In der Grundschule sind gesundheitsrelevante Themen in der Heimat- und Sachkunde sowie im Sport verankert. In der Sekundarstufe I und II wird das Themengebiet fächerübergreifend verstanden. Es werden dazu mehrere Modellprojekte durchgeführt. Als zukünftige Aufgaben nennen die Kultusminister u.a. die Konzentration der Gesundheitserziehung als Aufgabengebiet mit zusammenhängendem Charakter, die Erarbeitung eines Gesamtkonzeptes „Gesunde Schule“, die Förderung des fächerübergreifenden Unterrichts und die Verbesserung der Lehrerbildung. Es bleibt zu hoffen, daß diese Grundsätze möglichst bald in die Praxis umgesetzt werden.

3.4.6 Gemeindebezogene Prävention

Ein Ort für die Prävention ist die Gemeinde. Sie erscheint deshalb geeignet, weil sich die Bürger hier überwiegend sowohl während der Arbeit als auch in ihrer Freizeit aufhalten, die ganze Familie angesprochen werden kann und alle Organisationen und Institutionen, die mit Gesundheitsförderung zu tun haben, nahe beieinander sind.

Damit sind jedoch auch schon die Schwierigkeiten gemeindebezogener Prävention angesprochen. Es bedarf eines sehr hohen **Koordinationsaufwandes**, um z. B. die niedergelassenen Ärzte, die Krankenhäuser, die Apotheken, das Gesundheitsamt, die Kindergärten und Schulen, die Krankenkassen sowie frei-gemeinnützige Organisationen in ein gemeinsames präventives Konzept einzubinden. Erfahrungen aus der Deutschen Herz-Kreislauf-Präventionsstudie (DHP) zeigen, daß dazu ein auf die jeweilige Region und ihre demographischen, sozialen und ökonomischen Gegebenheiten abgestimmtes Konzept erarbeitet werden muß (Lemke-Goliasch u.a., 1992). Ob gemeindebezogene Prävention zukünftig auch außerhalb der DHP durchgeführt werden kann, wird daher von den für Prävention zur Verfügung stehenden finanziellen Mitteln und von geeigneten Koordinationspersonen abhängen.

3.5 Träger der Prävention

In den bisherigen Ausführungen wurde teilweise die Frage, wer die Prävention finanziert und wer sie durchführt, schon angesprochen. Es sind viele Institutionen an der Finanzierung und viele Berufsgruppen an der Durchführung beteiligt.

Überwiegend **finanziell** beteiligt sind die Krankenkassen, die Rentenversicherung, die Unfallversicherung, der Staat bzw. die Kommune und die Betriebe. Die Krankenkassen finanzieren Prävention nach §§ 20–26 SGB V, die Unfallversicherungen Maßnahmen in Betrieben, die Rentenversicherungen solche, die die Arbeitsfähigkeit der versicherten Bevölkerung erhalten, der Staat und die Kommune vor allem Verhältnispräventionen und die Betriebe Maßnahmen zur Gesunderhaltung ihrer Arbeitnehmer. Alle Maßnahmen und Ausgaben laufen jedoch unkoordiniert nebeneinander her. Für den Bürger ist es teilweise möglich, z. B. eine Raucherentwöhnungskur der Krankenkasse, des Betriebes und des Gesundheitsamtes parallel in Anspruch zu nehmen.

Ähnlich vielfältig sind die **Personengruppen**, die Prävention durchführen. Hier können Ärzte, Sozialarbeiter, Soziologen. Psychologen, Mitarbeiter von Krankenkassen und sonstige Personen genannt werden. Da bisher keine allgemeine Ausbildung in Prävention existiert (v. Troschke, 1991), vollzieht sich der Erwerb der notwendigen Kenntnisse autodidaktisch und im Verfahren des „learning by doing“. Leidtragende einer solchen präventiven Grundsituation in der Bundesrepublik sind die Bürger. Sie werden einerseits mit „bewährten“ Maßnahmen wie Gesundheitssendungen und Informationen überschüttet, andererseits sind sie die Versuchspersonen zur Erprobung tiefergreifender Konzepte.

In der Bundesrepublik fehlt ein systematischer Aufbau der Prävention. Es ist notwendig, ein Curriculum für Mitarbeiter zu erstellen, die in der Prävention tätig werden sollen sowie Koordinationsstellen auf regionaler Ebene zu bilden. Solche Koordinationsstellen könnten die Gesundheitsämter, die Krankenkassen oder andere bereits vorhandene Institutionen sein, die sich mit Gesundheit und Krankheit befassen.

4 Sozialmedizinische Aspekte menschlicher Verhaltensweisen

Es ist allgemein anerkannt, daß menschliche Verhaltensweisen, insbesondere falsche Ernährung, übermäßiger Alkoholkonsum und Rauchen viele Erkrankungen mitverursachen. Es erscheint deswegen notwendig, auf **Risikofaktoren im Zusammenhang mit menschlichem Verhalten** in einem gesonderten Kapitel einzugehen. Da Unfälle auch teilweise den menschlichen Verhaltensweisen zuzurechnen sind, werden sie ebenfalls hier behandelt.

4.1 Ernährung

4.1.1 Bedeutung der Ernährung für die Medizin

Es fällt schwer ein Fachgebiet in der Medizin zu nennen, welches bei den zur Behandlung anstehenden Krankheiten nicht direkt oder indirekt mit der Ernährung in Zusammenhang gebracht werden kann. Die Liste der Nährstoffe, die im Zusammenhang mit den zugeordneten Krankheiten diskutiert werden (Übersicht 4.1), erhebt keinen Anspruch auf Vollständigkeit, sondern soll einen Eindruck von der Bedeutung vermitteln, welche die Ernährung auf das vorherrschende Morbiditäts- und Mortalitätsspektrum in westlichen Industrieländern hat (nach Speitling et al., 1988).

Das Hauptproblem für die Präventivmedizin im Ernährungsbereich ist eine über den Bedarf hinausgehende **Energiezufuhr** und damit verbunden ein zu hoher Fettverzehr, sieht man von dem Kariesproblem ab. Der Verbrauch von **raffiniertem Zucker** erhöht die Kosten im Bereich der Zahnärzte. Abgesehen von einigen älteren Menschen und von Minoritäten, die sich einer „alternativen Kostform" verschrieben haben, ist die Zufuhr von **Vitaminen und Spurenelementen** in der Bevölkerung weitgehend ausgeglichen. In letzter Zeit ist in den Industrieländern eine Zunahme der Osteoporose besonders bei Frauen in der Menopause zu beobachten, welche im Zusammenhang mit einer zu geringen Calcium- und zu hoher Phosphorzufuhr in Verbindung mit dem Fleisch- und Wurstverzehr steht. Phosphor erschwert die Calciumaufnahme und bindet es im Körper. Einigen Vitaminen und Spurenelementen wird ein protektiver Effekt beim Auftreten von Herz-Kreislauf-Erkrankungen und Krebs zugeschrieben. Inwieweit es wünschenswert ist, daraufhin die Ernährungsempfehlungen zu verändern, müssen die Ergebnisse weiterer Forschungen erbringen.

Für eine bevölkerungsbezogene Präventivmedizin im Ernährungsbereich ist die

Übersicht 4.1 Ernährung und mögliche Krankheitsfolgen

Ernährungsfaktoren	Mögliche Krankheiten
Positive Energiebilanz:	Übergewicht Arteriosklerose Diabetes mellitus Hyperlipidämien Koronare Herzkrankheiten Hypertonie Schlaganfall Varikosis Arthritis Hernien Unfälle
Fett:	Gallensteine Kolonkarzinom Mammakarzinom Korpuskarzinom Pankreaskarzinom
Protein:	Gicht
Ballaststoffe:	Divertikulose Hämorrhoiden Obstipation
Kochsalz:	Hypertonie
Zucker:	Zahnkaries
Jod:	Struma

Verhütung und Behandlung des Übergewichtes und der Fettsucht, neben dem Kampf gegen Alkohol und Rauchen, von größter Bedeutung, weil damit Maßnahmen gegen eine hohe Zahl ernährungsbedingter Krankheiten eingeschlossen sind. Im Folgenden soll deswegen vorwiegend auf die sozialmedizinische Bedeutung der Überernährung eingegangen werden.

4.1.2 Pathophysiologische Grundlagen der Fettsucht

Von **Fettsucht** wird bei übernormal hohem Anteil von Fettgewebe gesprochen. Die Bestimmung des Fettgewebes ist für bevölkerungsbezogene Untersuchungen in der Regel nicht praktikabel. Für epidemiologische Untersuchungen genügt es, Übergewicht und Fettsucht mit einem **zu hohen Gewicht** gleichzusetzen. In besonderen Fällen, z. B. bei Sportlern, trifft die Gleichsetzung von zu hohem Gewicht und Fettsucht nicht zu, wenn das übernormale Gewicht durch eine übernormale Muskelmasse bedingt wird.

Die Anzahl der Fettzellen erhöht sich in der Regel in der späten Kindheit und der Pubertät, dies kann aber auch beim Erwachsenen stattfinden.

Wenn die Fettsucht in der Kindheit oder beim Adoleszenten auftritt, kann sich die Anzahl der Fettzellen auf das drei- bis fünffache des Normalen erhöhen. Diese als hyperzelluläre Fettsucht bezeichnete Form des Übergewichtes tritt vornehmlich, aber nicht ausschließlich, im früheren bis mittleren Kindheitsalter auf.

Bei dieser Form der Fettsucht ist die Behandlung besonders schwierig. Die Anzahl der Fettzellen ist nicht zu reduzieren, was dazu führt, daß das Gewicht nicht unter einen bestimmten Minimalwert, gegeben durch die Anzahl der vorhandenen Fettzellen, absinken kann. Außerdem haben Fettzellen eine starke Tendenz, sich mit Lipiden zu füllen, so daß Individuen mit einer großen Anzahl von Fettzellen leichter Fett ansetzen und an Gewicht zunehmen als Personen mit vergleichsweise weniger Fettzellen.

Die hypertrophische Fettsucht trifft besonders Erwachsene und Schwangere und beruht auf einer übermäßigen Füllung der Fettzellen mit Lipiden.

Besonders bei dieser Form der Fettsucht werden zwei unterschiedliche Körperverteilungsmuster unterschieden, gewöhnlich als gynoide und androide Adipositas bezeichnet. Bei der **gynoiden Fettsucht** findet sich das Körperfett überwiegend in der unteren Körperhälfte, insbesondere um die Hüften verteilt. Bei der **androiden Adipositas** findet sich das Fettgewebe vorwiegend am Stamm, insbesondere im abdominalen Bereich. Zu unterscheiden sind beide Formen vermittels des Verhältnisses des Umfanges von Taille bzw. Bauch zur Hüfte, in diesem Falle **AGR-Verhältnis** genannt, für „android-gynoid ratio“. Eine AGR über 0,9 bei Männern und über 0,8 bei Frauen spricht für das Vorhandensein des androiden Fettverteilungsmusters, welches insbesondere mit dem erhöhten Auftreten von Glukoseintoleranz, Hyperlipidämie, Hypertonus und koronaren Herzkrankheiten einhergeht.

Fettsucht im ersten Lebensjahr führt gewöhnlich nicht zur Fettsucht im späteren Leben. Anders verhält es sich, wenn Fettsucht zwischen dem **4. und 11. Lebensjahr** auftritt. Hierbei kommt es zu einer Erhöhung der Fettzellenzahl und zu einer Tendenz, lebenslang fettleibig zu bleiben. Allerdings sind weniger als ein Drittel aller adipösen Erwachsenen in der Jugend übergewichtig gewesen. Für **Frauen** birgt die Schwangerschaft ein hohes Risiko für Adipositas. Bei **Männern** tritt die Fettsucht dann auf, wenn sie von einer körperlich aktiven Phase im Jugendalter in eine ruhigere Lebensphase als Erwachsene überwechseln. Häufig nimmt das Gewicht bis in die sechste Lebensdekade zu. Zwischen dem 55. und dem 60. Lebensjahr bleibt das Gewicht in der Regel stabil und vermindert sich im Alter (Bray, 1989).

4.1.3 Methoden der Erfassung der Nahrungsaufnahme und des Übergewichtes

Die Nahrungsaufnahme einer Bevölkerung zu bestimmen, um sie z. B. ins Verhältnis zu bestimmten Krankheiten zu setzen, die häufig vorkommen, ist außerordentlich schwierig. Grobe Schätzungen über den Konsum der Makronährstoffe, d. h. Fett, Einweiß, Kohlenhydrate, für Bevölkerungen ergeben **Verbrauchsdaten des Marktes**. Bei der Berechnung z. B. des geschätzten Pro-Kopf-Verbrauches einer Bevölkerung muß der Verlust von Nahrungsmitteln beim Transport, bei der Zubereitung und auch beim Endverbraucher beachtet werden. Weiterhin muß die demographische Situation einer Bevölkerung berücksichtigt werden. Ältere Menschen und Kinder essen z. B. weniger als Erwachsene im mittleren Lebensabschnitt.

Eine andere Methode besteht darin, anhand von **Erinnerungsprotokollen** die Nahrungsmittelzufuhr zu schätzen. Eine umfangreiche Untersuchung in Deutschland wurde mit einer repräsentativen Stichprobe von 24 632 Teilnehmern zwischen 1985 und 1989 mit Hilfe eines 7-tägigen Verzehrprotokolls durchgeführt (Nationale Verzehrstudie 1991). Wesentliche Ergebnisse der Studie werden in Abschn. 4.1.4 wiedergegeben.

Bei der Erfassung der Gesamtenergiezufuhr, aber auch der Fett- und Proteinzufuhr, ergeben sich Schwierigkeiten, weil die eindeutige Trennung des Fett- vom Proteinanteil kaum gelingt, da viel Fett zusammen mit Fleisch verzehrt wird. Bei der Fettaufnahme ist der Anteil der gesättigten zu den ungesättigten Fettsäuren von Wichtigkeit, bei der Proteinzufuhr die Wertigkeit des Proteins entsprechend dem Anteil der essentiellen Aminosäuren zu allen Aminosäuren. Die Kohlenhydrat-, Fett- und Proteinanteile an der Gesamtkalorienzufuhr lassen sich durch den **„Atwater-Faktor"** abschätzen. Dieser berücksichtigt die Verluste an Energie, die bei der Umsetzung der Nahrungsbestandteile im intermediären Stoffwechsel auftreten, und wird konventionell zur Berechnung der „verfügbaren" Energie herangezogen. Ein Gramm Protein und ein Gramm Kohlenhydrate ergeben 4,0 kcal (17 kJ) und ein Gramm Fett 9,0 kcal (38 kJ) Energie (WHO, 1985). Für viele Betrachtungen in der Ernährungsepidemiologie ist es von Wichtigkeit, wieviel Prozent der Gesamtkalorienzufuhr als Fett oder als Protein bzw. Kohlenhydrate zugeführt wurden. Diese Angaben werden auch als **Nahrungsmitteldichte** (nutrient density) bezeichnet und sind zum Teil aussagekräftiger als die Information, wieviel Gramm Fett, Protein oder Kohlenhydrate verzehrt wurden.

Aussagen über den Ernährungszustand einer Bevölkerung und somit über das Krankheitsrisiko in der Bevölkerung werden weniger anhand von Ernährungserhebungen getroffen, sondern eher anhand von **anthropometrischen Messungen**. Im Rahmen epidemiologischer Untersuchungen wird am häufigsten das Gewicht und die Größe bestimmt. Auf die z. T. auch anzutreffenden Messungen von Hautfaltendicke über bestimmten Körperregionen, wie Trizeps- und Subskapular-Hautfaltenmessungen, soll hier nicht eingegangen werden.

In der Regel wird Fettsucht mit einem zu hohen Gewicht gleichgesetzt. Eingehende Untersuchungen haben gezeigt, daß 90 % der Variation im Verhältnis Gewicht zur Größe durch das Körperfett bestimmt wird (Garrow & Webster, 1985). Ein idealer **Index des Ernährungszustandes** sollte einerseits den Umstand berücksichtigen, daß das Gewicht einer einzelnen Person auch davon abhängt, wie groß sie ist, er sollte andererseits aber auch so geartet sein, daß die Variation des Indexes zwischen Individuen wesentlich vom Gewicht und nicht von der Größe abhängt. Diese zunächst paradox erscheinende Forderung wird weitgehend erfüllt, wenn das Verhältnis von Gewicht zu Größe mit einer bestimmten Potenzzahl versehen wird. Eine große US-amerikanische Untersuchung (NHANES – National Health and Nutrition Examination Survey) ergab, daß für Männer 2 und für Frauen 1,5 die günstigste Potenzzahl wäre. Allgemein hat sich aber die Benutzung der Potenzzahl 2 für beide Geschlechter durchgesetzt (Keys et al., 1972; Gray, 1989).

Der so gewonnene Index „Gewicht (in kg) / Größe (in m)^2" wird Quetelet-Index oder im englischsprachigen Schrifttum „body mass index"(BMI) genannt.

Der Index kann gleichermaßen für Männer und Frauen angewendet werden. Obwohl Frauen physiologisch bei gleichem gegebenen Quetelet-Index mehr Fettgewebe aufweisen als Männer, decken sich die Kurven der Mortalität beider Geschlechter in Abhängigkeit vom Quetelet-Index, was bedeutet, daß der höhere Fettanteil bei Frauen bei gleichem Quetelet-Index kein höheres Risiko bedeutet.

Eine Reihe von Untersuchungen, bei denen die Mortalität einer Bevölkerung oder großer Gruppen von Individuen in Beziehung zum Quetelet-Index gesetzt wurde, diente zur Grenzziehung zwischen **normalen, übergewichtigen und fettsüchtigen Individuen**. Diese Beziehung ist keine Gerade, sondern eine Kurve, und somit ist die Bestimmung der „cut-off points" schwierig und noch nicht allgemein festgelegt. Häufig wird eindeutige Adipositas bei einem Quetelet-Index von 30 angenommen. Eine sogenannte Konsensus-Konferenz des US-amerikanischen National Institute for Health (NIH) empfiehlt, von schweren Übergewicht bereits bei einem Quetelet-Index bei Männern von 27,8 und bei Frauen von 27,3 auszugehen (NIH, 1985).

Die WHO erachtet einen Index von 22 als wünschenswerten Mittelwert in einer Bevölkerung und die Spanne von 20,1 bis 25 bei Männern und 18,7 bis 23,8 bei Frauen als akzeptablen Bereich für Normalgewichtige. Werte darüber sprechen für Übergewicht (WHO, 1985).

Sehr häufig wird aus Gründen der Vereinfachung davon ausgegangen, daß ein „normaler" Quetelet-Index Werte bis 24 annehmen kann, ein Index über 24 bis 30 zeigt Übergewicht und darüber Fettsucht an.

Ungeklärt ist bisher der leichte Anstieg der Mortalität bei einem Quetelet-Index von 20 und darunter. Dieses **„Phänomen der J-Kurve"** könnte sich aus dem Einschluß von Personen mit unerkannten Vorerkrankungen erklären, die mit Gewichtsreduzierung einhergehen. Diese Personen mit niedrigem Quetelet-Index haben somit ein höheres Risiko, zu versterben, als Personen mit einem Wert von 20 bis etwa 25. Weiterhin könnten sich unter den Personen mit verhältnismäßig geringem Gewicht mehr Raucher befinden als in der Gruppe derjenigen mit einem Quetelet-Index von 20 bis 24. Da Raucher ein höheres Risiko haben, zu versterben, würde dies die J-Form der Kurve ebenfalls erklären. Werden aus diesen Untersuchungen die Raucher ausgeschlossen, bleibt immer noch ein – wesentlich geringerer – Anstieg der Mortalität in dem niedrigen Bereich des Quetelet-Index bestehen, der derzeit noch einer plausiblen Erklärung bedarf (WHO, 1990).

In Deutschland werden noch häufig andere Meßwerte zur Bestimmung des Übergewichtes angewendet, obwohl im internationalen Schrifttum der Quetelet-Index nunmehr eindeutig bevorzugt wird. Zu den hier noch üblichen Methoden gehört die Bestimmung des Broca-Index, des Idealgewichtes und des relativen Gewichtes.

Der Broca-Index berechnet das „Normalgewicht" in kg = Körperlänge in cm – 100.

Das sogenannte **„Idealgewicht"** wurde aus Daten einer nordamerikanischen Lebensversicherung (Metropolitan Life Insurance Company) abgeleitet. Der Versicherungsmathematiker Lois Dublin entwickelte das „ideale", später „wünschenswerte" Gewicht aus den Daten seiner Versicherung, wobei er von der Annahme ausging, daß, wenn Wachstum und Ossifikation in den frühen zwanziger Lebensjahren abgeschlossen ist, kein physiologischer Grund für eine weitere Gewichtszunahme vorliegt. Bei der Durchsicht der Daten von Versicherten, die etwa 25 Jahre alt waren, ergaben sich aber erhebliche Gewichtsunterschiede. Diese wurden von Dublin mit individuell unterschiedlichen Körperausmaßen (frame) erklärt, was, wie heute bekannt ist, eine unsinnige Annahme war, aber von Fettsüchtigen auch heute noch gerne als Erklärung („schwerer Knochenbau") zusammen mit guter metabolischer Effizienz („guter Futterverwerter") für ihr Übergewicht herangezogen wird (Glatzel, 1979).

Unter Zugrundelegung der Tabellen dieser Versicherung für das jeweilige „Idealgewicht" bei „mittleren Knochenbau" wurden Nomogramme entwickelt, aus denen sich folgende Formel für die einfache Abschätzung des „Idealgewichtes" ergeben sollte: Gewicht = (Größe – 100) – 10 % bei Männern; – 15 % bei Frauen.

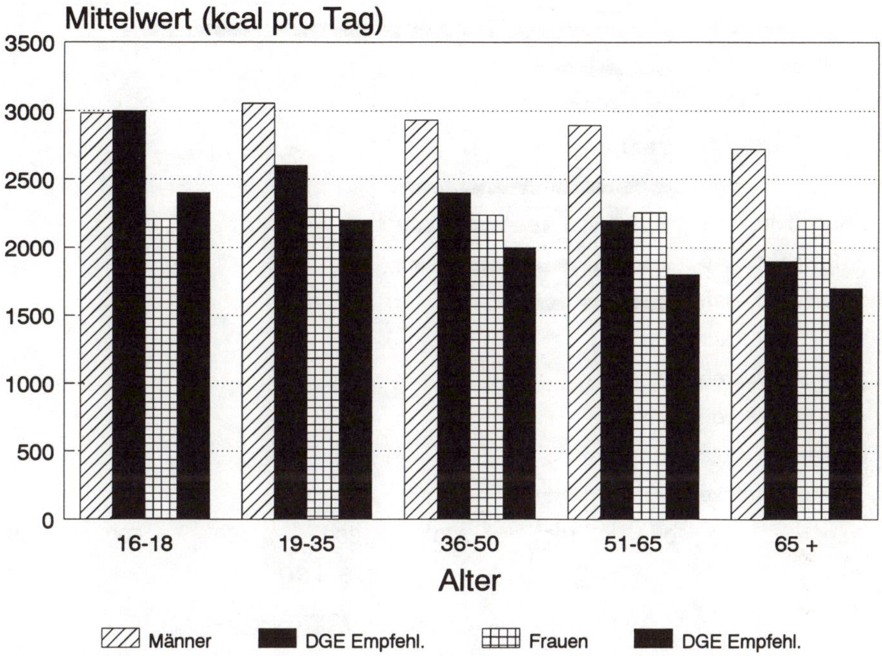

Abb. 4.1 Energiezufuhr von Männern und Frauen (Nationale Verzehrstudie, 1991)

Für die Berechnung des ebenfalls häufig angewendeten **„relativen Gewichtes"** wird auf nunmehr verbesserte Daten der Metropolitan Life Insurance Company zurückgegriffen (Metropolitan Life Insurance Company, 1983). Als wünschenswert gilt das Gewicht, welches mit der niedrigsten Mortalität bei gegebener Größe einhergeht. Ein erhöhtes Mortalitätsrisiko soll sich bei einem Überschreiten von 20 % des wünschenswerten Gewichtes ergeben. Die verbesserten Normwerte für das „relative Gewicht" standen schließlich mit den Ergebnissen einiger großen Kohortenstudien, u.a. der Framingham-Studie in Übereinstimmung. So z. B. ist ein „relatives Gewicht" von 120 %, welches etwa einem Quetelet-Index von 27 entspricht, ein Wert, der eindeutiges Übergewicht anzeigt.

4.1.4 Nahrungsaufnahme und Übergewicht

Der Bedarf eines Individuums an täglicher Energie- und Proteinzufuhr, aber auch im Hinblick auf Vitamine und Spurenelemente, wurde von Expertengruppen, meist auf Grund von Untersuchungen an freiwilligen Probanden in westlichen Industrienationen, geschätzt (WHO, 1985). Hieran orientieren sich die Empfehlungen der meist auf nationaler Ebene tätigen Gesellschaften. In Deutschland ist es die **Deutsche Gesellschaft für Ernährung** (DGE, 1991). Für den an Ernährung interessierten Präventivmediziner sind die Empfehlungen wichtig, welche sich auf die Gesamtkalorienzufuhr, die Protein- und Fettzufuhr beziehen. Die **Nationale Verzehrstudie** gibt Auskunft über den tatsächlichen Verzehr einer repräsentativen Stichprobe der Bevölkerung, welche in den Grenzen der Bundesrepublik vor 1990 wohnte. Der tatsächliche Verzehr von Nahrungsmittel kann somit mit den Empfehlungen verglichen werden.

Generell empfiehlt die DGE eine Gesamtkalorienzufuhr von 3 000 kcal pro Tag. Da der Bedarf im Alter sinkt und für Männer und Frauen unterschiedlich ist,

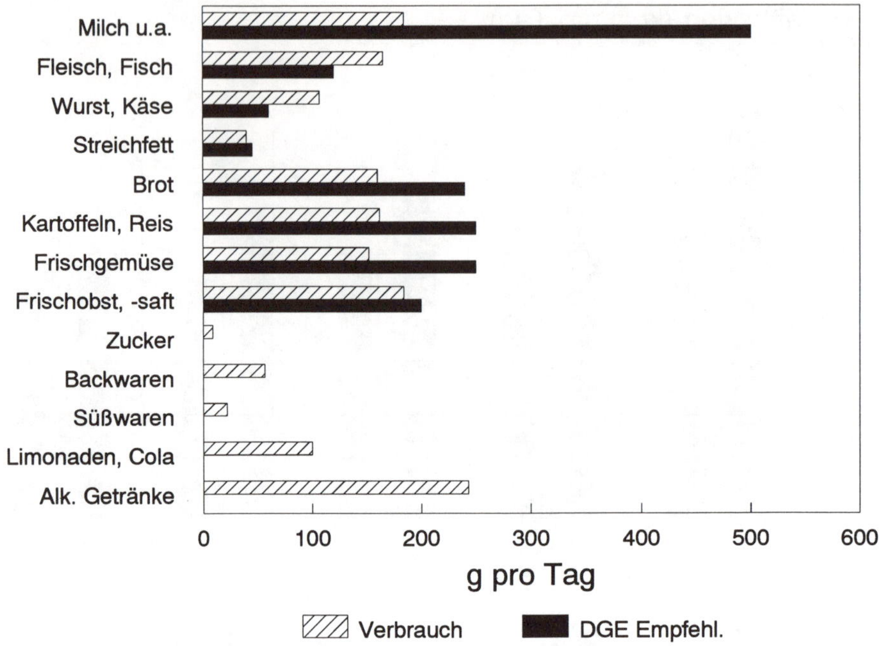

Abb. 4.2 Verzehrte Lebensmittel pro Tag (Nationale Verzehrstudie, 1991)

gibt es alters- und geschlechtsspezifische Empfehlungen.

Abb. 4.1 stellt die Gesamtenergiezufuhr den Empfehlungen gegenüber. Demnach entspricht die Energiezufuhr bei den männlichen Jugendlichen den Empfehlungen, Mädchen hingegen verzehren im Durchschnitt ca. 240 kcal weniger als sie sollten. In den älteren Altersgruppen liegt die durchschnittliche Energiezufuhr, insbesondere für Männer, über den empfohlenen Werten. Das Mißverhältnis ist aber nicht sehr groß und beträgt für Männer im Schnitt ca. 500 kcal pro Tag.

Das Verhältnis der Makronährstoffe zueinander, in Prozent der Gesamtkalorienzufuhr pro Tag, sollte in der Reihenfolge Eiweiß, Fett, Kohlenhydrate ca. 15 : 30 : 55 betragen.

Die Nationale Verzehrstudie weist aus, daß in den alten Bundesländern der Eiweißanteil in allen Altersgruppen weitgehend konstant nur etwas über den Werten der DGE-Empfehlungen liegt. Der tatsächlich verzehrte Fettanteil übersteigt auf Kosten des Kohlenhydratanteils die Empfehlungen beträchtlich.

Die Empfehlungen der DGE umfassen auch die Zusammensetzung der täglich verzehrten Nahrungsmittel. Hierbei wird ein ausgewogenes Verhältnis z. B. von tierischen zu pflanzliche Proteinen und von ungesättigten zu gesättigten Fettsäuren sowie eine hohe Ballaststoffzufuhr angestrebt.

Abb. 4.2 zeigt, daß der tatsächliche Verzehr von tierischen Proteinen und Fett mit einem hohen Anteil von gesättigten Fettsäuren weit über den Empfehlungen liegt und der Verzehr von komplexen Kohlenhydraten sowie von frischem Gemüse hinter den Empfehlungen zurückbleibt. Für eine höhere Ballaststoffzufuhr wäre der Verzehr von mehr Brot, insbesondere von Vollkornbrot wünschenswert. Getreide-

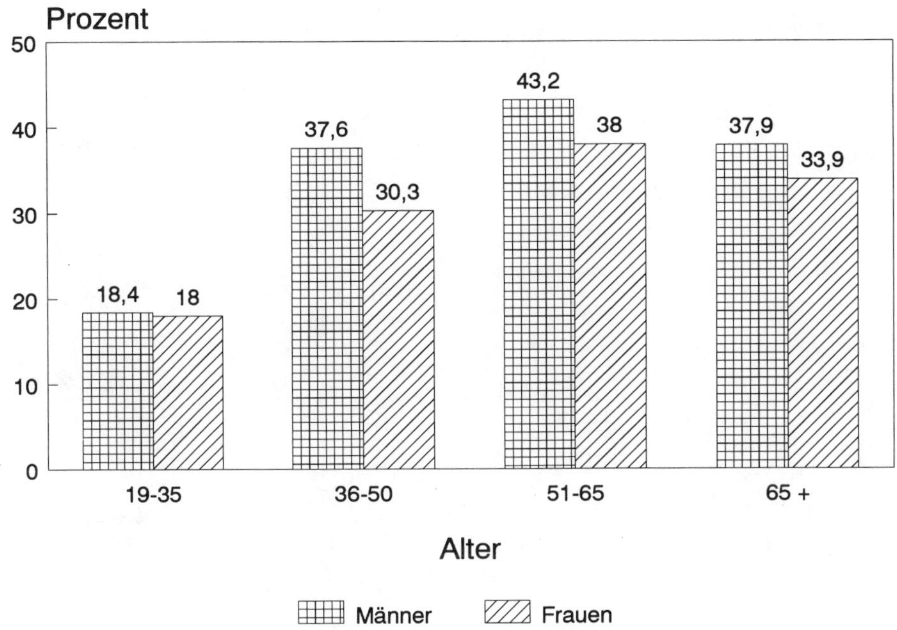

Abb. 4.3 Übergewicht in Deutschland (Nationale Verzehrstudie, 1991)

flocken in Form von Müsli etc. werden bisher vorwiegend nur von Kindern bevorzugt. Obst wird in ausreichender Menge verzehrt. Die Bedeutung des Streichfettes an der Gesamtfettzufuhr ist sehr gering. Der Streit, ob nun mehr Margarine oder Butter verzehrt werden sollte, ist demnach eigentlich gegenstandslos.

Im Zusammenhang mit dem Verzehr wurde auch der **Ernährungszustand auf der Grundlage des Quetelet-Index** ermittelt. Allerdings wurde nicht einer der oben angeführten Kriterien für die Bestimmung von Übergewicht und starkem Übergewicht herangezogen, sondern der gemessene Quetelet-Index mit einem Referenzwert ins Verhältnis gesetzt. Ein Übergewicht von mehr als 20 % des Referenzwertes wird von den Untersuchern als starkes Übergewicht (Adipositas) bezeichnet. Einen Überblick über die Verteilung des Übergewichtes in Prozent der jeweiligen Altersgruppe gibt Abb. 4.3. Demnach ist der Anteil der Männer ab 36 Jahre, die **übergewichtig** sind, größer als der der Frauen. Die Angaben umfassen übergewichtige und adipöse Personen. Das Bild verändert sich, wenn nur der Anteil der **stark übergewichtigen**, also adipösen, Personen in einer Altersgruppe aufgeführt wird (Abb. 4.4). Bei einer solchen Betrachtung überwiegt der Anteil der adipösen Frauen. In den älteren Jahrgängen ist der Anteil der adipösen Frauen nahezu doppelt so hoch wie der der Männer.

Insbesondere die sozio-ökonomisch benachteiligten Bevölkerungsschichten leiden an Fettsucht (Helmert & Greiser, 1988). Ähnliche Resultate erbrachten auch Studien in Nordamerika, wo Adipositas insbesondere bei den Frauen der schwarzen Bevölkerung und bei Minoritäten weit verbreitet ist (Kumanyika, 1990).

4.1.5 Vollwertige und „alternative" Kost

Die **Ernährungsempfehlungen** werden in einprägsamen Regeln von der DGE zusammengefaßt (s. Abschn. 4.1.4), wobei auch praktische Hinweise gegeben werden. So soll die Ernährung vielseitig in häufigeren,

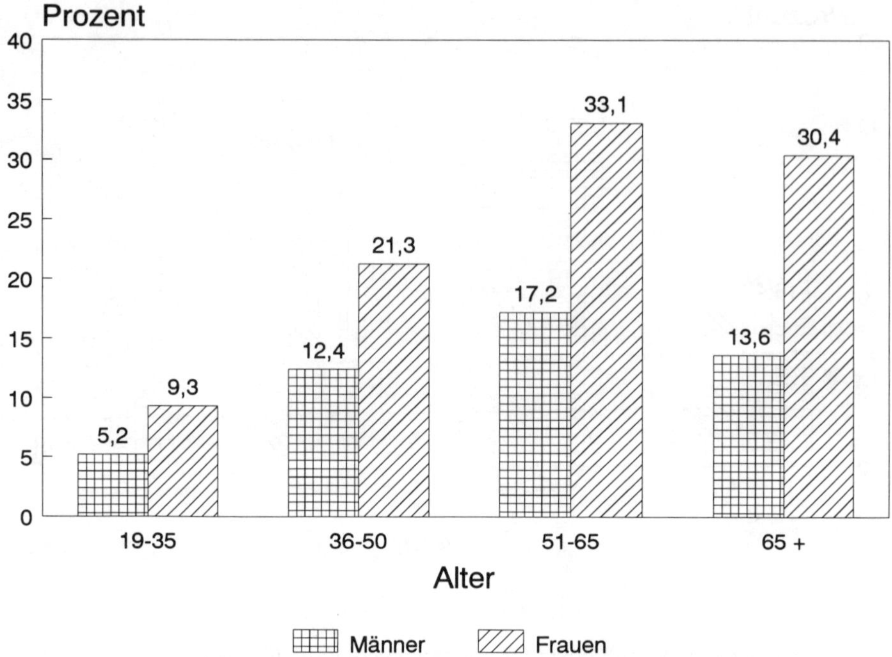

Abb. 4.4 Adipositas in Deutschland (Nationale Verzehrstudie, 1991)

kleinen Mahlzeiten erfolgen und an Stelle von Salz eher Gewürze verwendet werden. Als Grundnahrungsmittel wird der Wert der Kartoffel hervorgehoben. Des weiteren werden Hinweise über die empfohlene Zufuhr von Vitaminen, Spurenelementen und Ballaststoffen gegeben. Eine überarbeitete Fassung der Ernährungsempfehlungen ist 1991 erschienen (DGE, 1991).

Zum Schutz des Verbrauchers werden für Lebensmittel Höchstmengen, Richtwerte und Orientierungswerte für **Schadstoffe** festgelegt, die verhindern sollen, daß es zu einer gesundheitsschädlichen Belastung der Allgemeinheit über den Verzehr von Lebensmitteln kommt. Rückstände und Zusatzstoffe, soweit sie überhaupt in den Lebensmitteln zu finden sind, haben nach Hoffmeister (1989) keinen negativen Einfluß auf die Gesundheit, vorausgesetzt die gesetzlichen Regelungen werden beachtet.

Zu den **„alternativen" Ernährungsformen** zählen neben dem Vegetarismus ein Anzahl weiterer Ernährungsformen, die außerhalb der allgemeinen Norm liegen. Diejenigen, welche „alternative" Ernährungsformen einhalten, begründen ihr Verhalten unterschiedlich. Neben gesundheitlichen Aspekten werden weltanschaulich begründete, religiös-ethische und auch ökonomisch-ökologische Überlegungen angeführt sowie globale wirtschaftliche Gründe genannt, wie beispielsweise Nahrungsmittelknappheit in Entwicklungsländern. Manche der Kostformen haben durchaus einen der Gesundheit förderlichen Aspekt, aber auch gesundheitsschädliche Folgen sind möglich, die vom Arzt bei der Betreuung solcher Personen gewußt und beachtet werden sollten (Klingenfuß & Schiller, 1988).

Nach Informationsmaterialien der Deutschen Gesellschaft für Ernährung sind zur Zeit verschiedenartige Kostformen verbreitet.

Am bekanntesten ist der Vegetarismus. Zu unterscheiden sind hier die **vegane Kost**, bei der jegliche Produkte vom Tier vermieden werden, die **lacto-vegetabile Kost**, welche Milch und Milchprodukte erlaubt, und die **ovo-lacto-vegetabile Kost**, bei der auch Eier gegessen werden. Durch den Verzicht von Fleisch und Fleischprodukten und dem bevorzugten Verzehr von Obst, Gemüse und Vollkornprodukten wird die Zufuhr an Vitaminen und Ballaststoffen erhöht und das Risiko, an Gicht, Herz-Kreislauf-Krankheiten und Fettstoffwechselstörungen zu erkranken, vermindert. Als Dauerkost wird eine streng vegetarische Kost nicht empfohlen. Insbesondere Veganer benötigen ein umfangreiches Wissen über eine physiologische Ernährung, um sich die notwendige Nährstoffzufuhr zusammenstellen zu können. Mangelerscheinungen treten insbesondere bei Eiweiß, Vitamin B_{12}, Calcium, Eisen und Jod auf. Mangelerscheinungen müssen auch bei vulnerablen Gruppen der Kinder, schwangeren und stillenden Frauen beachtet werden.

Die **Vollwert-Ernährung** ist eine überwiegend ovo-lacto-vegetabile Kost. Ein weiteres wesentliches Prinzip dieser Ernährungsform ist ein möglichst geringer Verarbeitungsgrad der Lebensmittel. Grundsätzlich scheint die Einhaltung dieser Kostform nicht mit gesundheitlichen Schäden einherzugehen. Einige der Auswahlkriterien für den Verzicht oder die Bevorzugung gewisser Lebensmittel läßt sich wissenschaftlich nicht begründen, ebensowenig wie die Annahme, daß die Lebensmittelverarbeitung grundsätzlich mit einer Qualitätsminderung einhergeht. Eine Variante der Vollwert-Ernährung ist die Vollwertkost. Eingeschränkt, aber nicht verboten, sind der Verzehr von Käse, Milchprodukten und Eiern. Bevorzugt werden „vitalstoffreiche Lebensmittel" und vermieden werden sollen „tote Nahrungsmittel". Viele Aussagen der Verfechter dieser Kostform sind unzutreffend, bei sorgfältiger Auswahl der Lebensmittel ist eine gesunde Ernährung jedoch möglich.

Die **„Schnitzer-Kost"** unterscheidet zwischen einer Schnitzer-Intensivkost, bei der es sich um eine reine Rohkost handelt, die als Dauerernährungsform ungeeignet ist, und einer Schnitzer-Normalkost, die eine ovo-lacto-vegetabile Kost darstellt und als Dauerernährungsform nur mit Einschränkungen unbedenklich ist. Bei der Intensivkost wird grundsätzlich alles Erhitzte gemieden, einschließlich Brot, Reis und Kartoffeln, die jedoch bei der Normalkost erlaubt sind. Der Initiator der Kostform verspricht bei Einhaltung die Vorbeugung und Heilung bestimmter Krankheiten, wie Rheuma, Diabetes mellitus oder auch Erkältungen.

Auch die **anthroposophische Ernährung** gehört zu den ovo-lacto-vegetabilen Kostformen. Die Lebensmittelqualität wird nach Gehalt an „ätherischen Bildekräften" beurteilt. Obwohl ernährungsphysiologisch unbedenklich, sind die zugrundeliegenden Überzeugungen wissenschaftlich nicht begründbar. Weltanschauliche Überzeugung liegt auch der Kostform **„Makrobiotik"** zugrunde. Die Nahrung wird nach einem „Ying" und einem „Yang" eingeteilt. Eine vollwertige Ernährung ist bei der Kostform nach „Kushi" eingeschränkt möglich. Die **Haysche Trennkost** unterteilt die Lebensmittel in basenüberschüssige und säureüberschüssige. Zu den erstgenannten zählen Obst, Gemüse, Milch, Buttermilch, Joghurt, Sahne, zu den säureüberschüssigen Lebensmitteln Käse, Quark, Fisch, Fleisch, Eier und Getreideprodukte. Nach der Theorie dieser Kostform können Eiweiß und Kohlehydrate nicht gleichzeitig verdaut werden und müssen im zeitlichen Abstand zugeführt werden. „Übersäuerung" gilt als generelle Krankheitsursache. Die Kostform ist als Dauerkost nicht zu empfehlen, und die zugrundeliegenden Theorien und Anschauungen entbehren der wissenschaftlichen Grundlage.

Die **Bircher-Benner-Kost** gehört zu den lacto-vegetabilen Kostformen und sieht vor, daß bei drei Mahlzeiten mindestens 50 % der Nahrung als Rohkost gegessen wird, wobei die Nahrungsmenge sich am Minimum orientieren soll. Eine vollwertige Ernährung ist bei sorgfältiger Lebensmittelauswahl möglich. Ähnlich einzustufen ist die **Waerland-Kost**. Rohkost und Getreidemahlzeiten sollen im Wechsel eingenommen werden, wobei für reichliche Flüssigkeitszufuhr zu sorgen ist. Ein Merkmal dieser Kostformen ist ein Aufguß aus ungeschälten gekochten Kartoffeln, Möhren und Sellerieknollen, genannt „Exzelsior", der morgens zu trinken ist.

4.1.6 Behandlung des Übergewichtes

Deutlich adipöse Patienten sind eher bereit abzunehmen als solche Personen, die zwar übergewichtig sind, deren Übergewicht aber noch nicht sehr auffällig ist und durch eine entsprechende Kleidung verborgen werden kann. Sehr adipöse Individuen werden häufig von ihrer Umwelt gehänselt und unter Umständen beruflich benachteiligt. Sie empfinden ihre Bewegungseinschränkung, auch beginnende Atembeschwerden bei geringer Belastung als störend. Es sollten aber nicht nur Adipöse, sondern auch übergewichtige Personen zur Gewichtsabnahme durch den Arzt angehalten werden.

Eine Gewichtsreduktion sollte **kontinuierlich** erfolgen, etwa 1,5 kg pro Woche, und nicht durch Phasen der Gewichtszunahme unterbrochen werden. Therapien, die zur radikalen Umstellung der Ernährungsgewohnheiten führen, sind in der Regel nicht dauerhaft wirksam. Optimal ist die Einhaltung einer **Reduktionskost**. Hierbei sollten die Ernährungsgewohnheiten des Patienten moderat umgestellt und aus gängigen Lebensmitteln eine Diät erarbeitet werden, die etwa 60 % des täglichen Energiebedarfs des Organismus deckt und so zu einer Reduktion des Gewichtes führt. Für Frauen mit leichter körperlichen Betätigung sind 1 300 kcal und entsprechend für Männer 1 500 kcal vorgesehen. Bei der Zusammenstellung des Speiseplanes sollte möglichst der Verzehr hochmolekularer Kohlenhydrate vermieden werden. Für den professionellen Gebrauch des Ernährungsberaters stehen nunmehr auch Computerprogramme zur Verfügung (z. B. Nutrilog).

4.2 Alkohol

4.2.1 Epidemiologie des Alkoholkonsums

Der moderate Konsum von Alkohol als Genußmittel ist nicht gesundheitsschädlich, solange die täglich aufgenommenen Mengen, gemessen in reinem Alkohol, gewisse Grenzen nicht überschreiten. Bei einem großen Bevölkerungsanteil ist dies aber der Fall, was erhebliche Auswirkungen auf den Gesundheitszustand der Bevölkerung insgesamt und der von ihr aufzubringenden Kosten zur Behandlung und Versorgung der direkt und indirekt durch Alkohol geschädigten Personen hat.

Die Bürger der Bundesrepublik tranken 1950 pro Kopf 3,1 l reinen Alkohol in Form der verschiedensten alkoholischen Getränke. Bis zum Jahre 1980 kam es zu einem starken Anstieg. Mit dem Verbrauch von 12,5 l reinem Alkohol pro Kopf war der Gipfel des Alkoholkonsums erreicht. Seitdem stagniert der Verbrauch auf einem hohen Niveau von 11,8 l pro Kopf. Im Jahre 1989 tranken lediglich die Franzosen mit 13,2 l mehr Alkohol als die Bundesdeutschen.

Wesentliche Informationen über den Alkoholverbrauch stammen von einer repräsentativen Stichprobe aus der Bevölkerung der alten Bundesländer, wobei die Altersgruppen der 25- bis 69jährigen berücksichtigt wurden. Demnach trinken 14 % der Männer täglich mehr als 60 g und 8 % der Frauen täglich mehr als 40 g Alkohol im Durchschnitt. Der Konsum von reinem Alkohol, der über die hier genannten Grenzen hinausgeht, kann zu Gesundheitsschäden führen.

60 g reinem Alkohol entsprechen etwa 1,2 l Bier oder 0,6 l Wein. Die Gefährdungsgrenze bei Frauen soll niedriger, bei 20 g reinem Alkohol täglich liegen.

Der Alkoholkonsum steht im Zusammenhang mit einer Reihe von Todesursachen. Als Beispiel für die Gefährdung ist in Abb. 4.5 der geschätzte Prozentanteil wiedergegeben, den Alkohol an der Mortalität dieser Erkrankungen hat. Die Berechnungen wurden für die USA vorgenommen. In Deutschland könnten sie höher ausfallen, weil der Alkoholkonsum, bezogen auf die Bevölkerung, hier höher ist.

So liegt z. B. die Mortalität an **Leberzirrhose** in Deutschland deutlich über der Sterblichkeit an dieser Erkrankung in den USA. 1988 verstarben 19 Männer und 8 Frauen pro 100 000 in der Altersgruppe der 25- bis 64jährigen in den USA an Leberzirrhose und ihren Folgen. In der Bundesrepu-

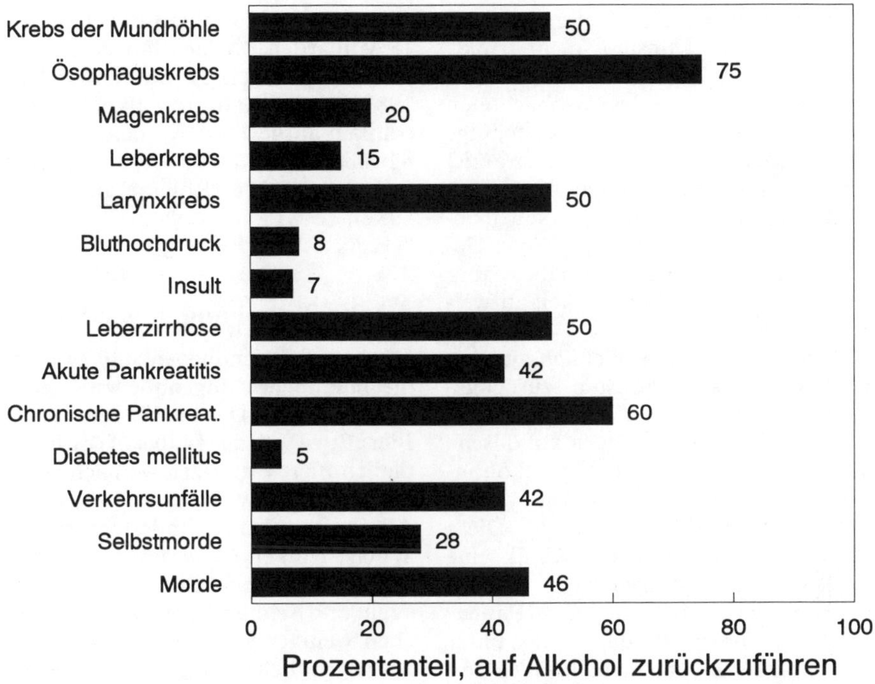

Abb. 4.5 Alkohol und Mortalität in den USA (nach Weekl. Epidemid. Record 39, 1990)

blik waren es im gleichem Jahr und derselben Altersgruppe 33/100 000 Männer und 14/100 000 Frauen. Geht man davon aus, daß seit einigen Jahren ein Rückgang der Erkrankung in Deutschland zu vermerken ist, der vermutlich auf die Hepatitis B Impfungen in gefährdeten Berufen zurückzuführen ist, dann ist der Anteil der alkoholbedingten Leberzirrhosen vermutlich sehr hoch. Im Jahr 1988 wurde in der damaligen Bundesrepublik 2 261 Männer und 575 Frauen wegen chronischen Leberkrankheiten und Leberzirrhose frühberentet. Die Berentung erfolgte bei 91 % der Männer und bei 87 % der Frauen wegen einer alkoholbedingten Zirrhoseerkrankung (Weber et al., 1990).

Hervorzuheben sind **Kardiomyopathien**, die im Zusammenhang mit erhöhtem Alkoholkonsum auftreten können. Gewöhnlich erhöht sich das Risiko für eine kardiale Dekompensation bei Männern, zwischen dem 30. bis 55. Lebensjahr, welche 80 g Alkohol und mehr jeden Tag innerhalb der vorangegangenen 10 Jahre zu sich genommen haben (Regan, 1990). **Arrhythmien** können bei Alkoholikern unabhängig von kardialen Dekompensationserscheinungen auftreten. Diese können sich bis zum Kammerflimmern ausweiten und den plötzlichen Herztod bei Alkoholikern bedingen.

Der **Blutdruck** erhöht sich linear zusammen mit der Erhöhung der täglich konsumierten Alkoholmenge. Dies führt zu dem aufgezeigten erhöhten Risiko für einen zerebralen Insult bei Alkoholikern. Nach Reduzierung des Alkoholkonsums sinkt auch der Blutdruck. Für den Arzt ergibt sich daraus die Notwendigkeit, bei jedem Hypertoniker eine sorgfältige Alkoholanamnese zu erheben (Saunders, 1987).

Inwieweit geringer Alkoholverbrauch einer kardiovaskulären Erkrankung auf Grund von Arteriosklerose vorbeugt, ist umstritten. Falls tatsächlich ein gewisser protektiver Effekt bei geringem Alkoholkonsum auftreten sollte, wird dieser auf Bevölkerungsbasis nicht zu Buche schlagen, weil eine große Anzahl von Personen unter dem Vorwand „Alkohol in Maßen genossen schadet nicht“ in Unterschätzung ihres tatsächlichen Konsums mehr trinkt, als ihrer Gesundheit förderlich ist. Vermutlich handelt es sich bei dem beobachteten Phänomen auch eher darum, daß mäßige Trinker einen eher gesunden Lebenswandel führen und unter den strikten Abstinenzlern sich häufiger auch solche Personen befinden, die wegen ihrer angegriffenen Gesundheit dem Alkohol entsagt haben, aber dennoch eine erhöhte Sterblichkeit aufweisen (Lieber, 1984).

Krankheiten, die **ausschließlich** auf den übermäßigen Alkoholkonsum zurückgehen, sind: Alkoholismus, Akoholpsychosen, Alkoholembryopathie, alkoholische Gastritis, alkoholische Fettleber, alkoholische Hepatitis, Alkoholintoxikation und die alkoholische Polyneuropathie. Diese Erkrankungen spielen in der Klinik eine große Rolle und bedingen einen erheblichen Anteil der zu behandelnden Patienten. Sieht man davon ab, daß bei den unter Alkoholeinfluß verursachten Unfällen und Gewaltakten unbeteiligte Dritte geschädigt werden können, und nimmt man die sozialen Folgen, insbesondere für die Angehörigen von Trinkern, aus, dann stellt die **Alkoholembryopathie** die einzige Erkrankung dar, die über „Passivtrinken“ verursacht wird. Geschädigte Kinder leiden unter Wachstumsverzögerungen, Untergewicht und Fehlbildungen. Außerdem haben sie eine erhöhte Sterblichkeitsrate. Der Schweregrad der Schädigungen variiert stark. Am häufigsten tritt neben den Wachstumsverzögerungen ein Rückstand der motorischen und geistigen Entwicklung auf (Weber et al., 1990).

Die direkten und indirekten **Kosten**, welche durch den übermäßigen Alkoholkonsum entstehen, lassen sich nur schwer abschätzen. Allein die Kosten, welche bei den Therapieversuchen der Alkoholiker entstehen, sind erheblich. Verdienstausfall, schlechtere Chancen, bei Arbeitslosigkeit wieder beschäftigt zu werden, sowie frühzeitige Berentung sind mit Kosten verbunden, deren Deckung z. B. über Arbeitslosengeld die Allgemeinheit zu tragen hat. Die indirekten Kosten entstehen z. B. durch Unfälle und kriminelle Handlungen. Schätzungen gehen davon aus, daß auf Grund von Alkoholmißbrauch mindestens 18 Milliarden DM pro Jahr an Kosten entstehen. Von den 32 Milliarden DM, die 1987 für den Kauf von alkoholischen Getränken ausgegeben wurden, wurden über 6 Milliarden DM als Verbrauchssteuer dem Staat zugeführt (Rommelspacher et al., 1989).

4.2.2 Alkohol und Jugendliche

Unter den Jugendlichen sind es besonders die **männlichen Jugendlichen**, welche Alkohol trinken. Das bevorzugte Getränk ist Bier. Etwa 9 % der 14- bis 25jährigen trinkt täglich Bier. Unter den weiblichen Jugendlichen sind es weniger als 1 %, die täglich Alkohol trinken. Mindestens einmal pro Woche trinken 61 % der männlichen und 21 % der weiblichen Jugendlichen Bier. Wein und Schnapskonsum ist bei Jugendlichen weniger verbreitet. Der Bierkonsum bei Jugendlichen ist in Bayern höher als im Norden der Bundesrepublik. In kleineren Gemeinden wird mehr getrunken als in größeren Städten (Weber et al., 1990).

Übermäßiger Alkoholkonsum in der Jugend führt nicht notwendigerweise zu Alkoholismus im Erwachsenenalter (Shanks, 1990). Allerdings haben 16jährige, die bereits regelmäßig alkoholische Getränke trinken, ein höheres Risiko, als Alkoholiker im Alter von 23 Jahren aufzufallen. Die meisten Jugendlichen machen ihre **erste Alkoholerfahrung** zu Hause in Gegenwart ihrer Eltern. Diese Jugendlichen sind weniger gefährdet als Jugendliche, die ihre erste Erfahrung mit Alkohol in Bars, Kneipen oder Gaststätten machen. Eltern, Freunde und Vorbilder mit regelmäßigem und übermäßigem Alkoholkonsum sind eine Gefahr für Jugendliche, weil diese dem schlechten Beispiel leicht folgen oder aber dem Gruppendruck erliegen. Zerrüttete Familienverhältnisse können ebenfalls den Alkoholkonsum Jugendlicher bedingen. Exzessiver Alkoholkonsum ist häufig auch mit dem Konsum anderer Drogen und dem Rauchen verbunden (Dunne, Schipperheijn, 1989).

Eine Untersuchung in Großbritannien zeigte, daß die Industrie **Alkoholwerbung** gezielt auf Jugendliche ansetzt (Barton,

1989). Werbung für alkoholische Getränke im Fernsehen fand ihren Höhepunkt zwischen 18 und 19 Uhr. Alkoholwerbung ist vergleichsweise länger als andere Werbespots und ungewöhnlich professionell aufgemacht. Der Alkoholkonsum wird mit einem luxuriösen Lebensstil und einem sorglosen Leben in Verbindung gebracht. Musik und sexuelle Elemente, welche Jugendliche ansprechen, werden in die Werbung eingefügt. Auffällig war bei der genannten Untersuchung die häufige Verbindung von Alkoholwerbung mit Sportübertragungen.

Zu den wichtigsten Risiken, die der Alkoholkonsum für Jugendliche mit sich bringt, gehören **Unfälle**. Anders als bei Erwachsenen erhöht sich bei Jugendlichen bereits unter der 0,8 mg/l – Grenze des Blutalkoholspiegels das Risiko für Verkehrsunfälle. Jugendliche scheinen vulnerabler auf Alkoholintoxikation zu reagieren als Erwachsene. Die Fahrtüchtigkeit eines Erwachsenen sinkt deutlich ab, wenn der Blutalkoholspiegel über 0,8 mg/l ansteigt. Ein älterer Erwachsener mit einem häufig erhöhtem Alkoholkonsum erfährt in der Regel erst bei 1,0 mg/l eine deutliche Einschränkung seiner Fahrtüchtigkeit. Ein zusätzlicher Faktor stellt die Unerfahrenheit der Jugendlichen beim Autofahren dar. Teenager sind häufig nachts und besonders während der Wochenenden in tödliche Unfälle verwickelt. Bei einer Untersuchung in den USA ereigneten sich 30 % der tödlichen Unfälle von 18jährigen zwischen 20.00 Uhr abends und 4.00 Uhr morgens in den Nächten von Freitag zu Samstag und von Samstag zu Sonntag. Nur 18 % der älteren Fahrer verunglückten während dieser Zeit.

Weitere Gefahren im Zusammenhang mit Alkoholkonsum bei Jugendlichen stellen Verletzungen bei **Gewalttaten**, z. B. Prügeleien, dar. Jugendliche Fußballfans randalieren gewöhnlich im Zusammenhang mit einem hohen Alkoholkonsum.

4.2.3 Alkoholismus

Die Begriffe Alkoholabhängigkeit und Alkoholismus werden in der Literatur überwiegend synonym verwandt.

Ein Alkohol-Abhängigkeits-Syndrom liegt vor, wenn sich folgende Verhaltensänderungen auf der Basis übermäßigen Alkoholkonsums einstellen:

- Der Alkoholkonsum wird von der Umgebung nicht mehr toleriert.
- Obwohl die Folgen für den Alkoholiker spürbar sind, z. B. Abweisung durch die Familie, ökonomische Probleme, Strafen wegen Trunkenheit, ist er nicht mehr in der Lage, sein Verhalten zu ändern.
- Das Leben des Alkoholikers wird auf das Trinken hin ausgerichtet.
- Bei Alkoholabstinenz treten Entzugssymptome auf.

Für die Diagnostik wird der Alkoholismus in unterschiedliche Typen eingeteilt. Am bekanntesten ist die Einteilung nach Jellinek (1952) in Alpha- bis Epsilon-Alkoholismus, die zunehmend kontrovers diskutiert wird, weil ihre Brauchbarkeit in der differentialdiagnostischen Praxis umstritten ist. In der Zwischenzeit gibt es eine größere Anzahl weiterer **Typisierungen des Alkoholismus** (Funke et al., 1987). So wurde z. B. vorgeschlagen, Alkoholiker zwei Obergruppen zuzuordnen, nämlich einer Gruppe, in welcher die grundsätzlich Einsichtigen zusammengefaßt werden, d. h. solche Alkoholiker, die ihren Zustand erkennen, und die Gruppe der Alkoholiker mit mangelndem Problembewußtsein. Die Gruppe der Einsichtigen läßt sich in drei Untergruppen einteilen:

1. Alkoholiker, die ihre Trinkmotive im wesentlichen positiv darstellen und ein hohes Maß an „sozialem Trinken“ aufweisen. Überwiegend fallen Männer in diese Gruppe. Der Therapieerfolg dieser Gruppe ist relativ groß.
2. Bei den Personen der zweiten Untergruppe herrscht ein hoher Leidensdruck vor. Vielfach sind sie depressiv. In dieser Gruppe sind überdurchschnittlich viele Frauen vertreten. Die Therapie ist schwierig. Es kommt häufig zum Abbruch der Behandlung.
3. Bei der dritten Untergruppe handelt es sich um Trinker, die wenig positive Trinkmotive angeben, kaum zu den so-

zialen Trinkern zu zählen sind, aber auch wenig negative Konsequenzen des Trinkens angeben. Im Falle einer Therapie ist die Erfolgsrate auch in dieser Gruppe relativ hoch.

Zu den Alkoholikern mit mangelndem Problembewußtsein gehören zwei Untergruppen.

1. Zu der einen Untergruppe zählen die Gewohnheitstrinker, die auch gesellige Trinker sind. Der therapeutische Erfolg in dieser Gruppe ist mäßig.
2. Die letzte Untergruppe ist charakterisiert durch wenig soziale und positive Trinkmotive. Angehörige dieser Untergruppe problematisieren ihr Trinkverhalten nicht. Die Erfolgsaussichten bei einer Therapie sind sehr niedrig.

Alkohol wird zwar seit Jahren als **Krankheit** anerkannt, jedoch wird in letzter Zeit die Frage gestellt, ob Alkoholismus eine Krankheit im eigentlichen Sinne ist. Als Begründung dafür, daß Alkoholismus nicht als Krankheit im üblichen Sinne anzusehen sei, wird unter anderem angeführt, daß dem Alkoholismus kein einheitliches Phänomen zugeordnet werden kann, und daß es nicht möglich sei, eine klare Trennungslinie zwischen Alkoholikern und Nicht-Alkoholikern zu ziehen. Weiterhin gibt es keine einheitliche Persönlichkeitsstruktur, die eine Person dazu bestimmte, Alkoholiker zu werden. Alkoholiker unterliegen nicht notwendigerweise einem Kontrollverlust über die Alkoholmenge, die sie zu sich nehmen. Auch stimme es nicht, daß ehemalige Alkoholiker eine absolute Abstinenz einhalten müßten und sie andernfalls, auch bei geringsten Alkoholmengen, rückfällig würden. (Jacobi, 1987). Die hier wiedergegebenen Auffassungen werden von den Selbsthilfegruppen der Anonymen Alkoholiker nicht geteilt, finden aber z. T. unter Psychiatern Zustimmung.

Die **Gründe für überhöhten Alkoholgenuß** sind sehr vielfältig und können mit der Arbeitssituation, dem Freizeitverhalten und der Familie des Betroffenen sowie mit der gesellschaftlichen Akzeptanz des Alkoholkonsums zusammenhängen. Beispielsweise sind Geburtstage, Weihnachtsfeiern oder Betriebsausflüge in den Arbeitsbereichen Wissenschaft sowie Handwerk/Technik häufig Anlaß für einen hohen Alkoholkonsum. Auch zwischen den Arbeitsbedingungen und dem Alkoholkonsum wurden Zusammenhänge ermittelt: der Entscheidungsspielraum, die Tätigkeitsvielfalt oder der Arbeitsdruck wirkten sich auf den Alkoholkonsum aus (Lausser et al, 1986). Allerdings fehlen bisher systematische umfassende Untersuchungen zum Einfluß der Arbeitswelt auf den Alkoholkonsum.

4.2.4 Prävention und Therapie

Alkoholismus nimmt in der Regel keinen schnellen progredienten Verlauf. Vielfach läßt der Alkoholiker viele Jahre verstreichen, ehe er ärztliche Hilfe sucht. Ist der Alkoholismus noch nicht offensichtlich, gibt er Anlaß zu häufigen Fehldiagnosen, weil die sorgfältige **Erhebung einer Alkoholanamnese** versäumt wurde. So können z. B. die in der Folge von übermäßigen Alkoholkonsum auftretenden gastrointestinalen Beschwerden als Magenulkus, Virushepatitis oder auch Gallensteinleiden mißdeutet werden. Neuropsychiatrische Erscheinungen können als Epilepsie mißdeutet werden. Gewöhnlich erscheint der Alkoholiker auch nicht wegen seines übersteigerten Alkoholkonsums beim Arzt, sondern wegen Folgeerkrankungen. Häufig versucht er, auch gegenüber dem Arzt, seinen Alkoholismus zu verbergen.

Für präventive Maßnahmen sollten Ärzte es sich zur Gewohnheit machen, nach **frühen Zeichen eines bereits bestehenden Alkoholismus** zu fahnden. Zu den ersten Anzeichen zählen häufiges Sodbrennen, ungewöhnlich starke Hustenanfälle insbesondere am Morgen, Tachykardien, Hypertonus und Tremor im mittleren Alter. Angstzustände, Gespanntheit und Streß können sowohl die Ursache als auch die Folge überhöhten Alkoholkonsums sein. Nicht ungewöhnlich ist es, wenn der Patient in solchen Fällen noch zusätzlich Tranquilizer einnimmt. Verletzungen, hervorgerufen durch angebliche Stürze, wobei der Unfallhergang nicht eindeutig nachvollziehbar ist, können ein Anhaltspunkt für Vorfälle während einer Alkoholintoxikation sein, insbesondere wenn diese Ereignisse sich häufen. Vielfach geben Alkoholiker ungern ihre Trinkmengen an, sind aber durchaus bereit, ihre Trinkgewohnheiten zu offenbaren, welche dann einen Anhalt für eine Alkoholkrankheit geben (Davis, 1977). Ein Leitfaden für Ärzte über Alkoholismus kann von der Bundeszentrale für gesundheitliche Aufklärung, Köln, angefordert werden.

Da Alkoholabhängigkeit im sozialversicherungsrechtlichen Sinn als Krankheit anerkannt ist, gibt es über die Arztpraxis hinaus vielfältige Hilfen. Zur **Behandlung des Alkoholismus** sind Beratungsstellen, Kliniken und Rehabilitationseinrichtungen vorhanden. Neben der medizinischen Behandlung ist die individuelle Beratung und Führung notwendig, die z. B. für Jugendliche bei den freien Trägern der Jugendhilfe und den Jugendämtern durchgeführt wird. Zum Einsatz kommen weiterhin Gruppenarbeit und die Teilnahme an den Aktivitäten bestimmter Selbsthilfegruppen, wie z. B. die „Anonymen Alkoholiker" (Gallant, 1989). Außerdem gibt es Leistungen der Rentenversicherungen zur Rehabilitation Alkoholabhängiger.

Es ist sicherlich unrealistisch anzunehmen, daß der Alkohol völlig aus der Gesellschaft verbannt werden könnte. Die Erfahrungen der Prohibition in den USA in der ersten Hälfte des 20. Jahrhunderts zeigen, welche unerwarteten und gefährlichen Konsequenzen sich aus dieser übersteigerten Maßnahme ergaben. Dennoch erkannte man bereits in der Antike die Notwendigkeit, daß übermäßiger Alkoholkonsum zu kontrollieren sei.

Ein **absolutes Alkoholverbot** sollte für den Straßenverkehr und während der Schwangerschaft gelten. Auch das Arbeitsleben, insbesondere in den Bereichen, wo die Unfallgefahr groß ist, sollte alkoholfrei sein.

Grundsätzlich kann der Alkoholkonsum dadurch reduziert werden, daß seine **Verfügbarkeit** herabgesetzt wird, und durch entsprechenden Einfluß auf die **Trinkgewohnheiten** der Bevölkerung. So kann durch Verordnungen und Gesetze der Verkauf von Alkoholika auf bestimmte Orte beschränkt werden, Öffnungszeiten von Restaurants, Bars, Kneipen können herabgesetzt werden. Erhöhte Steuern führen zu hohen Preisen, was den Konsum einschränkt. Einfluß auf Trinkgewohnheiten kann über Gesetze genommen werden, die das Fahren unter Alkoholeinfluß verbieten bzw. einschränken, Bestimmungen, welche die Werbung für alkoholische Produkte begrenzen, sowie durch Gesundheitserziehung und Rehabilitation. Einige dieser Maßnahmen kommen auch in Deutschland zur Anwendung. Zu nennen sind hier Bestimmungen, welche das Autofahren mit vorangegangenem Alkoholkonsum regeln, sowie Einschränkungen der Öffnungszeiten von Gaststätten, Bars etc. Daß der Alkoholkonsum in Deutschland durch Steuerbelastungen auf alkoholische Produkte wesentlich eingeschränkt würde, darf bezweifelt werden. Der Verkauf und Ausschank von alkoholischen Getränken an Kinder unter 18 Jahren ist verboten. Das Verbot wird jedoch nur unvollkommen durchgesetzt und häufig sowohl von den Anbietern als auch von den Verbrauchern durchbrochen.

Die Prävention bei **Jugendlichen** sollte weniger darauf achten, wieviel Alkohol im Durchschnitt während einer Woche getrunken wird, sondern zu welchem Zeitpunkt und aus welchen Anlaß es zu einem hohen Alkoholkonsum kommt. In der Schule durchgeführte Programme sollten so geartet sein, daß sie die Kinder und Jugendlichen nicht unbeabsichtigt zum Experimentieren mit dem Alkoholkonsum verführen.

4.3 Rauchen

4.3.1 Epidemiologie des Rauchens

Der Genuß von Alkohol und Tabakwaren ist gesellschaftlich sanktioniert. Im Gegensatz zum Alkoholkonsum sind die akuten Wirkungen beim Rauchen, abgesehen von der Rauchbelästigung, gering. Der Raucher verhält sich nicht auffällig und störend wie viele Trinker in der Exitationsphase. Unmittelbar dem Rauchen zuzuschreibende soziale und rechtliche Komplikationen treten selbst bei süchtigen Rauchern in

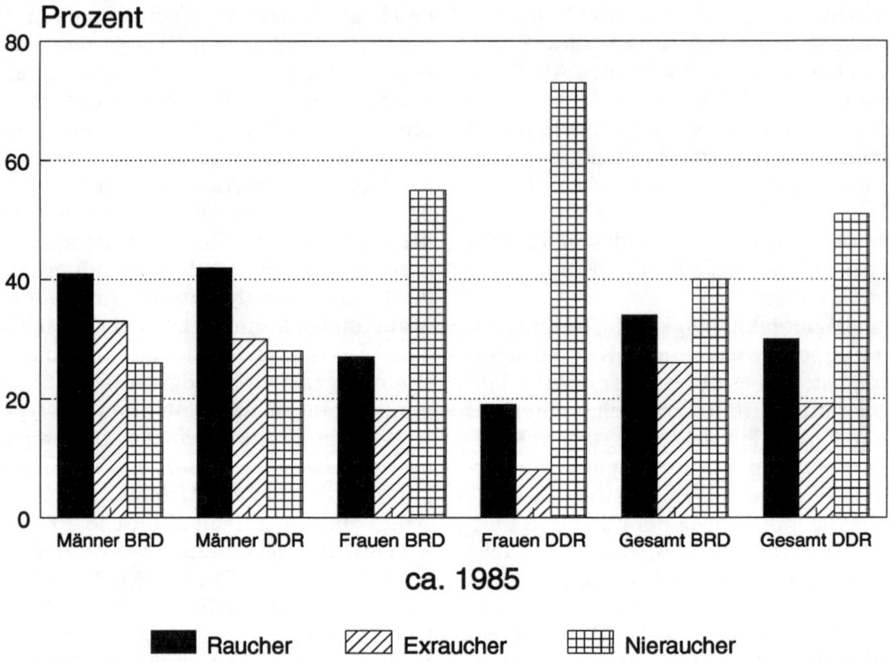

Abb. 4.6 Raucher, Exraucher und Nieraucher, Altersgruppe 25 – 64 Jahre (nach Junge, 1991)

der Regel nicht auf. Gesundheitsschäden durch Rauchen werden sehr viel später manifest, als dies beim Alkoholiker der Fall ist.

Für 1985 liegen Daten über die **Rauchgewohnheiten** für die damalige Bundesrepublik und die DDR vor, die es erlauben, die Situation in den beiden Regionen zu vergleichen (Abb. 4.6). Nach einem steilen Anstieg des Raucheranteils in den 50er und 60er Jahren rauchten 1985 in der Altersgruppe der 25 bis 64jährigen über 40 % der Männer in der Bundesrepublik. Die Männer in der damaligen DDR rauchten etwa genausoviel wie die Männer der Bundesrepublik. Unterschiede gab es für die Frauen der DDR, die weniger rauchten als diejenigen in der Bundesrepublik. Insgesamt nimmt der Zigarettenkonsum seit etwa 1985 in der alten Bundesrepublik nicht mehr zu. Der Raucheranteil bei Frauen und Männern gleicht sich immer mehr an und ist bei Jugendlichen und jüngeren Erwachsenen bereits nahezu gleich.

Bei Männern sind insbesondere die **sozio-ökonomisch benachteiligten Bevölkerungsanteile** unter den Rauchern vertreten. Nicht einheitlich wird die Verteilung der Raucherinnen auf die soziale Schichtung der Bevölkerung beurteilt. Manche Untersuchungen zeigen auch hier eine Benachteiligung der sozial schwachen Schichten, andere Untersuchungsergebnisse sprechen eher dafür, daß insbesondere gebildete, erfolgreiche Frauen rauchen. Es werden vorwiegend Zigaretten geraucht. Der Verbrauch an Zigarren, Zigarillos und Pfeifentabak geht kontinuierlich zurück. 1982 kam es wegen einer Steuererhöhung auf Zigaretten zu einem Anstieg des Feinschnitt-Verbrauches. Viele Raucher drehten sich ihre Zigaretten selbst. Der Feinschnitt-Verbrauch ist aber nunmehr wieder rückläufig.

Der **Verbrauch an Tabakwaren** ist im Zeitverlauf gestiegen (Abb. 4.7). Nach einer Erhebung von 1985 liegt er bei den 40 bis 64jährigen Männern durchschnittlich bei 22 Zigaretten täglich, bei den gleichaltrigen Frauen bei 16 Stück.

Als Beispiel der Schadstoffbelastung, sind in Abb. 4.8 die Teer- und Nikotinmen-

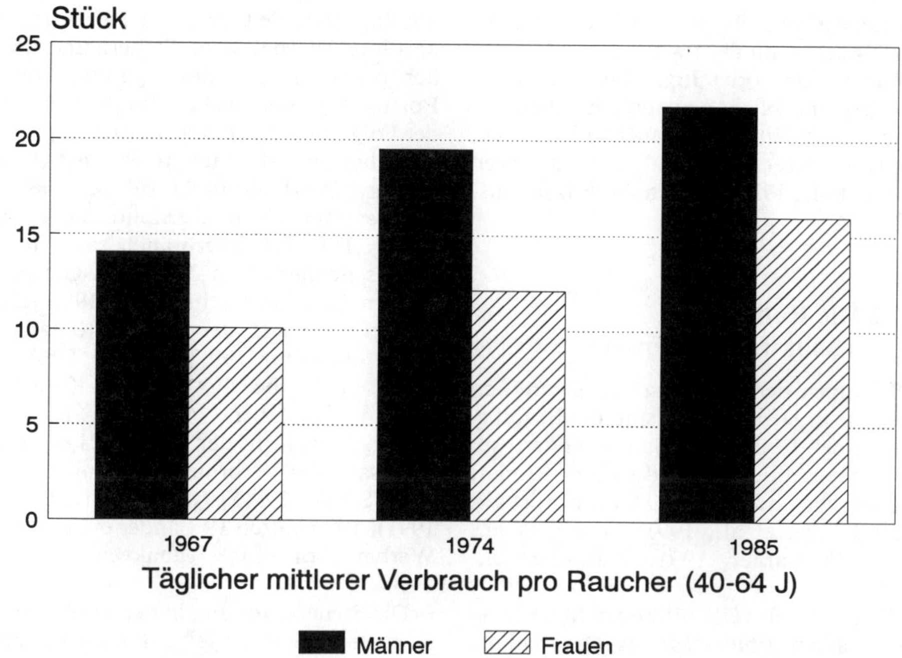

Abb. 4.7 Täglicher Zigarettenverbrauch pro Raucher (nach Junge et al., 1989)

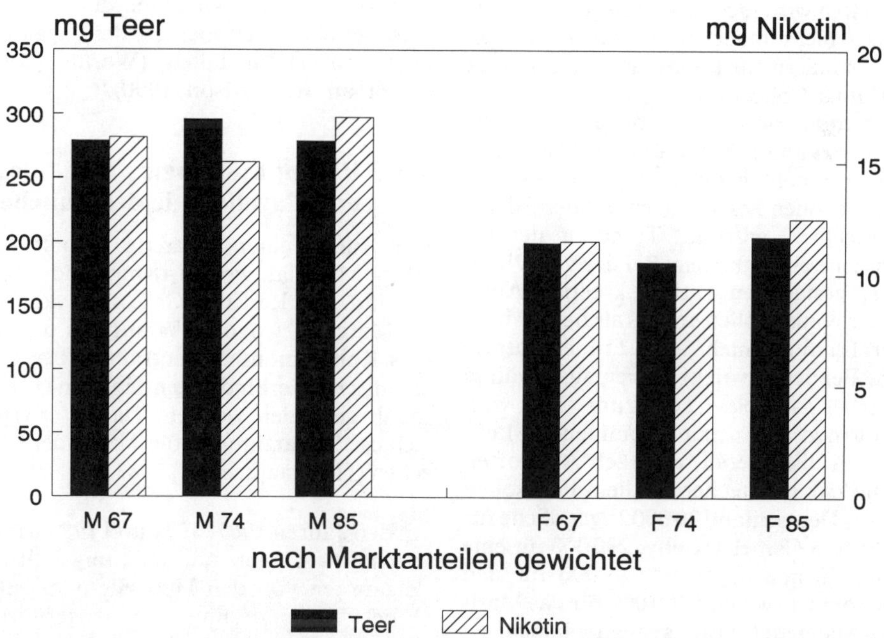

Abb. 4.8 Tägliche Teer- und Nikotinmengen pro Raucher 1967, 1974 und 1985 (nach Junge et al., 1989)

gen angegeben, die im Durchschnitt 1985 vom Raucher inhaliert wurden.

Wer als **Kind** oder **Jugendlicher** zu Rauchen beginnt, bleibt gewöhnlich dabei. Die Gefahr, daß Kinder zu rauchen beginnen, wächst im Alter zwischen 11 und 13 Jahren (Swan et al., 1990; Holland & Fitzsimons, 1991).

4.3.2 Die Rolle der Tabakwarenindustrie

Zielgruppen der **Werbung** der Zigarettenindustrie in Deutschland sind die Bevölkerung in den fünf neuen Bundesländern sowie in Gesamtdeutschland speziell Kinder, Jugendliche und Frauen (Di Franza, et al., 1991; Pierce, et al., 1991; Fischer et al., 1991; Humburger, 1991; Warner et al., 1992).

Weit mehr als zehn Millionen Mark investierte allein Philip Morris Deutschland 1992 in seine Reise-Abenteuer. Reynolds in Köln schickte bereits 1980 erstmals junge Deutsche in den Urwald des brasilianischen Amazonasbeckens zur Camel Trophy. Die Werbewirksamkeit der Camel Trophy für Zigaretten wird nicht dadurch geschmälert, daß sie nicht mehr direkt für Zigaretten wirbt, sondern für Kleider und Accessoires der Camel-Collection.

Die Industrie geht davon aus, daß die Werbewirkung schon dann einsetzt, wenn die Konsumenten sich nur geistig mit solchen Aktionen beschäftigen. Außerordentlich geschickt wird auf Trends in der Jugendscene eingegangen. Bei der von Philip Morris gestarteten Aktion „kreatives Amerika-Erlebnis“ sollen anders als beim Abenteuer-Team nunmehr auch Frauen mitmachen. Bei dem Projekt fahren ausgewählte Bewerber nach New York zum „Talk with Tomorrow“ um „mit prominenten Leuten... zu diskutieren, die nach Antworten für die Zukunft suchen.“ Allein 1992 sollen sich aus Deutschland 20000 Jugendliche für die Aktion Camel Trophy, 280000 für eine Aktion „come together“, 90000 für den „talk tomorrow“ und 400000 für das Marlboro-Abenteuer-Team gemeldet haben.

Eine Reihe von Ländern hat **Werbeverbote** und **Preiserhöhungen** für Tabakwaren durchgesetzt. Seit 1975 hat Norwegen ein absolutes Werbeverbot. Steuern und Abgaben betragen 85 % des Zigarettenpreises. Portugal hat seit 1983 ein Werbeverbot mit der Folge einer Senkung des Pro-Kopf-Verbrauches an Tabak um 16 Prozent (Humburger, 1991). Kanada führte 1989 ein Werbeverbot ein und erhöhte die Tabaksteuer. Der Tabakverbrauch sank in Kanada schneller als in den USA. Gemessen an den Preisindices im Jahre 1981 (Basis 100) erhöhte sich der Preis in Kanada im Jahre 1989 auf 199,3, in den USA auf 155,1. 1981 betrug der Pro-Kopf-Verbrauch der über 15jährigen Kanadier 3,52 kg Tabak, in den USA 3,21 kg. Ende 1989 sank der Verbrauch in Kanada und in den USA auf 2,48 kg (Kaiserman & Rogers, 1991). 1990 hatten 19 Länder ein absolutes Werbeverbot für Tabakwaren (Raw, 1990).

Die Steuererhöhung in den USA, welche zu einer 10 % Preissteigerung führte, hatte eine Abnahme des Zigarettenkonsums bei Erwachsenen von 2 % bis 5 % zur Folge. Bei wirtschaftlich schwachen Bevölkerungsgruppen wie z. B. bei Jugendlichen und Kindern, aber auch in Entwicklungsländern kann die Abnahme des Verbrauches bei einer Verteuerung der Zigaretten noch stärker ausfallen (Warner, 1990; Chapman, Richardson, 1990).

4.3.3 Pathophysiologie, Toxikologie und Psychologie des Rauchens

Der Rauch einer Zigarette enthält etwa 50 mg Material, wovon 18 mg solide Partikel sind. Der Rest sind Gase und evaporiertes Material, wovon 5 % auf das toxische Gas Kohlenmonoxyd entfällt. Über 4000 chemische Verbindungen sind im Tabakrauch gefunden worden. Davon erwiesen sich ca. 50 karzinogen für Tiere oder Menschen (Hoffmann et al., 1983).

In den Jahren 1967, 1974 und 1985 wurde der mittlere Teer- und Nikotingehalt der Zigaretten von den Herstellern gesenkt. Eine Verminderung der zugeführten Schadstoffmenge wurde dadurch nur bedingt erreicht. Bei nikotinärmeren Zigaretten kompensiert der Raucher, indem er mehr und intensiver raucht, tiefer inhaliert und kürzere Zigarettenstummel zurückläßt. Bei Filterzigaretten verschließt der Raucher mit den Lippen die Poren und versucht so, den niedrigeren Teer- und Nikotingehalt auszugleichen. Wenn ihm dies nicht gelingt, dann raucht er eine größere Anzahl von Zigaretten in kürzeren Abständen.

Insbesondere Nikotin scheint für die Entstehung von **Arteriosklerose** und **kardiovaskulären Erkrankungen** verantwortlich zu sein (McBride, 1992). Die im Zigarettenrauch zu findenden **Karzinogene** gehören u.a. zu den polyaromatischen Kohlenwasserstoffen, Nitrosaminen, aromatischen Aminen, Aldehyden, nicht-organischen Substanzen und radioaktiven Stoffen (Newcomb, 1992). **Chronische obstruktive Lungenerkrankungen** sind eine weitere Ursache für die hohe Morbidität und Mortalität der Raucher.

Die **Konzeptionsfähigkeit der Raucherin** und die **Zeugungsfähigkeit des Rauchers** sind herabgesetzt. Bei der Raucherin spielt möglicherweise ein erniedrigter Östrogenspiegel eine Rolle, der auch für das vorzeitige Altern rauchender Frauen verantwortlich gemacht wird. Durch Rauchen wird der Zervixschleim verändert, was zu Mobilitätseinbußen der Spermien führt. Beim Raucher kann es über arterielle Gefäßveränderungen und Durchblutungsstörungen zur erektiven Impotenz kommen. Rauchen hat aber auch Auswirkungen auf die Anzahl, Beweglichkeit und Morphologie der Spermatozoen und damit auf die Zeugungsfähigkeit.

Bei einer rauchenden Schwangeren wird die **Plazentafunktion** beeinträchtigt. Es kommt zu einer Unterversorgung des fötalen Blutes mit Sauerstoff und zum Transport von Schadstoffen des Tabaks in den kindlichen Kreislauf. Die Folge kann eine Reduktion des Geburtsgewichts sein. Frauen, deren Mütter während der Schwangerschaft geraucht haben, können eine reduzierte Fertilität aufweisen.

Vom Raucher gewünscht und erwartet sind die Wirkungen des Nikotins als **Psychopharmakon**. Andere pharmakologische und nichtpharmakologische Faktoren haben als Sekundärverstärker eine zusätzliche Bedeutung: zu unterscheiden sind Genußrauchen, wobei meist eine nur geringe Zigarettenzahl geraucht wird, vom Konflikt- oder Streßrauchen (neurotisches Rauchen) bei Nervosität und zum Zwecke der Konzentrationssteigerung sowie das Rauchen in Krisensituationen und bei Verstimmungen, wobei der Tranquilizereffekt des Nikotins vom Raucher genutzt wird.

Ehe Rauchen zur Gewohnheit bzw. Sucht wird, können einzelne Phasen durchlaufen werden: In der **Vorbereitungsphase** festigt sich die Einstellung zum Rauchen. In der **Initiationsphase** wird das Rauchen ausprobiert. In der **Experimentationsphase** wird das Rauchen erlernt, ehe die letzte Phase erreicht ist, in der Rauchen zur **ständigen Gewohnheit bzw. Sucht** geworden ist (Holland & Fitzsimons, 1991). Nicht alle Raucher werden süchtig (Opitz, 1992; Tölle, 1992).

Süchtiges Rauchen ist gekennzeichnet durch einen hohen täglichen Verbrauch (Kettenraucher), Fortsetzung der Gewohnheit trotz erheblicher Beschwerden, Selbstbeurteilung als Gewohnheit oder Sucht, Weiterrauchen trotz negativer Einstellung dazu (kognitive Dissonanz). Alle wichtigen Merkmale der Abhängigkeit können beim Raucher auftreten, wie Dosissteigerung, zwingendes Rauchen, häufige erfolglose Abstinenzversuche und Entziehungssymptomatik bestehend aus Unruhe, gesteigertem Appetit, Ängstlichkeit und Spannung.

Eine Vielzahl von Umständen bestimmen, ob Kinder und Jugendliche zu Rauchern werden (Swan et al., 1990; Holland & Fitzsimons, 1991). Zu den Risikofaktoren gehören rauchende Geschwister, Freunde und Vorbilder. Verbote der Eltern, das Rauchen zu unterlassen, sind wirkungslos. Das Rauchverhalten der Eltern beeinflußt Mädchen mehr als Jungen; für beide Geschlechter ist es insbesondere das gute bzw. schlechte Vorbild der Mutter, welches zum Ausschlag kommt.

4.3.4 Passivrauchen

Als die US-amerikanische „Environment Protection Agency (EPA)“ 1991 den Schluß zog, daß Mitrauchen gesundheitsschädlich sei, und dies über die Nachrichtenagenturen bekannt gab, erschienen in deutschen Zeitungen Meldungen mit der Überschrift: „Wenn Rauchen erst als Körperverletzung gilt. In den USA befürchten Tabakhersteller eine Flut von Klagen.“ (Tagesspiegel, 25. 6. 1991). Deswegen werden die Ergebnisse der Studien, welche die schädlichen Wirkungen des Passivrauchens untersuchten, besonders kritisch diskutiert.

Was in der internationalen Literatur als „Umweltrauch“ (environmental tobacco smoke – ETS) bezeichnet wird, setzt sich etwa zu 85 % aus **Nebenstromrauch** und zu 15 % aus dem vom Raucher ausgeatmeten **Hauptstromrauch** zusammen, dem unter Umständen der Nichtraucher ausgesetzt ist. Messungen unter kontrollierten Bedingungen ergaben, daß die Mehrzahl der Schadstoffe des Tabakrauches im Nebenstromrauch in vielfach höheren Konzentrationen auftreten als im Hauptstromrauch.

Die Konzentration des **„Umweltrauches“** hängt von einer Vielzahl von Faktoren ab, wie z. B. Raumgröße, Ventilation, Temperatur, Feuchtigkeitsgrad, Anzahl der sich in dem betreffenden Raum befindlichen Personen und die Anzahl und die Art der gerauchten Zigaretten. Der Verdünnungseffekt scheint keineswegs so groß zu sein, daß es nicht zu einer Schädigung der Nichtraucher kommen könnte. Zum einen ließen sich erhöhte Schadstoffkonzentrationen auch unter alltäglichen Bedingungen in umschlossenen Räumen messen. Um eine Kohlenmonoxydkonzentration von unter 2,0 ppm in einem Raum mit Rauchern zu erhalten, muß die Ventilation zwei bis viermal größer ausgelegt sein, verglichen mit Räumen, in denen nicht geraucht wird. Weiterhin lassen sich Nikotin, sein Stoffwechselprodukt Cotinin und Karzinogene im Urin, Blut und im Speichel von Nichtrauchern, welche Umweltrauch ausgesetzt waren, messen.

Unter den Nichtrauchern haben 16 % der Männer und 29 % der Frauen eine(n) Partner(in) zu Hause, der (die) raucht. Am Arbeitsplatz sind von den Nichtrauchern 29 % der Männer und 22 % der Frauen Tabakschadstoffen ausgesetzt. Da Raucher sich insbesondere in den Altersgruppen der Erwachsenen finden, welche als Väter bzw. Mütter Kinder groß ziehen, ist der hohe Anteil der den Tabakschadstoffen ausgesetzten Kinder erklärlich (Junge, 1991, 1991a).

Eine große Anzahl von Nichtrauchern wird durch Tabakqualm erheblich belästigt. Es kann zu Irritationen der Augen und der Nase kommen. Es können sich Husten, Kopfschmerzen, Schwindel und Bronchitis einstellen.

Kohorten- und Fall-Kontroll-Studien haben gezeigt, daß **Kinder rauchender Eltern** etwa doppelt so häufig an akuten Atemwegserkrankungen leiden. Vermehrt treten bei Kindern, die Tabakrauch ausgesetzt sind, im Alter zwischen 18 Monaten und 8 Jahren Mittelohrentzündungen auf. Schulkinder, deren Mütter rauchen, sind dem Risiko ausgesetzt, im Wachstum etwas zurückzubleiben, und ihre Lernfähigkeit kann herabgesetzt sein. Sowohl mütterliches als auch – weniger ausgeprägt – väterliches Rauchen wird in epidemiologischen Studien mit einem erhöhten Risiko für Non-Hodgkin-Lymphome, akute lymphoblastische Leukämie, Wilms-Tumor und im Erwachsenenalter mit Lungenkrebs in Verbindung gebracht. Nichtraucherschutz-Regelungen, z. B. am Arbeitsplatz oder in öffentlichen Gebäuden, kommen den Erwachsenen zugute. Kinder sind dagegen in der Wohnung oder im Auto schutzlos dem Rauch ihrer Eltern ausgesetzt.

Wieweit „Umweltrauch“ beim Nichtraucher das Risiko für Lungenkrebs und Herz-Kreislaufkrankheiten erhöht, wurde in einer Reihe von Studien untersucht. Als ideale Untersuchungsgruppe schienen sich Ehefrauen rauchender Männer anzubieten. Die erste, international bekannte Studie dieser Art wurde in Japan durchgeführt. Die Ergebnisse dieser Studie sind unter der Studiennummer 1 in Abb. 4.9 aufgezeigt (Hirayama, 1981). Die Studie gehört zu den wenigen Kohortenstudien und ergab ein signifikant erhöhtes relatives Risiko für

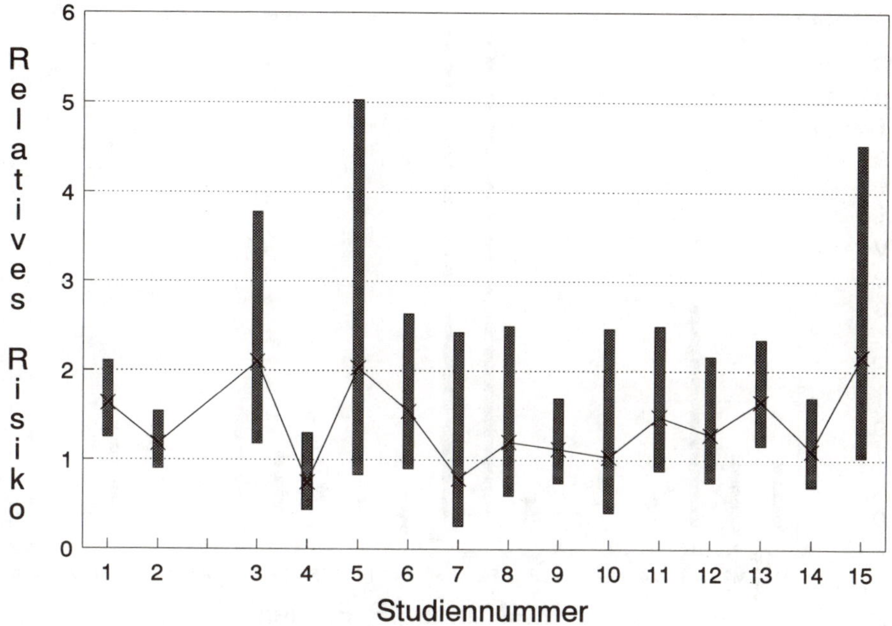

Abb. 4.9 Passivrauchen und Lungenkarzinom, relatives Risiko mit 95 % c.l.

Lungenkarzinome durch Passivrauchen. Eine weitere Kohortenstudie, in Abb. 4.9 als Nr. 2 aufgeführt, ergab kein signifikant erhöhtes Risiko für nichtrauchende amerikanische Ehefrauen rauchender Partner.

Die Studien Nr. 3 bis 15 in Abb. 4.9 sind Fall-Kontroll-Studien. Eine der ersten bekannteren Studien dieser Art ist unter Nr. 3 aufgeführt und stammt aus Griechenland (Trichopoulos et al., 1981). Gegenstand auch dieser Untersuchung war das Auftreten von Lungenkrebs bei Frauen, die selbst nicht rauchten, aber ihre Ehemänner. Auch diese Studie zeigte ein signifikant erhöhtes relatives Risiko für Passivrauchen und das Auftreten von Lungenkrebs.

Insgesamt liegen bis heute 23 epidemiologische Studien vor, welche in ihrer Gesamtheit den Schluß zulassen, daß ein Zusammenhang zwischen Passivrauchen und Lungenkrebs bei Nichtrauchern besteht.

Das „Committee on Passive Smoking of the National Research Council" (1986) der USA fand, daß die Datenlage von 13 Studien eine zusammenfassende Analyse erlaubt, und errechnete ein signifikant erhöhtes relatives Risiko für Frauen von 1,34 mit einem Konfidenzinterval von 1,16 bis 1,51. Für Männer ergab sich ebenfalls ein erhöhtes relatives Risiko (1,62) welches aber nicht signifikant war (Konfidenzinterval: 0,99 zu 2,64).

Eindeutiger als für Lungenkrebs ist der Zusammenhang zwischen Passivrauchen und **Herz-Kreislauf-Krankheiten** nachzuweisen (Abb. 4.10) (Glantz et al., 1991). Beim Vergleich der Resultate der einzelnen Studien ist die Konsistenz der Ergebnisse bemerkenswert groß.

4.3.5 Prävention

Mit dem Ziel, Raucher zu entwöhnen und zu verhindern, daß Personen mit dem Rauchen beginnen, sind Präventionsmaßnahmen sowohl in der Gesellschaft als auch beim Individuum anzusetzen.

Im Rahmen der Vereinheitlichung der Bestimmungen in der Europäischen Ge-

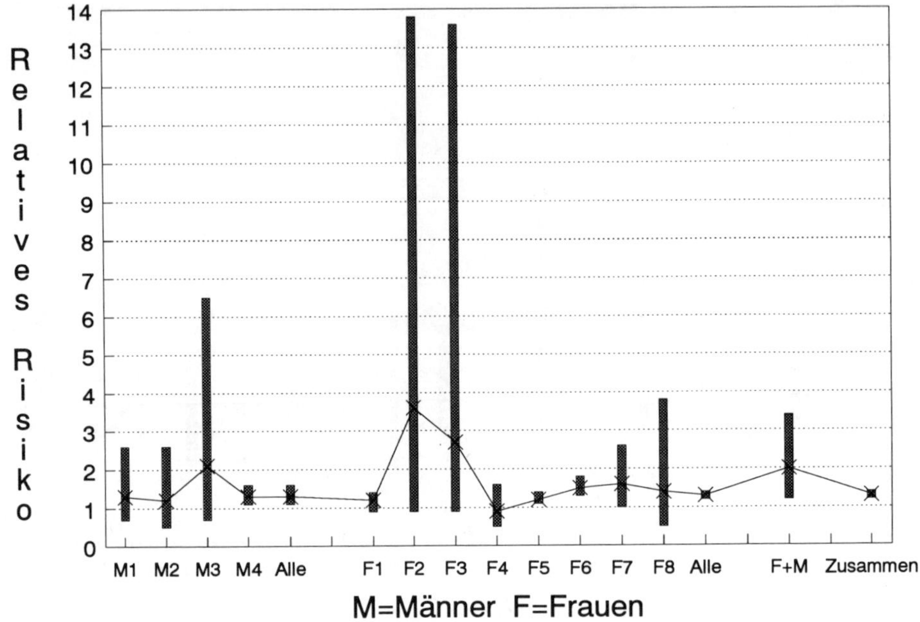

Abb. 4.10 Passivrauchen und Herz-Kreislauf-Krankheiten, relatives Risiko mit 95 % c.l.

meinschaft werden sich in Deutschland die Bedingungen für die **Zigarettenindustrie** verschlechtern. Vorgesehen ist ein verschärftes Verbot, in der Öffentlichkeit zu rauchen, zusammen mit der Vorschrift, klar definierte Nichtraucherzonen z. B. in Restaurants einzurichten. Die Warnungen auf den Zigarettenpackungen sollen verschärft werden. Günstig wäre, wenn es zu einer Verordnung käme, welche einprägsame Warnungen mit wechselndem Wortlaut vorsieht. Untersuchungen haben gezeigt, daß die Motivation, das Rauchen aufzugeben bzw. davon Abstand zu nehmen, steigt, wenn eine entsprechende Unterstützung von möglichst vielen Stellen und Quellen ausgeht. Wechselnde Warnhinweise könnten hierzu beitragen.

Weiterhin sollen Zigaretten mit einem hohen Teergehalt vom Vertrieb ausgeschlossen werden. Letztlich soll die obere Grenze bei 12 mg Teer pro Zigarette liegen. Inwieweit hierdurch tatsächlich eine Verminderung der Gesundheitsschädigung des Rauchers erreicht werden kann, ist umstritten. Die Einschränkung des Verkaufes von Zigaretten an Kinder und Jugendliche könnte über das Verbot, Zigaretten über Automaten zu vertreiben, verstärkt werden.

Etwa zwei Drittel aller Raucher, die sich das Rauchen abgewöhnen wollen, werden wieder rückfällig. Desto wichtiger ist, daß **Kinder und Jugendliche** vom Rauchen abgehalten werden. Anti-Raucherprogramme sollten für diese Personengruppen bereits im Alter von ca. 11 Jahren beginnen. Zusätzliche Anstrengungen sind für die Altersgruppe der 14- bis 16-jährigen notwendig, weil in diesem Alter häufig der Wechsel von der Experimentierphase zur Phase des regelmäßigen Konsums liegt. Bei der Gestaltung der Programme sind Unterschiede zwischen Mädchen und Jungen zu berücksichtigen, die, wie bereits erwähnt, unterschiedlichen Risikofaktoren ausgesetzt sind, was die Gefahr betrifft, sich das Rauchen anzugewöhnen. Es ist zu empfehlen, die Bemühungen besonders bei den Mädchen zu intensivieren, eine Anti-Raucherhaltung zu erreichen (Swan et al., 1990; Holland, Fitzsimons, 1991).

Wird bei Jugendlichen die Information mit Versuchen gekoppelt, eine **negative Einstellung zum Rauchen** zu erreichen, sind Erfolge zu erzielen, insbesondere, wenn die Eltern in solche Programme mit einbezogen werden. Darüber hinaus ist es wichtig, den Kindern und Jugendlichen die Fähigkeit zu vermitteln, den Versuchungen des Rauchens zu widerstehen. Hierfür ist es notwendig, ihnen die negativen Auswirkungen des Rauchens zu erklären, die Einflußmöglichkeiten der Zigarettenreklame zu erläutern und Wege aufzuzeigen, den schlechten Vorbildern anderer, bereits rauchender Jugendlicher oder rauchender Eltern nicht nachzugeben (Flay, 1985; Epps, Manley, 1992).

Raucherentwöhnungskurse werden in Deutschland vom öffentlichen Gesundheitsdienst, von Volkshochschulen und anderen Einrichtungen angeboten. Auch in Betrieben werden solche Versuche unternommen. Betrieblich organisierte Raucherentwöhnungskurse haben jedoch eine Reihe von Nachteilen gegenüber dem außerbetrieblichen Angebot (Unland, 1992). Hierzu zählen geringe Motivation der Mitarbeiter, mangelnde Offenheit in der Gruppe, da sich die Teilnehmer kennen und einer innerbetrieblichen Hierarchie unterliegen, sowie eine passive Konsumhaltung, da das Fortbildungsangebot nach oder während der Arbeit kostenlos angeboten wird.

Interventionsstudien auf kommunaler Ebene, die unter Einsatz einer Anzahl unterschiedlichster Maßnahmen versuchten, das Rauchen in der Bevölkerung einzudämmen, scheinen erfolgreich zu sein. Schwierigkeiten ergeben sich in der Auswertung solcher Untersuchungen, da der Anteil insbesondere der Kinder und Jugendlichen, der das Rauchen auf Grund der Kampagnen nicht aufnimmt, schwierig zu erfassen ist (Pierce et al., 1990). Auffällig ist, daß Erfolge eher bei Männern als bei Frauen erzielt werden können. Dies trifft auch bei der Deutschen Herz-Kreislauf-Präventionsstudie zu (Hoffmeister, 1992). In dem Berliner Stadtteil Spandau konnte in der Zeit von 1985 bis 1991 der Raucheranteil bei Männern von 53 % auf 44,5 % gesenkt werden, bei Frauen ergaben sich keine statistisch signifikanten Veränderungen. Im Jahr 1985 rauchten 35,8 % der erwachsenen Spandauer Frauen und 1991 36,2 %. In der Referenzpopulation, bestehend aus einer repräsentativen Stichprobe aus der Bevölkerung von Westdeutschland veränderte sich der Prozentsatz der Raucher bei Männern von 41,5 % auf 39,6 % bei Frauen von 27 % auf 28,6 %. Die prozentuale Abnahme der Raucher bei den Männern in Spandau ist deutlich größer als bei der westdeutschen Referenzpopulation.

Jeder Arzt sollte bei jeder sich dafür anbietenden Gelegenheit Argumente gegen das Rauchen vorbringen können. Raucherentwöhnung in der Praxis eines niedergelassenen Arztes braucht pro Besuch nicht sehr zeitaufwendig zu sein. Bei der Vielzahl von Erkrankungen, die der Arzt in seiner täglichen Praxis behandelt und die auf den Tabakkonsum des Patienten zurückgehen, überwiegt der Nutzen einer Raucherentwöhnung mit Unterstützung des Arztes bei weitem den Nutzen jeder anderen diagnostischen und therapeutischen Maßnahme (Manley et al. 1992; Hurt et al., 1992).

Raucherentwöhnung kann durch die Anleitung zur **Selbstbeobachtung** und **alternativem Coping** geschehen. Der Raucher registriert, in welcher Situation er zur Zigarette greift. Durch „alternative Coping-Mechanismen", wie z. B. Flüssigkeit zu sich nehmen, Kaugummi kauen, sportliche Betätigung etc. soll die Konditionierung zur Zigarette durchbrochen werden. Nützlich ist eine „vertragliche" Übereinkunft des Patienten mit seinem Arzt, das Rauchen aufzugeben. Innerhalb von sechs Monaten, nachdem die Rauchgewohnheit aufgegeben wurde, ist der ehemalige Raucher noch stark gefährdet, rückfällig zu werden, und bedarf der weiteren Unterstützung des Arztes. Sowohl der Arzt als auch der Patient dürfen sich durch eine Reihe erfolgloser Versuche nicht entmutigen lassen, eine Entwöhnung erneut zu versuchen. Es ist dem Patienten zu bedeuten, daß vergebliche Versuche bei einer Raucherentwöhnung häufig vorkommen, und daß diejenigen, welche letztendlich Erfolg hatten, den

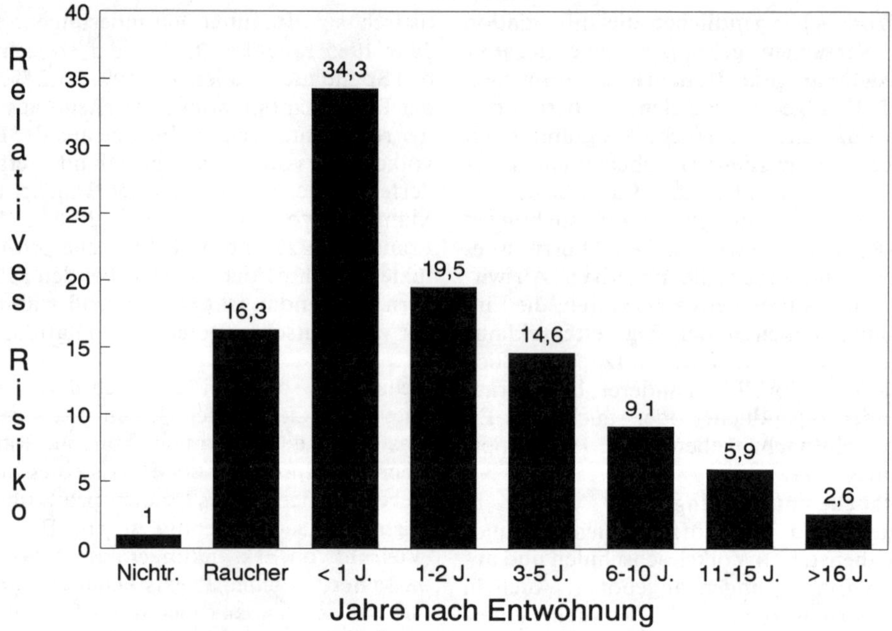

Abb. 4.11 Relatives Risiko für Lungenkrebs nach Raucherentwöhnung bei vormals 20 und mehr Zigaretten pro Tag (nach Samet, 1992)

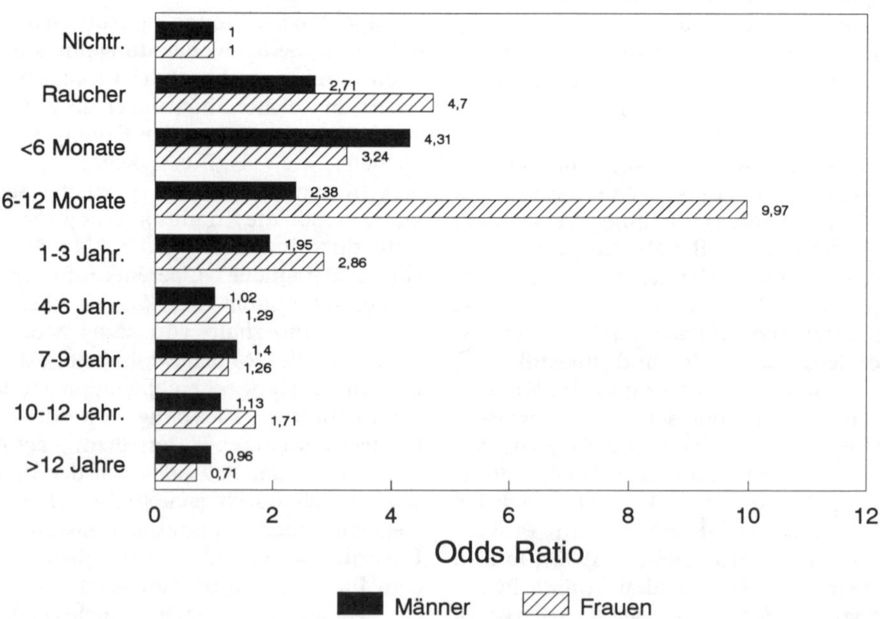

Abb. 4.12 Odds Ratio für einen Myokardinfarkt nach Raucherentwöhnung (nach Dobson et al., 1991)

selben Weg zurückgelegt haben wie der Patient.

Häufige Gründe für den **Rückfall** sind Entzugssymptome, Streßsituationen bei der Arbeit und zu Hause oder Alkoholkonsum, welche die gute Absicht vergessen lassen sowie sozialer Druck von noch rauchenden Arbeitskollegen, Verwandten, Freunden etc., das Rauchen wieder zu beginnen. Für viele Patienten, insbesondere Mädchen und junge Frauen, hat die Gewichtszunahme, welche sich in der Regel einstellt, nachdem das Rauchen aufgegeben wurde, eine wesentliche Bedeutung. Die Gewichtszunahme erklärt sich durch die veränderte Stoffwechsellage durch den Entzug des Nikotins und die häufig zu beobachtende Tendenz, als Kompensation mehr zu essen.

4.3.6 Risikoverminderung nach Entwöhnung

Sind die belastenden Entwöhnungs- oder auch Entzugserscheinungen überwunden, bemerken viele ehemaligen Raucher, daß ihre körperliche Leistungsfähigkeit zunimmt und sie sich insgesamt „besser" fühlen. Die Häufigkeit banaler Infektionen insbesondere des Respirationstraktes nimmt ab. Vielfach folgt der Raucherentwöhnung auch eine **allgemeine Umstellung der Lebensgewohnheiten**, indem weniger Alkohol getrunken und mehr Wert auf eine gesunde Ernährung gelegt wird. Die Verbesserung des allgemeinen Zustandes läßt sich vielfach mit einer positiven Entwicklung der Lungenfunktionsprüfung nachweisen.

Mit epidemiologischen Studien konnte die Verminderung der Mortalität allgemein und des Risikos, an Lungenkarzinomen und Herz-Kreislauf-Krankheiten zu versterben, nach Raucherentwöhnung nachgewiesen werden.

Der scheinbar paradoxe **Anstieg der Mortalitätsraten im ersten Jahr nach der Entwöhnung** erklärt sich aus der Tatsache, daß eine größere Anzahl von Patienten, die bereits krank waren, auf Grund ihrer Krankheit das Rauchen eingestellt hatten, aber innerhalb eines Jahres verstarben. Berücksichtigt man die Daten dieser Personen nicht, ergibt sich auch für das erste Jahr nach Entwöhnung bereits eine Abnahme der Mortalitätsrate. Allerdings sind die Mortalitätsraten der Exraucher auch noch 16 Jahre nach Entwöhnung leicht erhöht. Eine Verminderung der Mortalität nach Entwöhnung zeigen auch Personen in einem Alter von 65 Jahren und darüber.

Ähnlich wie die allgemeine Mortalitätsrate verhält sich das **relative Risiko für Lungenkarzinom** nach Entwöhnung (Abb. 4.11). Auch hier kommt es zunächst zu einer scheinbar starken Erhöhung des Risikos und es bleibt auch nach 16 Jahren und mehr ein etwas erhöhtes Risiko für Exraucher zurück, an Lungenkrebs zu versterben.

Das Risiko von Exrauchern, einen **Myokardinfarkt** zu erleiden, wurde ebenfalls in einer Reihe von Studien untersucht. Als Beispiel soll hier eine neuere Fall-Kontroll-Studie angeführt werden, die ergab, daß schon nach zwei bis drei Jahren ein deutlich verringertes Risiko auftritt (Abb. 4.12). Auch in dieser Untersuchung ergab sich zunächst ein scheinbarer Anstieg der Mortalität an Myokardinfarkt, der insbesondere für Frauen ausgeprägt war, dann aber eine deutliche Risikosenkung in kürzerer Zeit ergab, als dies beim Risiko für Lungenkarzinom der Fall zu sein scheint.

4.4 Unfälle

Jährlich erleiden über 6,5 Millionen Einwohner der alten Bundesländer einen Unfall, bei dem sie sich verletzen. Wer von einem Unfall betroffen wird, begreift diesen meist als schicksalhaftes Ereignis. Jedoch ist eine der wichtigsten Ursachen für Unfälle im menschlichen Verhalten begründet. Verbesserung der Umweltbedingungen allein, z. B. Arbeitsschutzbestimmungen und deren Anwendung, Maßnahmen im Verkehrsbereich wie Regelung durch Ampeln, Verbesserungen des Straßenzustandes, sind keine ausreichende Prävention. Eine weitere Reduzierung der Anzahl der Unfälle muß über **Verhaltensänderungen**

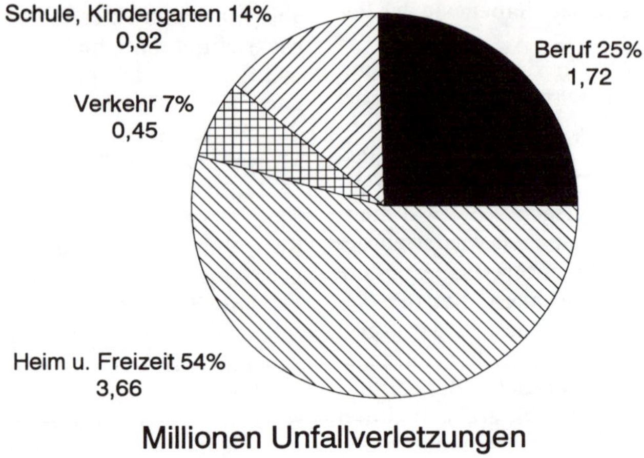

Abb. 4.13 Unfallverletzte in den alten Bundesländern 1990 (Bundesanstalt f. Arbeitsschutz, 1992)

erreicht werden. Hier spielt in erster Linie der Alkoholgenuß in allen Bereichen eine große Rolle. Daneben verursachen aber auch leichtsinniges Verhalten und Unvorsichtigkeit sowie mangelnde Aufsicht insbesondere in der Freizeit eine große Anzahl von Unfällen. Für die Sozialmedizin ist dieser Bereich von besonderer Bedeutung, da sich die Arbeitsmedizin bereits mit den Betriebs- und Wegeunfällen befaßt.

Die durch Unfälle verursachten **Kosten** sind erheblich. Im Jahre 1990 wendeten die Träger der gesetzlichen Unfallversicherung 15,6 Mrd. DM zur Deckung von unfallbedingten Kosten auf. Die volkswirtschaftlichen Kosten, die allein durch Arbeits- und Wegeunfälle verursacht werden, werden für das Jahr 1990 auf 37,0 Mrd. DM geschätzt.

4.4.1 Epidemiologische Übersicht

Über 50 % aller Unfälle ereignen sich im privaten Bereich (Abb. 4.13). Etwa 25 % aller Unfälle stehen im Zusammenhang mit dem Berufsleben, und ca. 7 % aller Unfälle sind dem Verkehr zuzurechnen.

Ein anderes Bild ergibt sich, wenn die Bereiche nach **Schweregrad der Unfälle** einge-

Übersicht 4.2 Kenngrößen der Unfallmortalität 1990

Verkehr	getötete Personen gesamt:	11046
	pro 100 000 Einwohner (ABL):	12,6
	pro 100 000 Einwohner (NBL):	19,1
	pro 1 Mrd. Fahrzeugkilometer (ABL):	17,2
	pro 1 Mrd. Fahrzeugkilometer (NBL):	48,3
Heim und Freizeit (ABL)	tödliche häusliche Unfälle:	6050
	tödliche Sport-/Spielunfälle:	286
Schule und Kindergarten	tödliche Unfälle gesamt:	71
Arbeitsbereich (ABL)	tödliche Arbeitsunfälle:	1558
	tödliche Wegunfälle:	714

ABL = alte Bundesländer, NBL = neue Bundesländer

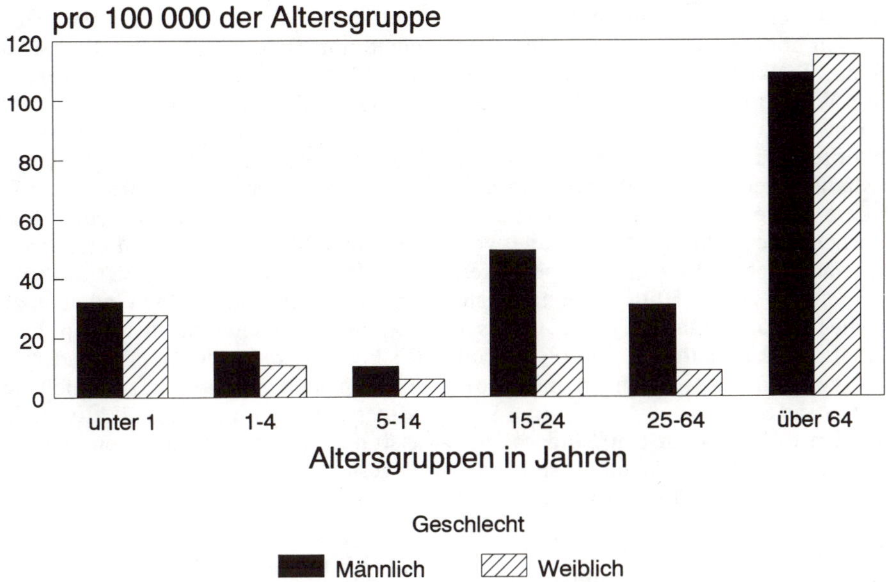

Abb. 4.14 Unfalltote nach Alter und Geschlecht in der Bundesrepublik Deutschland 1986 (nach Weber et al., 1990)

teilt werden. Die schwerwiegendste Folge eines Unfalles ist der Tod. Bei der Unfallmortalität steht der Anteil von Personen, die im Straßenverkehr getötet werden, an erster Stelle. Vergleichsweise häufig ereignen sich tödliche Unfälle zu Hause und in der Freizeit. Die Zahl der Unfalltoten in diesem Bereich überstieg in den alten Bundesländern im Jahre 1990 bei weitem die der Unfalltoten im Arbeitsbereich (Übersicht 4.2).

Das Risiko, einen Unfall zu erleiden, ist entsprechend dem **Alter** und dem **Geschlecht** unterschiedlich. Das Beispiel der Unfallmortalität des Jahres 1986 für die damalige Bundesrepublik gibt dafür einen Anhalt (Abb. 4.14).

Hochrisikogruppen sind Kinder unter einem Jahr, Jugendliche und jüngere Erwachsene sowie ältere Menschen über 65 Jahre. Mit Ausnahme der über 65 Jahre alten Personen haben männliche Individuen ein höheres Risiko, einem Unfall zum Opfer zu fallen als weibliche.

Besonders auffällig ist der Unterschied zwischen Männern und Frauen in der Altersgruppe der Jugendlichen und jüngeren Erwachsenen.

4.4.2 Unfälle im Kindesalter

Es wird geschätzt, daß auf einen tödlichen Unfall etwa 1 000 Unfälle mit Körperschädigung unterschiedlichen Schweregrades kommen, weiterhin etwa 100 bis 200 Unfälle, die eine ambulante und 40 bis 50 Unfälle, die eine stationäre Behandlung erfordern sowie zwei Unfälle, bei denen körperliche Schäden zurückbleiben. Diese Schätzungen gelten für Kinder bis zum Alter von 15 Jahren. Unbekannt ist, inwieweit körperliche Mißhandlungen als Unfälle ausgegeben werden.

Die Unfallmortalität hat bei Kindern in den letzten 30 Jahren abgenommen, die Bedeutung tödlicher Unfälle für die Gesamtsterblichkeit dieser Gruppe hat aber wegen der Verminderung anderer Risiken, z. B. der Infektionskrankheiten, zugenommen.

Soziale Faktoren sind für das Unfallgeschehen bei Kindern mitverantwortlich. Kinder alleinerziehender Eltern, Ausländerkinder und Kinder aus Familien mit einem niedrigen sozio-ökonomischen Status haben ein höheres Risiko, einen Unfall zu erleiden. Risiken sind eine nicht kindgerechte Wohnung z. B. mit ungesicherten Treppen und Balkonen, ungeschützten Steckdosen etc. Den Kindern zugängliche Haushaltsmittel, Chemikalien und Medikamente sowie Werkzeuge sind ebenfalls gefährlich. Die Mehrzahl der Unfälle, von denen **Säuglinge und Kleinkinder** betroffen sind, ereignen sich zu Hause. Die häufigste Ursache für einen tödlichen Unfall in dieser Altersgruppe ist **Ersticken**. Es folgen Tod bei Verkehrsunfällen, durch Ertrinken, bei Bränden und Stürzen.

Bei den **5- bis 14jährigen Kindern** sind **Kraftfahrzeugunfälle** die häufigste Ursache für tödliche Unfälle; in einigem Abstand folgt Tod durch Ertrinken. Die Mehrzahl der verunglückten Kinder kommt bei Verkehrsunfällen innerhalb von geschlossenen Ortschaften zu Schaden. Sie werden als Fußgänger zu 40 % und als Radfahrer zu 38 % betroffen. Eine dichtbesiedelte Wohnumgebung ohne ausreichende Anzahl von Spielplätzen stellt ein Risiko dar. Die Mittagszeit nach Schulschluß ist besonders gefährlich. Wenn Kinder als Beifahrer im Auto nicht angegurtet werden, ist die Verletzungsgefahr bei einem Unfall besonders groß.

4.4.3 Verkehrsunfälle

Einen unverhältnismäßig hohen Anteil an Verkehrsunfällen haben **Jugendliche** und **jüngere Erwachsene**. Ursachen dafür sind der Alkoholkonsum sowie Unerfahrenheit, gepaart mit Selbstüberschätzung und Unvorsichtigkeit. Überwiegend männliche Jugendliche und männliche jüngere Erwachsene erleiden einen Verkehrsunfall.

Ursächlich für Verkehrsunfälle sind, in der Reihenfolge der Bedeutung, nicht angepaßte Geschwindigkeit, Vorfahrt-Vorrangfehler, Abstandsfehler und der bereits erwähnte Alkoholeinfluß. Eine Bedeutung hat die Einnahme von Schlafmitteln und Psychopharmaka, welche die Fahrtüchtigkeit herabsetzen.

Die Gefährdung durch den Straßenverkehr ist in den **neuen Bundesländern** wesentlich größer als in den alten. Dies ist nicht nur an den getöteten Personen im Verhältnis zur Einwohnerzahl abzulesen, sondern ergibt sich auch aus der Anzahl der Verkehrstoten bezogen auf die zurückgelegten Fahrzeugkilometer (vgl. Übersicht 4.2). Bezogen auf die zurückgelegte Fahrstrecke verunfallten in den neuen Bundesländern 1990 dreimal mehr Personen als in den alten Bundesländern. Vermutlich stellen nicht nur die vielfach noch unzureichenden Straßenverhältnisse ein höheres Risiko in den neuen Bundesländern dar, sondern auch die Tatsache, daß sich die Bevölkerung noch ungenügend auf die Fahrleistung der neu verfügbaren Autotypen eingestellt hat.

4.4.4 Unfälle zu Hause und in der Freizeit

Obwohl über die Hälfte aller Unfälle sich zu Hause und in der Freizeit ereignen, sind die Informationen über diesen Bereich spärlich. Die Erfassung von Verkehrsunfällen, Unfällen, die sich im Kindergarten und in der Schule sowie im Berufsleben ereignen, erfolgt auf Grund gesetzlicher Bestimmungen. Um Informationen über die Unfälle im Heim und bei der Freizeit zu erhalten, sind gezielte Untersuchungen notwendig. Von der Bundesanstalt für Arbeitsschutz wurde 1988/89 in der damaligen Bundesrepublik und 1990/92 in den neu dazugekommenen Bundesländern eine **repräsentative Haushaltsbefragung** durchgeführt, welche einen Einblick in das Unfallgeschehen in diesem Bereich erlaubt. Zu den Heim- und Freizeitunfällen zählen Unfälle, die sich im Haushalt oder deren unmittelbarer Umgebung, wie Gärten, Höfen und Garagen abgespielt haben. Weiterhin werden in dieser Rubrik Unfälle erfaßt, die sich während der Freizeit und der sportlichen Betätigung ereignet haben. Als Unfälle werden Ereignisse gezählt, die eine ärztliche Behandlung erforderlich machten oder zu einer mindestens 14tägigen Beeinträchtigung führen.

Etwa 58 von 1 000 Einwohnern erleiden jährlich einen Heim- oder Freizeitunfall. Jüngere Altersgruppen und Männer sind

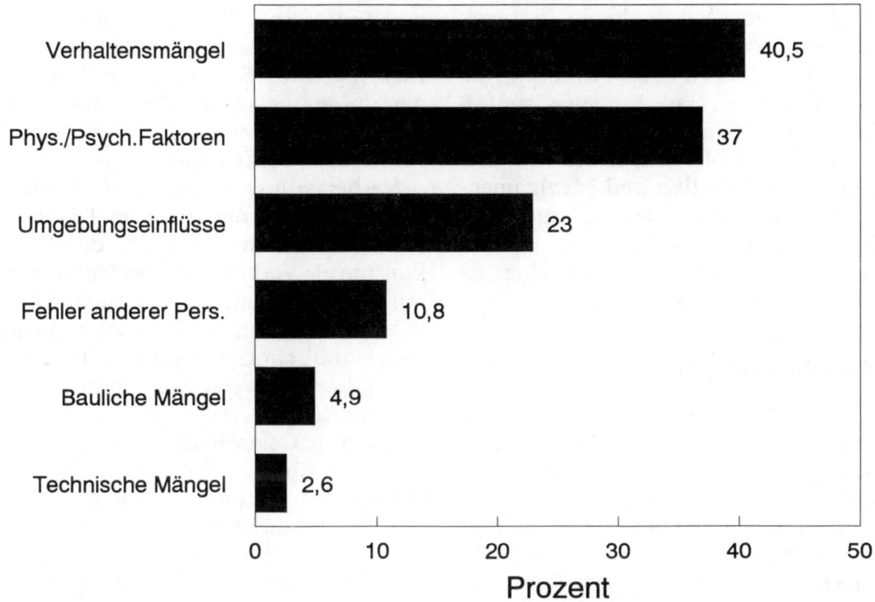

Abb. 4.15 Unfallursachen im Heim- und Freizeitbereich (Bundesanstalt f. Arbeitsschutz, 1992)

häufiger betroffen als ältere Altersgruppen und Frauen. Von den Unfällen, die sich **innerhalb des Hauses** ereignen, fallen 13 % auf den Wohnbereich und ein relativ hoher Anteil mit 8 % auf die Küche. Treppen sind in 7,5 % der Fälle der Ort des Unfalls. Die häufigste Ursache für Heimunfälle sind Sturz, Stolpern und Hängenbleiben. **Sportunfälle** ereignen sich beim Sturz, bei der Überbeanspruchung eines Körperteiles und beim Mannschaftssport durch Einwirkung anderer Personen.

Zu den häufigsten **Unfallursachen** gehört ein unangepaßtes Verhalten des Verunfallten (Abb. 4.15). Zu den physischen und psychischen Faktoren, welche die zweithäufigste Unfallursache bei Heim- und Freizeitunfällen sind, zählen die Autoren Unkonzentriertheit, Unaufmerksamkeit, Müdigkeit, Übermut und Übereifer. Zu den häufigsten Geräten, an denen im Zusammenhang mit einem Unfall hantiert wurde bzw. die während des Unfalles in Gebrauch waren, sind zu nennen Fahrräder, Sportgeräte, Handwerkszeuge, Spielgeräte, Leitern und Gerüste, Messer, Arbeitsmöbel, handgeführte Elektrogeräte und Küchengeräte. Diese Geräte waren in den meisten Fällen nicht ursächlich an dem Unfall beteiligt. Vergleichsweise gering ist die Zahl der Unfälle, welche durch bauliche und technische Mängel hervorgerufen werden.

4.4.5 Unfälle älterer Personen

In der Altersgruppe ab 65 Jahren ereignen sich ca. 40 % der tödlichen Unfälle im Haushalt und ca 20 % der tödlichen Unfälle im Straßenverkehr. Die Unfallsterbeziffer steigt bei zunehmenden Alter deutlich an. Der Oberschenkelhalsbruch ist eine der häufigsten Unfallfolgen in hohem Alter und führt ungewöhnlich häufig wegen seiner Komplikationen, Lungenentzündung oder Lungenembolie, zum Tode.

Der allgemein schlechtere Gesundheitszustand, altersbedingte Funktionseinschränkungen und chronische Erkrankungen tragen zu der hohen Unfallhäufigkeit älterer Menschen bei. Zu nennen als häufige Unfallursachen der Älteren sind weiterhin Gleichgewichtsstörungen, schlechtes Seh- und vermindertes Hörvermögen und geistige Abbauprozesse. Frauen verunfallen häufig wegen aufgetretener Osteoporose. Bei älteren Menschen sind die Wirkungen von Alkoholika und Medikamenten erhöht und können ebenfalls zu Unfällen beitragen. Einen erheblichen Einfluß auf das Unfallrisiko haben nicht altersgerechte Wohnverhältnisse.

4.4.6 Prävention

Die Unfallprävention ist in Deutschland sehr weit fortgeschritten und in manchen Bereichen international beispielgebend. Generell ist die Unfallhäufigkeit in den meisten Bereichen rückläufig. Dies betrifft besonders den Bereich der Arbeitswelt und Technik. Arbeitsschutzvorschriften und Unfallverhütungsmaßnahmen am **Arbeitsplatz** werden von einer Reihe von Institutionen erarbeitet und deren Durchsetzung überwacht und propagiert. Die **technische Sicherheitsüberwachung** ist umfangreich und umfassend. Dies trifft auch auf die meisten Industrieprodukte zu, wie z. B. die Elektrogeräte. Bis auf einen Nachholbedarf in den neuen Bundesländern sind die technischen Voraussetzungen für eine Prävention der Verkehrsunfälle gegeben.

Verbesserungen der Unfallverhütung sind im Bereich der **Heim- und Freizeitunfälle** erforderlich. Hierbei ist der Alkoholkonsum als Verursacher von Unfällen nicht nur in der Freizeit, sondern auch in der Arbeitswelt und im Verkehr zu reduzieren. Der Unfallschutz für Kinder, Jugendliche und jüngere Erwachsene könnte noch weiter intensiviert werden. Die Unfallprävention bei in Deutschland lebenden Ausländern bedarf der Verbesserung. Die Unfallträchtigkeit bestimmter modischer Sportarten sollte stärker herausgehoben werden.

Generell ist eine Erhöhung der Sicherheit und Abnahme der Unfallhäufigkeit unter den gegebenen Bedingungen in Deutschland weniger durch den Gesetzgeber und Behörden zu erreichen als durch Verhaltensänderungen innerhalb der Bevölkerung.

5 Herz-Kreislauf-Krankheiten

Herz-Kreislauf-Krankheiten mit den häufigen Erscheinungsformen der Durchblutungsstörungen des Myokards, der Peripherie und des Zerebrums sind so häufige Krankheitsbilder, daß Behandlung und Rehabilitation nicht nur zur Routine des Allgemeinarztes und Internisten gehören. Es ist schwer, ein medizinisches Fachgebiet zu benennen, welches nicht zumindest mittelbar mit Herz-Kreislauf-Krankheiten in Berührung kommt. Die Auswirkungen von Hypertonie, Diabetes mellitus sowie von Störungen des Fettstoffwechsels auf das Gefäßsystem sind selbst vielen medizinischen Laien bekannt. Der medizinische Fortschritt wird in der Aufdeckung immer komplexerer Zusammenhänge verschiedenster Faktoren im Lipidstoffwechsel gesehen und der Entwicklung chirurgischer Maßnahmen am Herzen und an Gefäßen und dafür verwendeter kostspieliger Geräte.

Die Aufgabe der **Sozialmedizin** ist es, die Kenntnisse um die Zusammenhänge zwischen Umweltfaktoren und Erkrankung zu erweitern und zu verbreiten, auf deren Grundlage dann Maßnahmen zu Bekämpfung der Herz-Kreislauf-Krankheiten ergriffen werden können.

5.1 Epidemiologie

Einen Überblick über die Bedeutung der Herz-Kreislauf-Krankheiten für das Krankheitsspektrum der Bevölkerung geben **Mortalitätsdaten**. Um die Mortalität einer ganzen Bevölkerung zu beurteilen, ist die Zuverlässigkeit der Daten ausreichend.

Etwa 50 % aller Todesfälle in der Bundesrepublik Deutschland im Jahre 1989 sind auf Herz-Kreislauf-Krankheiten zurückzuführen (Tabelle 5.1). Der Anteil der Frauen an den Personen, die an Herz-Kreislauf-Krankheiten versterben, ist größer als der der Männer.

Tabelle 5.1 Mortalität Bundesrepublik Deutschland 1989 (alte Länder) (World Health Statistics Annual 1990; Geneva 1991)

	Fälle	Männer %	Frauen %	% zur ges. Mortalität
Gesamt Mortalität	697 730	46,7	53,3	100,0
Herz-Kreislauf-Krankheiten	342 816	42,6	57,4	49,1
Maligne Neoplasien	170 485	50,2	49,8	24,4
Andere Todesursachen	184 429	51,2	48,8	26,4

Unter **Herz-Kreislauf-Krankheiten** ist eine Reihe sehr unterschiedlicher Erkrankungen zusammengefaßt (Abb. 5.1). Mit jeweils über 20 % zählen dazu Erkrankungen, die den Lungenkreislauf infolge eingeschränkter Lungenfunktion betreffen, zerebrovaskuläre Erkrankungen und der Myokardinfarkt. Um letzteren wird in der Regel die Diskussion um Risikofaktoren und Möglichkeiten der Verhütung geführt. Am **Myokardinfarkt** erkranken bereits Menschen in den aktivsten Lebensjahren. Dies wird deutlich, wenn die Anzahl der verlorenen Lebensjahre derjenigen, die an Apoplex vor dem 65. Lebensjahr versterben, verglichen wird mit den verlorenen Lebensjahren aller vor dem 65. Lebensjahr an Herzkrankheiten Verstorbenen (vgl. Abschn. 3.1).

Männer versterben häufiger am Myokardinfarkt als Frauen. Bei beiden Geschlechtern ist ein deutlicher Anstieg der Sterblichkeit bereits ab der Altersgruppe der 35- bis 44jährigen zu beobachten. Die höchsten Raten finden sich allerdings in den Altersstufen derjenigen, die 75 Jahre und älter geworden sind.

In früheren Jahren wurde der Myokardinfarkt volkstümlich „Managerkrankheit" genannt. Diese Auffassung ist nicht richtig. Bei allen Schwierigkeiten der Definition unterschiedlicher sozialer Schichten haben mehrere Untersuchungen, durchgeführt

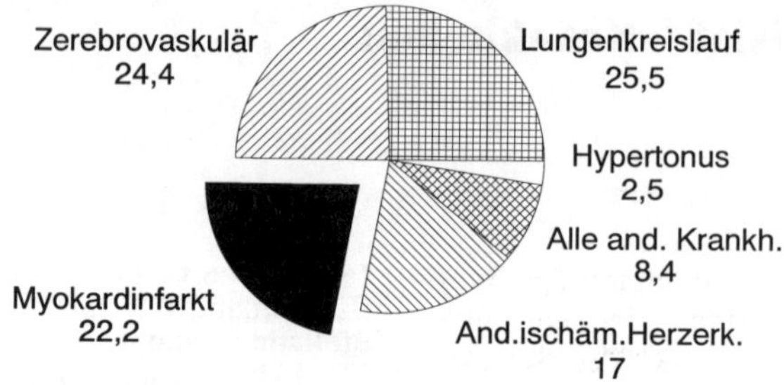

Abb. 5.1 Aufteilung der Herz-Kreislauf-Mortalität (BRD 1989, World Health Statistics Annual 1990)

mit unterschiedlichen Methoden, überwiegend dasselbe Ergebnis erbracht: Der Myokardinfarkt tritt in den mittleren Altersgruppen der Männer in der **unteren Hälfte der Sozialskala** häufiger auf als in der oberen (Pocock et al., 1987).

Seit den 70iger Jahren ist es in einer Reihe von Industrieländern zu einer deutlichen **Abnahme** der kardiovaskulären Erkrankungen und speziell auch der ischämischen Herzkrankheit gekommen. Dieser Trend wurde jedoch erst in der zweiten Hälfte der 70iger Jahre in den USA bemerkt und betraf dort verstärkt jüngere Jahrgänge der weißen männlichen Bevölkerung höherer sozioökonomischer Schichten. In der Folge wurde zu Beginn des vergangenen Jahrzehnts dieser Trend auch für andere Länder aufgedeckt, einschließlich, wenn auch in geringerem Maße, für die alten Bundesländer (WHO Expert Committee, 1986). Auffällig ist, daß Länder in Osteuropa davon ausgenommen sind. Über die zugrundeliegenden Ursachen entwickelte sich eine kontroverse Diskussion. Daten über die Neuerkrankungsrate standen zunächst nicht zur Verfügung; aufgedeckt wurde der Trend an Hand der gängigen nationalen Mortalitätsstatistiken. Denkbar ist, daß vermittels der verbesserten kurativen Versorgung bei gleichbleibenden Inzidenzraten die Mortalitätsraten sinken könnten, hervorgerufen durch den Einsatz moderner Geräte in zahlreichen Intensivstationen, Rettungswagen und Rettungshubschraubern, den häufigen und langdauernden Einsatz von Medikamenten, z. B. ß-Blocker, die zunehmenden Bypass- und anderen Operation an den Koronararterien und eine verbesserte Diagnostik, welche Handhabe für eine medizinische Intervention in einem frühen Stadium der Erkrankung liefert. Hätten aber größere Bevölkerungsgruppen durch Umstellung ihrer Lebens- und Verzehrgewohnheiten das Vorkommen der Risikofaktoren erheblich gesenkt, müßte sowohl die Neuerkrankungs- als auch die Mortalitätsrate absinken. Um diese Fragen beantworten zu können, hat die WHO das multizentrische **MONICA Projekt (Moni**toring the Trends and Determinants in **Ca**rdiovascular Diseases) in 31 Zentren in 26 vorwiegend europäischen Ländern mit einer Gesamtpopulation von ca 10 Millionen im Alter von 35 bis 64 Jahren initiiert. In Deutschland sind Zentren in der ehemaligen DDR und in Westdeutschland beteiligt. Die Erhebungen begannen im Oktober 1984 und sollen Ende 1994 abgeschlossen werden (WHO Monica Project, 1989 a – c).

5.2 Risikofaktoren für koronare Herzkrankheit

Zwischen 1900 und 1920 war der Anteil der Herzerkrankungen an der Gesamtmortalität relativ konstant. Um 1920 kam es zu ei-

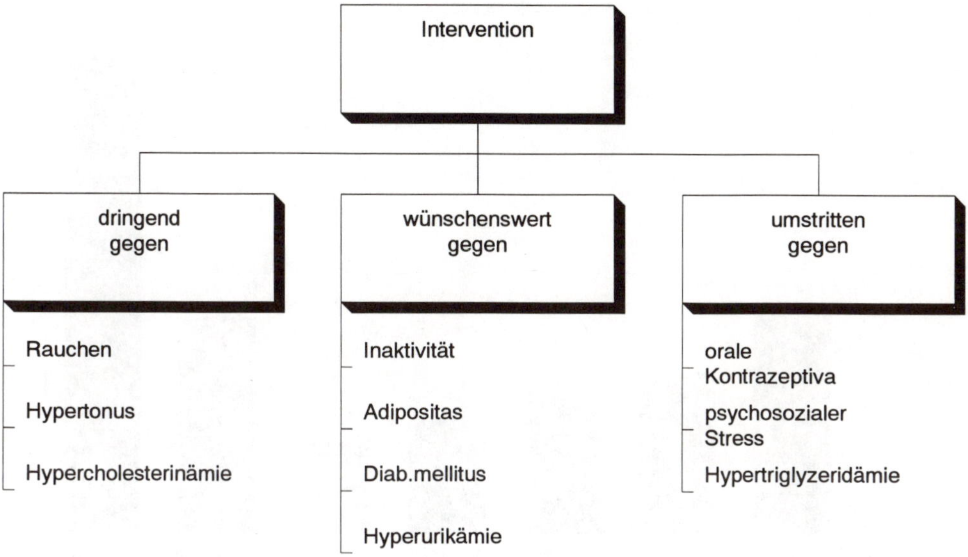

Abb. 5.2 Intervention gegen Herz-Kreislauf-Risikofaktoren. Alter, Geschlecht, Disposition beachten

nem plötzlichen starken Anstieg der Todesraten an koronaren Herzerkrankungen, der in den darauffolgenden 30 Jahren anhielt. Dieser Trend, nachgewiesen für die USA, dürfte auch in anderen westlichen Industrieländern in ähnlicher Weise stattgefunden haben. Obwohl die Lebenserwartung bei Geburt sich in dem genannten Zeitraum in den meisten Ländern deutlich verbesserte, erhöhte sich die Lebenserwartung bei den 45jährigen und älteren Jahrgängen nur unwesentlich. Dies wurde insbesondere auf die hohen Todesraten bei koronaren Herzerkrankungen zurückgeführt. Über einen langen Zeitraum wurde die Entwicklung hingenommen. Um 1950 waren auch in der kurativen Medizin die Behandlungsmöglichkeiten gering, und ein Ausweg wurde in der primären Prävention der koronaren Herzkrankheit gesehen.

Vor dem geschilderten Hintergrund wurde in dieser Zeit die **Framingham-Studie** begonnen (Kannel, 1988). Framingham ist ein Ort 18 Meilen westlich von Boston. Er liegt somit in bequemer Nähe der Harvard Medical School, welche wesentlich an der Durchführung beteiligt war. Eine genügend hohe Anzahl der 28000 Einwohner von Framingham war in der gewünschten Altersgruppe von 30 bis 65 Jahren. Die Bevölkerung selbst wie auch die Mitarbeiter der medizinischen Einrichtungen hatten sich in einem vorherigen Projekt, welches sich mit einem Tuberkuloseprogramm beschäftigte, als sehr kooperativ gezeigt. Die Voraussetzungen erschienen günstig, um die Studie durchführen zu können. Sie gilt heute als das Musterbeispiel einer Kohortenstudie. Ursprünglich für eine Laufzeit von 20 Jahren angelegt, werden noch heute Untersuchungen in Framingham durchgeführt.

Wesentliche Risikofaktoren der koronaren Herzerkrankung, wie höheres Alter, hohe Serumlipidkonzentrationen, hoher Blutdruck, Zigarettenrauchen, Diabetes mellitus sind aus den ersten Ergebnissen der Framingham-Studie abgelesen worden. In zahlreichen weiteren Studien in vielen Industrieländern sind diese Ergebnisse bestätigt und weitere Risikofaktoren erkannt worden.

Der Sozialmediziner muß sich fragen, welche der nunmehr in zahlreichen Veröf-

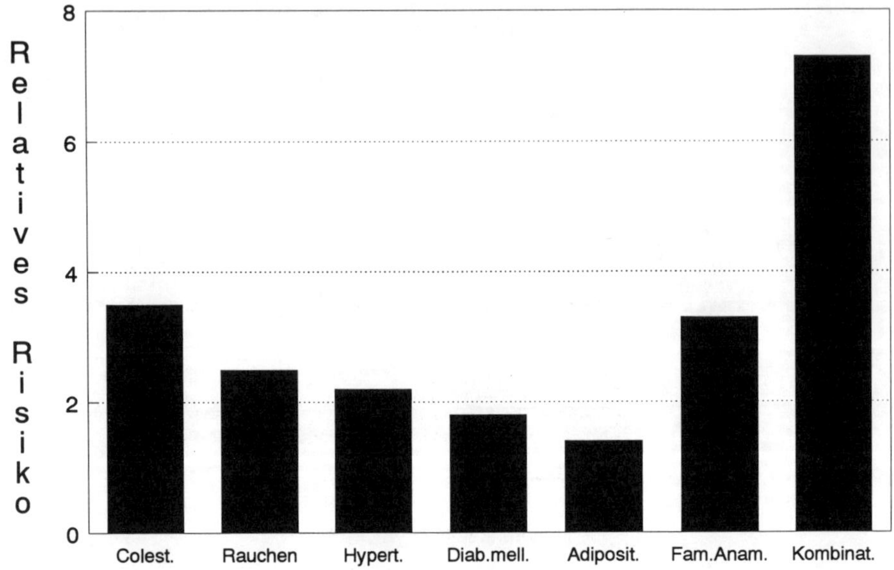

Abb. 5.3 5-Jahres-Risiko für koronare Herzerkrankungen bei 40- bis 60jährigen Männern (GRIPS + PROCAM-Studie [Schäfer & Grüger, 1991])

fentlichungen genannten Risikofaktoren in ihren Wirkungen gesichert, wichtig und auch einer Bekämpfung innerhalb der Bevölkerung zugänglich sind. Eine einfache und allgemein anerkannte Antwort auf diese Frage ist derzeit nicht möglich. Unter dem Gesichtspunkt der Möglichkeit der **Intervention** sind in der Abb. 5.2 die wichtigsten Risikofaktoren zusammengestellt worden. Rauchen, Hypercholesterinämie und arterielle Hypertonie sind als Risikofaktoren kaum mehr umstritten. Im wesentlichen besteht auch Einigkeit darüber, daß eine Bekämpfung der weiteren Risikofaktoren wünschenswert wäre. Höheres Lebensalter, männliches Geschlecht, koronare Herzerkrankungen in der Familienanamnese und Persönlichkeitsstruktur sowie genetische Veranlagung zur Hyperlipidämie sind bei dem einzelnen Patienten ebenfalls zu beachten, entziehen sich aber weitgehend einer primären Prävention bezogen auf eine Bevölkerung.

In Abb. 5.3 sind einige **Risikofaktoren** aufgeführt. Hierfür wurden die Daten zweier deutscher prospektiver Studien (GRIPS – **G**öttinger **R**isiko-, **I**nzidenz- und **P**rävalenzstudie; PROCAM – **Pro**spektive **Ca**rdiovaskuläre **M**ünster-Studie) zusammen ausgewertet (Schäfer & Grüger, 1991).

Zugrunde gelegt wurde das Risiko von 40- bis 60jährigen Männern, bei vorhandenem Risiko innerhalb von fünf Jahren an koronaren Herzkrankheiten zu erkranken bzw. zu versterben. Unberücksichtigt blieb bei der Berechnung zunächst, daß häufig mehrere Risikofaktoren zusammentreffen. Eine Konzentration des Gesamtcholesterins im Blut von 240 mg/dl und höher erhöht das Risiko der Betroffenen um das 3,5fache gegenüber Personen mit Gesamtcholesterinwerten, die unter 240 mg/dl liegen. Mindestens eine Zigarette täglich ergibt ein 2,5faches, ein systolischer Blutdruckwert von 150 mm Hg und darüber ein 2,2faches, die Erkrankung an Diabetes mellitus ein 1,8faches, Adipositas bei einem Broca-Index (vgl. Kapitel 4) von 130 % ein 1,4faches Risiko. Als Ausdruck des Risikos bei genetischer Disposition mag die positive Familienanamnese gelten, welche das Risiko um das 3,3fache erhöht. Die Variationen bei einer **Kombination von Ri-**

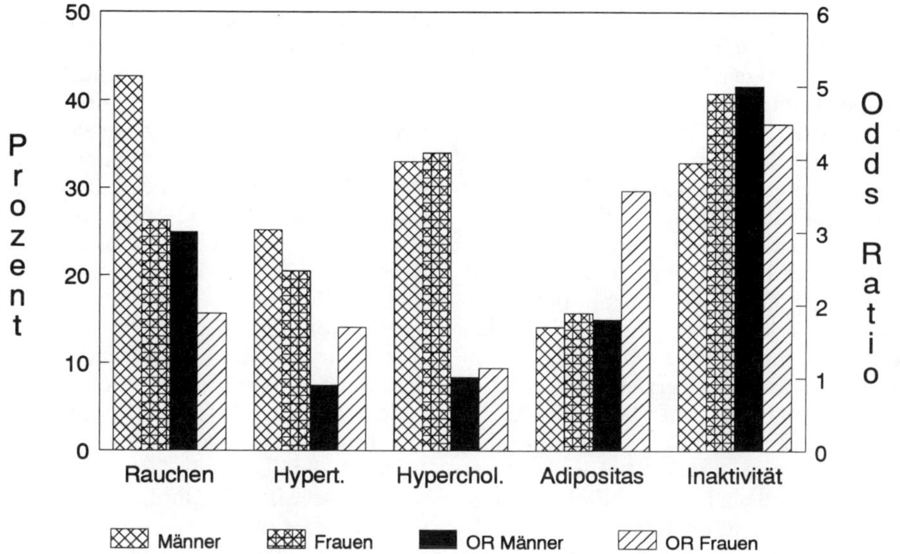

Abb. 5.4 Häufigkeit der Risikofaktoren und Abhängigkeit von der sozialen Schicht (DHP [Helmert et al., 1989])

sikofaktoren sind naturgemäß sehr vielfältig. In der Regel wird insbesondere die Kombination mit dem Rauchen angeführt, welches zu einer deutlichen Erhöhung des relativen Risikos führt. In der Abb. 5.3 ist als Beispiel einer Kombination das relative Risiko für die Risikofaktoren mit folgenden Grenzwerten aufgezeigt worden: Diastolischer Blutdruckwert 85 mm Hg, LDL 140 mg/dl; HDL 45 mg/dl, Rauchen und positive Familienanamnese. Bei dieser Kombination steigt das relative Risiko um das 7,3fache gegenüber Personen, die keinen dieser Risikofaktoren aufweisen.

Über die Häufigkeit des Vorkommens der Risikofaktoren in der Bevölkerung hat in jüngster Zeit die **Deutsche Herz-Kreislauf-Präventionsstudie** (DHP) einen Überblick gegeben. Einige der Ergebnisse sind in Abb. 5.4 für eine repräsentative Stichprobe der deutschen Wohnbevölkerung in den „alten" Bundesländern für die Altersgruppen von 25 bis 69 Jahren, getrennt für Männer und Frauen und in Abhängigkeit vom **Sozialstatus** aufgeführt, letzteres gemessen als Odds Ratio (OR) gegenüber der höchsten sozialen Schicht (Helmert et al., 1989). Bei der Einteilung in unterschiedliche Schichten fand neben dem Haushaltsnettoeinkommen die berufliche Stellung des Hauptverdieners und der Schulabschluß des Befragten Berücksichtigung.

Noch rauchen wesentlich mehr Männer als Frauen. Mehr als eine Zigarette täglich rauchen in der untersten sozialen Schicht dreimal mehr Männer und doppelt soviel Frauen als in der Oberschicht. Mehr Männer als Frauen haben einen systolischen Blutdruckwert über 160 mm Hg bzw diastolischen Wert über 95 mm Hg. Nur bei Frauen zeigte sich ein häufigeres Vorkommen (OR 1.68) von Hypertonus in der niedrigen sozialen Schicht. Kein wesentlicher geschlechtsspezifischer und sozialer Unterschied ergibt sich bei Hypercholesterinämie (250 mg/dl und mehr). Adipositas, definiert als ein Body-Mass-Index von 30 und mehr, fand sich zu ca. 15 % sowohl bei Frauen und Männer zu gleichen Anteilen. Allerdings neigen Frauen der sozialen Unterschicht deutlich mehr zur Adipositas (OR 3.6) als in der Oberschicht. Sportliche Betätigung ist bei Männern beliebter als bei Frauen. Wesentlich weniger Angehörige der sozialen Unterschicht betätigen sich sportlich (OR ca. 5). Dies trifft für beide Geschlechter zu.

Obwohl in beiden Geschlechtern im Alter eine deutliche Zunahme an koronaren Herzerkrankungen beobachtet wird, sind offenbar **Frauen vor der Menopause** weniger gefährdet als Männer. Dies wird auf den geschlechtsspezifischen Hormonzustand zurückgeführt. So glich sich z. B. das Risiko bei Frauen mit beidseitiger Ovariektomie und Östrogen-Supplementation dem gleichaltriger Frauen ohne diesen Eingriff wieder an, wohingegen ohne Supplementation das Risiko anstieg. Ein ähnlicher Effekt konnte mit Östrogen-Gabe bei Frauen in der Postmenopause erzielt werden. Hier reduzierte sich das altersbedingte Risiko (Colditz et al., 1987). Die Ergebnisse sind aber umstritten; andere Autoren weisen darauf hin, daß ein kontinuierlicher Altersanstieg des Risikos auch bei Frauen zu beobachten ist und kein plötzlicher Anstieg nach der Menopause, was zumindest die Bedeutung eines hormonellen, protektiven Faktors bei Frauen herabsetzt. Damit scheinen Frauen den gleichen Risikofaktoren wie Männer ausgesetzt zu sein (Eaker et al., 1988). Daraus könnte folgen, daß geschlechtsspezifische Unterschiede in der Prävalenz der Erkrankung auf unterschiedliche Häufung der Risikofaktoren bei beiden Geschlechtern zurückzuführen wären.

Unterschiedliches Vorkommen der koronaren Herzerkrankungen und einiger wesentlicher Risikofaktoren entsprechend dem Sozialstatus sind auch für andere Länder gefunden worden. Da aber auch in den oberen sozialen Schichten die Erkrankung noch sehr häufig vorkommt, wird allgemein davon abgesehen, die primäre Prävention auf die unteren sozialen Schichten zu beschränken.

5.3 Risikofaktoren in der Diskussion

5.3.1 Hypercholesterinämie

Bei dem komplexen Zusammenhang der Risikofaktoren miteinander ist es nicht sinnvoll, nur gegen einen einzelnen davon vorgehen zu wollen. Interventionsmaßnahmen sollten zumindest die Risikofaktoren, die unter „dringend" in der Abb. 5.2 aufgeführt wurden, einschließen. Wenig umstritten sind die Risikofaktoren „Rauchen" und „Hypertonus". Uneinigkeit besteht aber hinsichtlich der Festlegung, was unter „Hypercholesterinämie" verstanden werden soll. Allgemein galt in der ersten Hälfte dieses Jahrzehnts ein Cholesterinwert ab 260 oder sogar 280 mg/dl als pathologisch. Im Dezember 1984 fand am „National Institute of Health" in den USA eine sogenannte Konsensus-Konferenz statt, bei der eine Reihe von anerkannten Experten eine drastische Senkung der Cholesterinzufuhr in der Nahrung empfahlen (Special Report, 1985). In Anlehnung daran wurde im Juni 1986 von der „Europäischen Atherosklerose-Gesellschaft" ein ähnliches Dokument verabschiedet, welches als Zielvorgabe vorsieht, daß 200 mg/dl Gesamtcholesterin nicht überschritten werden sollte. Dieser Wert ergibt sich als Optimum im internationalen Vergleich.

Die Fettzufuhr mit einem hohen Anteil an gesättigten Fettsäuren schwankt zwischen 3 % der Gesamtkalorienzufuhr in Japan und 22 % in Ost-Finnland. Die durchschnittliche Serumkonzentration an Gesamtcholesterin, bezogen auf die gesamte Bevölkerung, betrug in Japan 165 mg/dl und in Finnland 270 mg/dl. Die 15jährige Inzidenzrate an koronaren Herzerkrankungen variierte zwischen 144 / 10 000 in Japan und 1 202/10 000 in Ost-Finnland. Bezogen auf die Gesamtbevölkerung fand sich eine starke Korrelation zwischen der Zufuhr von gesättigten Fettsäuren, Gesamtcholesterin im Serum und dem Auftreten von koronaren Herzerkrankungen. Auf Bevölkerungsbasis berechnet stieg das Risiko für koronare Herzerkrankungen ausgehend von 150 mg/dl Cholesterinkonzentration stetig an.

Aus den Ergebnissen des internationalen Vergleichs wurde geschlossen, daß es einen „normalen" Cholesterinspiegel im Blut nicht geben kann. Es wird vermutet, daß eine Bevölkerung mit einem durchschnittlichen Cholesterinspiegel, der 10 % unter dem einer anderen Bevölkerung liegt, ein Drittel weniger an koronaren Herzkrankheiten zu erwarten hat. Ein

30%iger Unterschied im Gesamtcholesterin bedingt einen vierfachen Unterschied im Vorkommen an koronaren Herzerkrankungen. (WHO Study Group, 1990).

Weiterhin war bei der Festlegung eines Richtwertes zu berücksichtigen, daß der für die Abschätzung des Erfolges von Intervention wichtige attributive bevölkerungsbezogene Risikoanteil bei mäßig erhöhten Werten des Gesamtcholesterins am höchsten ist. So sind z. B. bei 55- bis 64jährigen Männern mit einem Cholesterinwert von 220 bis 250 mg/dl 11 zusätzliche Todesfälle pro 1 000 Männern innerhalb von 10 Jahren zu erwarten, verglichen mit der Gruppe von Männern, die einen Cholesterinspiegel von 160 bis 190 mg/dl aufweisen. Bei sehr hohen Cholesterinwerten im Blut von 310 bis 370 mg/dl sinkt dieser Wert auf 3 zusätzliche Todesfälle pro 1 000 Individuen ab. Dieses Phänomen, **„Grenzwertparadox“** genannt, ergibt sich aus der abnehmenden Zahl der zum Risikofaktor exponierten Personen, wenn der Schwellenwert immer weiter in einen höheren Konzentrationsbereich verschoben wird.

Den Zusammenhang zwischen erniedrigtem Cholesterin und einem erhöhten Risiko, an Krebs zu versterben, haben einige Studien ergeben. In Anlehnung an die graphische Darstellung des Zusammenhangs von Colesterinwert und Mortalität spricht man vom Phänomen der **U-** oder **J-Kurve** (U-shaped curve), da etwa bei Cholesterinwerten zwischen 180 mg/dl und 200 mg/dl die Mortalität am niedrigsten ist und zu beiden Seiten wieder ansteigt. Bei höheren Cholesterinwerten ist dies auf eine erhöhte Mortalität an koronaren Herzkrankheiten zurückzuführen. In einigen Studien, wie z. B. in der in Deutschland durchgeführten Hessenstudie (Hoffmeister et al., 1991), ist die erhöhte Mortalität bei niedrigen Cholesterinwerten sogar auf koronare Herzkrankheiten zurückzuführen.

Der Zusammenhang zwischen erhöhtem Cholesterin und koronaren Herzkrankheiten ist nunmehr in so vielen Studien nachgewiesen worden, daß die überwiegende Mehrzahl der Herz-Kreislauf-Epidemiologen an einem direkten Zusammenhang zwischen Cholesterin und koronaren Herzkrankheiten nicht mehr zweifelt. Allgemein wird aber angenommen, daß zusätzliche Faktoren (confounding factors) einen Zusammenhang zwischen niedrigem Cholesterin und erhöhter Sterblichkeit nur vortäuschen. Beispielsweise ergab sich bei der Framingham-Studie, daß in den Altersgruppen unter 50 Jahren niedriges Cholesterin mit einer Erhöhung der Lebenserwartung verbunden war. Für das Alter über 50 Jahre wird vermutet, daß Cholesterin dann absinkt, wenn eine Erkrankung, z. B. eine Tumorerkrankung zunächst unerkannt zu einer Cholesterinsenkung führt (Keaven et al., 1987).

Ein ähnliches Ergebnis erbrachte eine prospektive Kohortenstudie in Kalifornien, in der ein niedriger Cholesterinspiegel insbesondere in den ersten zwei Jahren mit der Krebssterblichkeit assoziiert war und im weiteren kein Zusammenhang gefunden wurde (Hiatt & Fireman, 1986). Bei zwei Kohortenstudien, in den USA und Schottland, reichte aber ein solcher Erklärungsversuch nicht aus (Schatzkin et al., 1987; Törnberg et al., 1986). Andere prospektive Kohortenstudien erbrachten einen Zusammenhang zwischen erhöhtem Cholesterin sowie Kolon- und Rektumkrebs, was durchaus die „Fetthypothese“ (vgl. Kapitel 6) bei der Entstehung von Krebs unterstützt (Isles et al., 1989).

Es wird angenommen, daß in den Fällen, bei denen eine negative Korrelation zwischen Cholesterin und Krebs gefunden wird, die Sterblichkeit an Krebs in der untersuchten Population so hoch ist, daß sie dann evident wird, wenn Herz-Kreislauf-Erkrankungen auf Grund eines niedrigen Cholesterins zurückgedrängt werden. Ein Hinweis darauf ergibt sich aus der Tatsache, daß die negative Korrelation zwischen Cholesterin und Neoplasien insbesondere bei Männern mit Lungenkrebs in Schottland gefunden wurde. Nahezu 50 % der in der Studie erfaßten Männer rauchten 15 und mehr Zigaretten am Tag. Der zusätzliche Faktor, der eine Rolle spielen könnte, ist das Rauchen. Im Zusammenhang mit Cholesterin ergibt sich eine höhere Sterblichkeit an koronaren Herzkrankheiten. Bei niedrigen Cholesterinwerten wird die

Krebsmortalität durch den Zigarettenverbrauch hervorgerufen und steht in keinem ursächlichen Zusammenhang mit den niedrigen Cholesterinwerten (Editor, 1989).

Legt man die Ergebnisse des nationalen Untersuchungssurveys der DHP zugrunde, dann haben in den „alten" Bundesländern bei einem Grenzwert von 200 mg/dl in der Altersgruppe der 40- bis 49jährigen 82 % der Männer und 73 % der Frauen eine erhöhten Cholesterinspiegel (Schettler, 1990). Da es sich hierbei in der Regel um Personen handelt, die anderweitig als gesund einzustufen wären, richtet sich die Kritik dagegen, über die Hälfte der Bevölkerung auf Grund eines Laborwertes zu Behandlungsbedürftigen zu erklären. Offenkundig scheint es zu einem Mißverständnis zwischen denjenigen gekommen zu sein, die den Grenzwert von 200 mg/dl als Zielvorgabe erachteten, welcher im Mittel bei Interventionsmaßnahmen anzustreben wäre, und der allgemeinen Ärzteschaft, welche Grenzwerte nur als Schnitt zwischen gesund und krank erfaßt.

Derzeit werden folgende Empfehlungen weitgehend auch in der Ärzteschaft akzeptiert: Liegt der Cholesterinwert zwischen 200 und 250 mg/dl, gibt es keinen Anhaltspunkt für koronare Herzkrankheiten und liegen keine weiteren Risikofaktoren vor, dann ist neben der Ernährungsberatung nur eine Kontrolluntersuchung nach dem 35. Lebensjahr alle 2 Jahre anzusetzen. Sind einer oder mehrere der Risikofaktoren vorhanden, wie männliches Geschlecht, Rauchen, Hypertonie, Diabetes, Herzinfarkt in der Familie, Herzbeschwerden, orale Antikonzeptiva oder jugendliches Alter, ist eine genauere Aufschlüsselung des Lipidstatus mit entsprechenden Maßnahmen vorzunehmen. Weitere diagnostische und therapeutische Maßnahmen sind auch bei Cholesterinwerten von 250 mg/dl und darüber angezeigt (Assmann, 1990).

5.3.2 Streß

Unter dem Begriff Streß versteht man einen Zustand des Organismus, der durch spezifische Syndrome gekennzeichnet und durch verschiedene unspezifische Reize (z. B. Verletzungen, Ärger, Freude, Arbeitsbelastung) bedingt ist. Akuter „Streß" mag, insbesondere bei atherosklerotischer Vorschädigung, im Einzelfall einen Myokardinfarkt auslösen. Schwierigkeiten bei der Beurteilung dieses Risikofaktors ergeben sich jedoch auf Grund der außerordentlich individuell geprägten Variation der Empfindungen bei Ereignissen und Zuständen, die als außerordentlich belastend, aber bei anderen als durchaus erwünscht erfahren werden können. Unterschiede in der Verarbeitung belastender Ereignisse oder Zustände bei ein und demselben Individuum und von einem Individuum zum anderen ergeben zusätzliche Schwierigkeiten bei der Definition von „Streß" für bevölkerungsbezogene Interventionsmaßnahmen.

Unter Epidemiologen ist die Ansicht weit verbreitet, daß Streß weder meßbar noch durch bevölkerungsbezogene Intervention modifizierbar ist. Einer größeren Anzahl von Studien, welche einen Einfluß von Streß auf das Vorkommen von koronaren Herzerkrankungen nachgewiesen haben, steht eine ebenfalls große Anzahl von Studienergebnissen gegenüber, welche einen solchen Einfluß nicht belegen.

Am bekanntesten ist die „Western-Collaborative-Group-Study" (Rosenman et al., 1975; 1976). Dabei wurden 3145 herzgesunde Männer achteinhalb Jahre lang beobachtet. Hierbei wurde zwischen einem Typus A und einem Typus B nach Friedman und Rosenman unterschieden. A-reaktionstypisches Verhalten soll anerzogen sein und entspricht den Idealvorstellungen von einem gut angepaßten, zielstrebig und einsatzfreudig arbeitenden Menschen. Weitere Eigenschaften des A-Typs sind Ehrgeiz, Aggressivität und Ungeduld im Hinblick auf das Erreichen beruflicher und ökonomischer Ziele (Krbek, 1985). Ursprünglich sollte die Klassifizierung entsprechend der klinischen Beobachtung erfolgen (Friedman, 1988). Bei der späteren Anwendung dieses Konzeptes war es notwendig, vermittels festgelegter Kriterien, die entweder über einen Fragebogen oder per Interviewer erhoben wurden, die Einordnung vorzunehmen.

Zunächst ergab sich, daß die Rate der koronaren Herzerkrankungen bei den Männern des Typus A doppelt so hoch war, verglichen mit der Rate bei Männern, die dem Typus B zugeordnet wurden. Bei einer Nachuntersuchung 22 Jahre später ergab sich kein Unterschied zwischen den beiden Typen in der Letalität innerhalb von 24 Stunden nach Eintritt eines Infarktes. Bei den überlebenden Infarktpatienten betrug die 12-Jahres-Koronarmortalitätsrate (Mittelwert der Mortalitätsraten zwischen erstem und 22. Jahr) 19/1 000 bei Typ-A-Patienten und 32/1 000 bei Typ-B-Patienten. Dieses Resultat, statistisch hoch signifikant, war nicht auf jüngere Männer beschränkt. Es bestand kein Unterschied zwischen Typ A und B in der Möglichkeit, die Lebensumstände zu verändern und es gab keinen Anhalt für die Annahme, daß Männer des Typs A früher zur Diagnose gekommen seinen und somit einen besseren Schutz vor dem finalen Reinfarkt gehabt hätten. Auch trifft nicht zu, daß Männer des Typus B häufiger den Reinfarkt in den frühen 60iger Jahren erlitten, in denen die technischen Voraussetzungen der Reanimation und Behandlung noch schlechter waren (Ragland & Brand, 1988). Nach diesem Ergebnis müßte dem Typus A sogar ein protektiver Effekt zugesprochen werden Ähnliche Untersuchungen in der Framingham-Studie ergaben jedoch keinen Unterschied zwischen Typ-A- und Typ-B-Patienten (Eaker & Castelli, 1988).

Diejenigen, welche der Auffassung sind, daß bevölkerungsbezogen erfolgreich auch ohne Berücksichtigung des Streßfaktormodells interveniert werden kann, führen weiterhin an, daß koronare Herzkrankheiten in der japanischen Industriegesellschaft in wesentlich geringeren Raten auftreten als in vergleichbaren westlichen Industrienationen. Daß der durchschnittliche japanische Arbeitnehmer eher dem Typ A als dem Typ B zuzuordnen sei, ist eine weitverbreitete Annahme. Hervorzuheben ist hier die andersartige Ernährung der Japaner mit einem geringeren Fettanteil und einem hohen Anteil an Fischgerichten in der täglichen Ernährung. Der antiatherogene Effekt von omega-3-Fettsäuren in Fischöl und die Auswirkungen auf das Vorkommen von koronaren Herzkrankheiten wird gegenwärtig diskutiert (Harris, 1989).

5.3.3 Orale Kontrazeptiva

In der Mitte der 70er Jahre wurde auf Grund epidemiologischer Studien in England der Gebrauch der „Pille“ nur Frauen bis zum 35. Lebensjahr empfohlen. Bei den damaligen Präparaten war der Östrogenanteil wesentlich höher als heute. Gegenüber den Kontrollen hatten Frauen, welche orale Kontrazeptiva regelmäßig einnahmen, ein höheres Risiko für Myokardinfarkt, zerebrale Insulte und thromboembolische Ereignisse. Dies steht im Zusammenhang mit dem komplexen Einfluß, den Geschlechtshormone auf den Lipidstatus ausüben, der aber auch durch andere Faktoren wie Rauchen, Alkohol, Ernährung, körperliche Aktivität verändert wird. Bei den heute üblichen Kombinationspräparaten führt Progesteron zu einer Erhöhung und Östrogen zu einer Erniedrigung der endothelialen Lipoproteinlipase, wodurch die Konzentration von HDL_2 beeinflußt wird. Durch entsprechende Auswahl des verwendeten Progesterontypes und einer optimalen Dosierung der Östrogen- und Gestagenkomponenten oraler Kontrazeptiva können unerwünschte Effekte auf den Fett- und Kohlehydratstoffwechse minimiert werden. Damit könnte das Risiko für kardiovaskuläre Erkrankungen bei Frauen, die hormonelle Kontrazeptiva benutzen, gesenkt werden, wenn keine sonstigen Risikofaktoren für koronare Herzkrankheiten vorliegen (Upton, 1990).

5.3.4 Erhöhte Triglyzeride und LDL, erniedrigtes HDL

Kohlehydrate, Alkohol, Östrogenpräparate u.a. können zu einer Erhöhung der Triglyzeride führen. Wieweit dieser Lipidfraktion eine eigenständige Rolle als Risikofaktor für koronare Herzerkrankungen zukommt, ist umstritten. Für bevölkerungsbezogene Maßnahmen wird deswegen zunächst auf die Konzentration des Gesamtcholesterins geachtet. Erweist sich dies bei der Einzelperson als erhöht, wird in der Regel der Kliniker im weiteren nicht nur die Triglyzeride bestimmen, sondern auch HDL und LDL, eventuell mit den entsprechenden Subfraktionen HDL_3 und HDL_2.

5.4 Präventionsstudien

Die Gefahren des Bluthochdrucks sind breiten Bevölkerungsschichten bekannt. Diese vorwiegend im sekundären Bereich wirkende Präventivmaßnahme hat zu einer deutlichen Abnahme der Mortalitätsraten bei Apoplexie geführt. Mehrere Studien haben gezeigt, daß insbesondere bei zusätzlicher Hypercholesterinämie die alleinige Einstellung von Hypertonikern auf Normwerte hingegen wenig zur Prävention der koronaren Herzkrankheiten beiträgt. Als Faustregel gilt, daß ein Cholesterin-Anstieg um 40 mg/dl bei medikamentös gut eingestellten Hypertonikern das Herzinfarkt-Risiko um 20 % erhöht (Heyden, 1988). Präventionsmaßnahmen müssen deswegen zumindest gegen alle drei „primären" Risikofaktoren gerichtet sein und möglicherweise auch die in der Abb. 5.2 unter „wünschenswert" eingestuften Risikofaktoren mit umfassen.

Denkbar sind drei unterschiedliche Strategien: Intervention bei Hochrisikogruppen, bevölkerungsbezogene Intervention und eine Kombination der beiden Ansätze. Eine Anzahl von sogenannten Interventionsstudien haben insbesondere die erstgenannte Strategie verfolgt. Genannt sei hier die **„Multiple Risk Factor Intervention Trial"**, gewöhnlich MR.FIT-Studie genannt (1990). Einbezogen wurden 6400 Männer im Alter von 35 bis 57 Jahren. Es handelte sich um Hochrisikopersonen. In der Interventionsgruppe wurde in einem umfassenden Programm gegen Bluthochdruck, Rauchen und falsche Ernährung vorgegangen. Innerhalb von 7 Jahren gelang es, die Risikofaktoren Hypercholesterinämie, Rauchen und Hypertonus zu verbessern. Es kam zu einem 5%igen Abfall der Sterblichkeit an koronaren Herzkrankheiten, aber zu einem 2%igen Anstieg in der Gesamtmortalität bei der Interventionsgruppe verglichen mit den Kontrollen. Die Ergebnisse im Hinblick auf beide Mortalitätsraten waren aber zur Kontrollgruppe statistisch nicht signifikant. Bei einer sogenannten Follow-up-Untersuchung 10,5 Jahre nach Beginn der Studie stellte sich ein besseres Ergebnis ein. Die Sterblichkeit an koronaren Herzkrankheiten sank gegenüber der Kontrollgruppe in der Interventionsgruppe um 10,6 % und die Gesamtsterblichkeit um 7,7 % (Multiple Risk Factor Intervention Trial Research Group, 1990).

Zunächst waren insbesondere für die Gegner der „Lipidtheorie" die Resultate wenig überzeugend. Daran änderten auch die Ergebnisse der **LRC-Studie** (Lipid Research Clinic Coronary Primary Privention Trial, 1984) wenig. In diese Studie wurden nach umfangreichen Voruntersuchungen 3806 Männer im Alter von 35 bis 59 Jahre aufgenommen, die eine Konzentration des Gesamtcholesterins im Blut von 265 mg/dl und mehr, sonst aber keinen weiteren Risikofaktor aufwiesen und keine Hinweise für eine koronare Herzerkrankung zeigten. Die Teilnehmer wurden randomisiert in zwei Gruppen aufgeteilt und erhielten zunächst eine cholesterinarme Diät, die zu einer etwa 5 % Senkung des Cholesterins führte. Die Hälfte der Männer erhielt täglich 24 g des Lipidsenkers Colestyramin, eines nicht resorbierbaren Ionenaustauschers, die andere Hälfte ein entsprechendes Placebopräparat. Die Studie wurde über ca. 10 Jahre als Doppelblindstudie durchgeführt. Gegenüber der Kontrollgruppe kam es bei der Gruppe mit Colestyramin zu einer Senkung des Gesamtcholesterins um 8,5 % und des LDL-Cholesterins um 12,6 %. An koronarer Herzkrankheit verstarben 1,6 % (30 Männer) der mit dem Präparat behandelten Gruppe und 2 % (38 Männer) in der unbehandelten Kontrollgruppe. Obwohl der Unterschied statistisch signifikant ist, halten die Gegner der „Lipidtheorie" die Gesamtfallzahl für zu gering und statistische Tests nicht für beweisend. Zusätzlichen Aufwind erhielten die Gegner einer Prävention durch die Tatsache, daß zwar die Gesamtsterblichkeit in beiden Gruppen etwa gleich groß war, aber 8 Männer in der Interventionsgruppe an Ösophagus- und gastrointestinalen Neubildungen verstarben, dagegen in der Kontrollgruppe nur einer.

Beiden Lagern der Gegner und Befürworter der „Lipidtheorie" ist es bisher nicht gelungen, aus diesen und ähnlichen Studien überzeugende Argumente zu gewinnen, welche der einen oder anderen Seite einen entscheidenden Vorteil einräumen würde. Anders verhält es sich, wenn die Ergebnisse **bevölkerungsbezogener Studien** oder die Veränderungen der Sterblichkeit an koronaren Herzkrankheiten im **internationalen Vergleich** herangezogen werden. Die Resultate zeigen, daß primäre Prävention Erfolge zeitigen kann. In der Regel wird in diesen Projekten versucht, auf breiter Basis gegen eine Anzahl von Risikofaktoren zu intervenieren. Solche Projekte haben z. B. in Großbritannien, Belgien und Norwegen stattgefunden. In Deutschland ist 1992 die Deutsche Herz-Kreislauf-Präventionsstudie beendet worden, und in Schottland wurde derzeit ein Projekt begonnen. Eines der bekannteren Projekte dieser Art ist die **Nord-Karelien-Studie** in Finnland, die 1972 ihr Anfang nahm. Im Vergleich mit einem Kontrollgebiet gaben innerhalb von 10 Jahren in der Altersgruppe der 30 bis 59jährigen 28 % das Rauchen auf, 3 % wurden mit niedrigeren Cholesterinwerten als vorher angetroffen und bei 3 % erniedrigte sich der systolische Blutdruckwert. Von 1974 bis 1979 reduzierte sich die Sterblichkeit an koronaren Herzerkrankungen in Nord Karelien um 22 %, im Kontrollgebiet um 12 % und im restlichen Finnland um 11 %. (Puska et al., 1985).

Welchen Einfluß die Maßnahmen der kurativen Medizin auf die Letalität und somit auf die Mortalität der ischämischen Herzkrankheiten haben, kann derzeit nur geschätzt werden. Im internationalen Vergleich legen die vorhandenen Daten nahe, daß, mit Ausnahme der Kontrolle und Therapie des Bluthochdrucks, die in der Patientenversorgung tätige Ärzteschaft wenig zu der Trendwende und dem zu beobachtenden weiteren Abfall der Sterblichkeit an koronaren Herzkrankheiten beiträgt. Es sind insbesondere größere Teile der Bevölkerung, die durch Veränderung ihrer Lebensgewohnheiten im Hinblick auf verminderten Zigarettenverbrauch und fettärmere Ernährung zu dem Abfall der ischämischen Herzerkrankungen beigetragen haben (Pearson, 1989).

In den USA läßt sich zwischen 1970 und 1983 – 85 ein erhebliche Verbesserung der medizinischen Versorgung für Herzpatienten nachweisen. Gleichzeitig kam es aber auch zu einer erheblichen Verminderung der Risikofaktoren in der Bevölkerung. Im Zeitraum von 1965 bis 1985 sank die Rate der Raucher bei den Männern von 52 % auf 33 % und bei den Frauen von 34 % auf 28 %. Der Verbrauch an Milch ging um 48 %, an Butter um 17 %, an Eiern um 18 % zurück, wohingegen der Konsum von fettarmer Milch um 167 %, Geflügel um 56 %, Fisch um 28 %, frischem Gemüse um 27 %, Obst um 11 % und der Verbrauch an Fetten und Ölen auf pflanzlicher Basis um 44 % zunahm. Die Angaben wurden auf der Grundlage des Verbrauches pro Kopf für den Zeitraum von 1963/67 bis 1973/85 berechnet (Higgins & Thom, 1989). Der Cholesterinspiegel sank bei weißen Männern um 7 mg/dl, bei weißen Frauen um 9 mg/dl und bei beiden Geschlechtern der schwarzen Bevölkerung um 2 mg/dl. Bemerkenswert ist, daß zwischen 1960 und 1970, mit Ausnahme bei älteren weißen Frauen, Adipositas in der Bevölkerung der USA zugenommen hat. Goldman und Cook (1984) schätzen, daß die Reduktion der Mortalität bei koronaren Herzkrankheiten zu 30 % auf die Senkung des Serumcholesterins und zu 24 % auf die Abnahme des Zigarettenverbrauches zurückzuführen ist.

Für die Sozialmedizin ist es wichtig, Wege aufzuzeigen, wie die Morbidität und die Mortalität in der Bevölkerung herabgesetzt werden kann. Sie kann sich nicht wie die Klinik auf das einzelne Individuum konzentrieren. Die Wichtigkeit der einzelnen Risikofaktoren wird nach der Möglichkeit beurteilt, wieweit diese in der Bevölkerung bekämpft werden können. Die Frage, welchen Risikofaktoren Priorität gegenüber anderen einzuräumen ist,

wird somit vom Kliniker unter Umständen anders beurteilt als vom Sozialmediziner. Für letztere haben bevölkerungsbezogene Interventionsmaßnahmen Priorität, die sich gegen das Rauchen richten, den Hypertonus frühzeitig aufdecken und einer Behandlung zuführen und die Hyperlipädemie vermittels Ernährungsempfehlungen angehen.
Daß eine bevölkerungsbezogene Prävention wirksam ist, wird weniger durch die Ergebnisse der Studien belegt, die Prävention bei Hochrisikogruppen durchführten, als vielmehr durch regionale Interventionsmaßnahmen auf Bevölkerungsbasis. Die in den letzten Jahrzehnten deutliche Abnahme der Herz-Kreislauf-Krankheiten in einigen westlichen Ländern gibt Grund zu der Annahme, daß die Empfehlungen zur Verhaltensänderung von der Bevölkerung aufgegriffen und umgesetzt wurden.

6 Krebserkrankungen

Im Gegensatz zu Herz-Kreislauf-Krankheiten werden Krebserkrankungen von medizinischen Laien in der Regel als bedrohlicher empfunden. Das allgemeine Interesse an Möglichkeiten der Verhütung scheint groß zu sein.

Zu den zwei Extrempositionen im Hinblick auf die Ursachen von Krebserkrankungen gehört einmal die Auffassung, daß maligne Neoplasien fast ausschließlich genetisch bedingt seien (Oeser, 1979), zum anderen wird vorwiegend die Umwelt, insbesondere toxische Substanzen u.a. in der Luft, in der Nahrung und am Arbeitsplatz für das Auftreten der Krebserkrankungen verantwortlich gemacht (Koch, 1981).

Es ist Aufgabe der Sozialmedizin, mit Ergebnissen epidemiologischer Untersuchungen Fakten für eine sachliche Diskussion der Probleme im Bereich der malignen Tumoren beizusteuern.

6.1 Epidemiologie

In der Bundesrepublik Deutschland trugen 1989 maligne Neoplasien mit 24,4 % zur **Gesamtmortalität** bei (vgl. Tabelle 5.1). Der Anteil der Krebssterblichkeit an der Gesamtmortalität ist bei Männern mit 26,3 % etwas höher als bei Frauen mit 22,8 % (WHO Stat. Annual 1990).

Bei einem Vergleich der **altersabhängigen Mortalität** an Herz-Kreislauf-Krankheiten mit der Krebssterblichkeit unterscheiden sich Männer und Frauen. In der Altersgruppe der 35- bis 44jährigen Männer gleichen sich die Mortalitätsraten für beide Krankheitsgruppen an und unterscheiden sich erst in der Altersgruppe der 65- bis 74jährigen wieder deutlich voneinander mit einem Übergewicht der Herz-Kreislauf-Krankheiten (Abb. 6.1). In den jüngeren Jahrgängen bestimmen überwie-

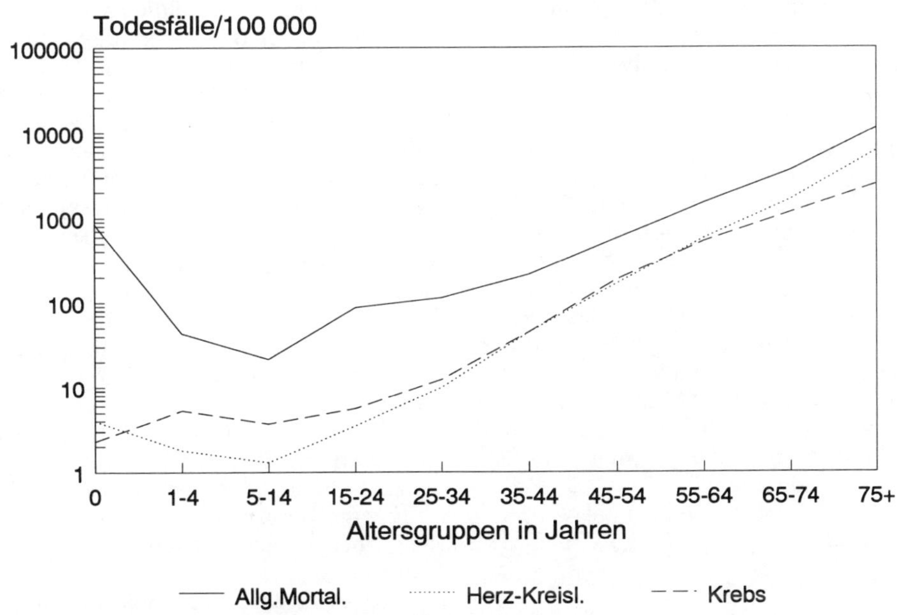

Abb. 6.1 Altersabhängige allgemeine Mortalität, Herz-Kreislauf- u. Krebssterblichkeit bei Männern (World Health Statistics, 1990)

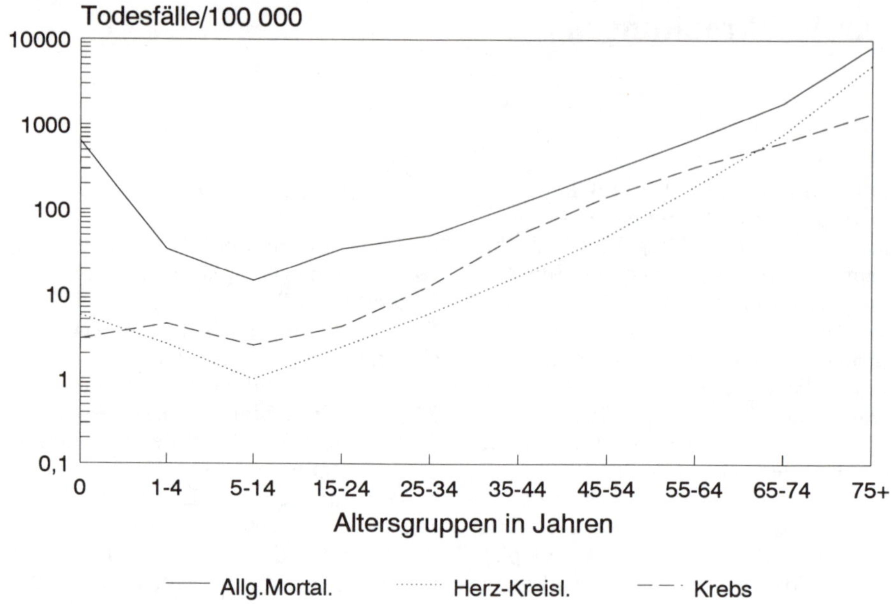

Abb. 6.2 Altersabhängige allgemeine Mortalität, Herz-Kreislauf- u. Krebssterblichkeit bei Frauen (World Health Statistics, 1990)

gen die malignen Neoplasien die Mortalität. Bei den Frauen hingegen gewinnt die Mortalität an Herz-Kreislauf-Krankheiten erst in der Altersgruppe der 65- bis 74jährigen das Übergewicht über die Krebsmortalität (Abb. 6.2).

Die Krebssterblichkeit bei den Männern wird mit 26 % aller Krebstodesfälle im Jahre 1989 durch Malignome der Trachea, Bronchien und des Lungengewebes bestimmt (Abb. 6.3). Die zweithäufigste Lokalisation ist der Prostatakrebs mit 10,6 %. Mit 17,3 % steht bei den Frauen das Mammakarzinom an erster Stelle der Krebssterblichkeit (Abb. 6.4). Neoplasien des Dickdarmes, Magens und Mastdarmes finden sich bei beiden Geschlechtern unter den fünf häufigsten Lokalisationen. Neoplasien der Trachea, Bronchien und der Lunge stehen mit 8 % aller Krebstodesfälle nunmehr auf Platz vier bei den Frauen.

Die Anzahl aller Krebstodesfälle sowie die Rate bezogen auf 100 000 hat in den Jahren von 1955 bis 1985 bei Männern und Frauen deutlich zugenommen. Zu berücksichtigen ist hierbei, daß die Anzahl älterer Menschen in der Bundesrepublik Deutschland ebenfalls zugenommen hat. Da Krebserkrankungen sich im höheren Alter häufen, könnte eine Zunahme der Krebstodesfälle und der 'rohen' Rate allein auf der Zunahme älterer Menschen in der Bevölkerung beruhen. Um diesen Effekt auszuschließen, wird die Methode der **Altersstandardisierung** angewendet, auf welche in Kapitel 2 eingegangen wurde. Im gegebenen Fall wurde die direkte Standardisierung auf der Grundlage eines europäischen Standards angewendet (Bailar & Smith, 1986; Armitage, 1971). Hierbei ergibt sich, daß die Krebssterblichkeit, unabhängig davon, daß im Beobachtungszeitraum die Anzahl älterer Menschen in der Bevölkerung zugenommen hat, bei Männern ansteigt, bei Frauen aber um ca. 10 % abgenommen hat.

Für **Geschlecht** und **Lokalisationen** ergeben sich z. T. unterschiedliche Entwicklungen in der Mortalität. Betrachtet man

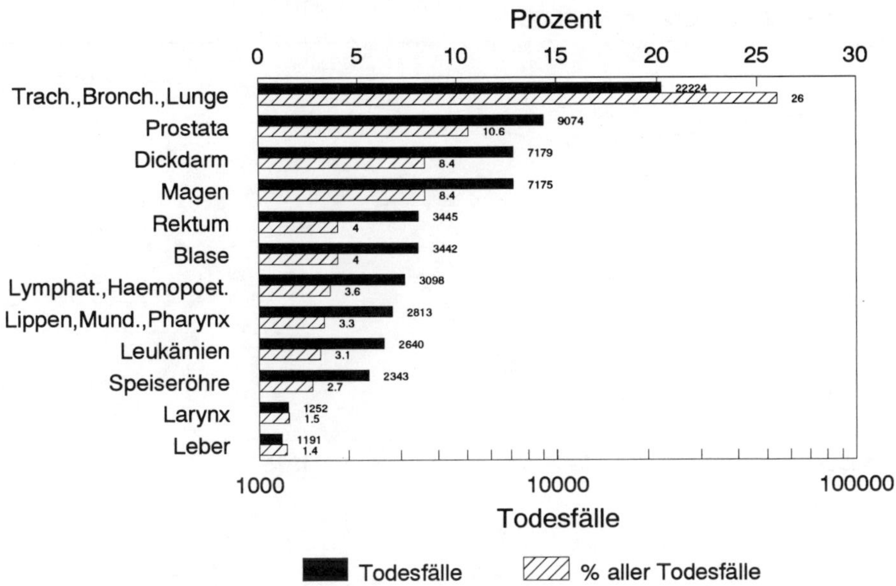

Abb. 6.3 Krebslokalisationen bei Männern (World Health Statistics, 1990)

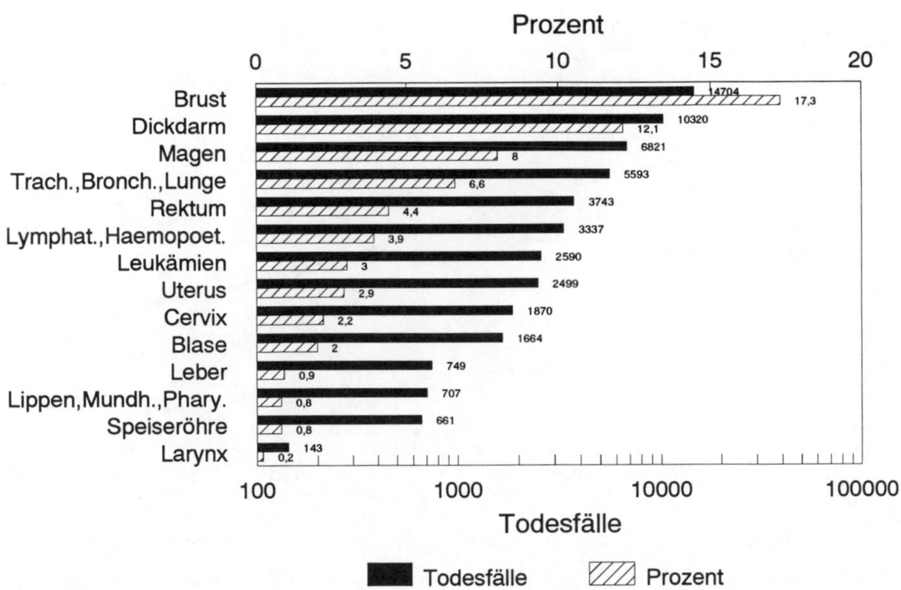

Abb. 6.4 Krebslokalisationen bei Frauen (World Health Statistics, 1990)

den Zeitraum von 1955 bis 1985, ergibt sich für Männer und Frauen eine deutliche Abnahme der altersstandardisierten Todesrate an Magenkrebs (Abb. 6.5 u. 6.6). Bei Männern hat der Lungen-, bei Frauen der Brustkrebs eine deutliche Steigerung erfah-

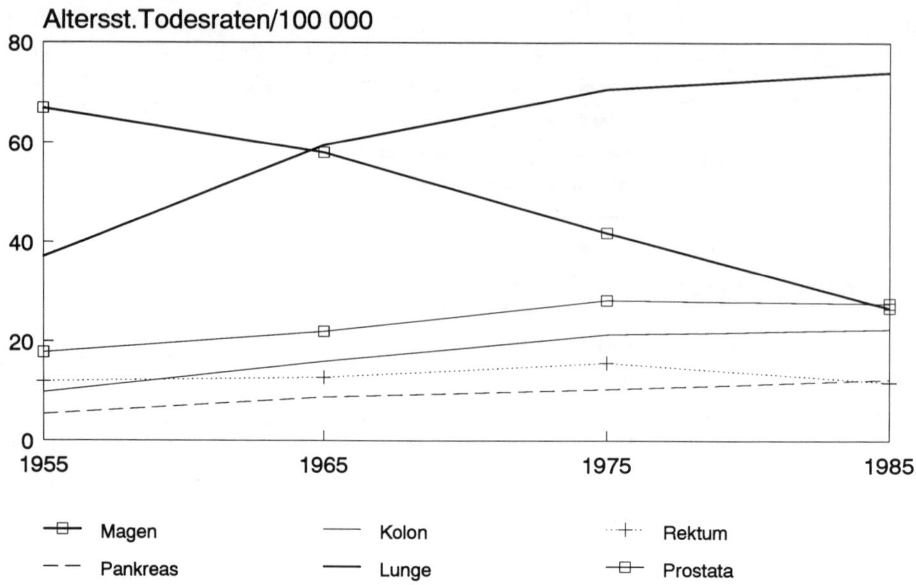

Abb. 6.5 Veränderung der Krebsmortalität, bei Männern von 1955 – 1985 in der Bundesrep. Deutschland (Becker et al., Int. J. Cancer 43, 245, 1989)

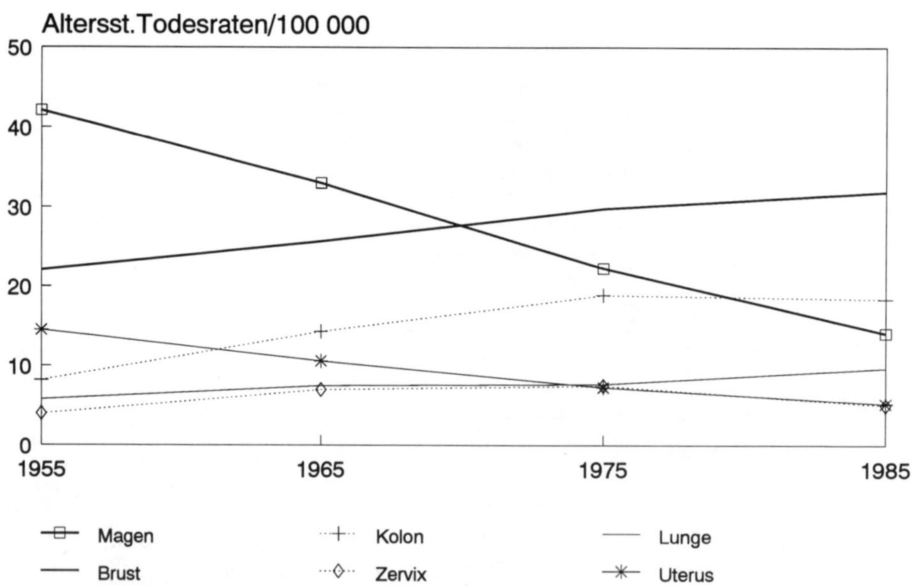

Abb. 6.6 Veränderung der Krebsmortalität, bei Frauen von 1955 – 1985 in der Bundesrep. Deutschland (Becker et al., Int. J. Cancer 43, 245, 1989)

ren. Mit zur Zeit noch niedrigeren Todesraten als bei Männern nimmt der Lungenkrebs auch bei Frauen kontinuierlich zu.

Eine deutliche Steigerung der Todesraten bei Dickdarmkrebs ist bei beiden Geschlechtern zu beobachten. Das Rektumkarzinom hingegen hat bei beiden Geschlechtern (bei Frauen hier nicht gezeigt) eine sinkende Tendenz. Bei Männern ist die deutliche Zunahme von Prostatakrebs bemerkenswert. Bei den geschlechtsspezifischen Lokalisationen zeigt das Zervixkarzinom eine weniger deutliche Abnahme der Todesraten im Gegensatz zu dem sehr deutlichen Rückgang an malignen Neoplasien des Endometriums.

6.2 Datengrundlage und Krebsregister

Repräsentative Informationen über das Vorkommen von Krebserkrankungen auf nationaler Ebene sind fast nur über die **Todesursachenstatistik** erhältlich. Die Grundlagen der Todesursachenstatistik sind die Totenscheine. Die vom Arzt auszufüllenden amtlichen Dokumente werden letztlich nach dem zum Tode führenden Grundleiden von dem jeweils zuständigen Statistischen Landesamt ausgewertet und nach dem ICD-Schlüssel (International Classification of Diseases) nach unterschiedlichen Erkrankungen aufgeschlüsselt. Derzeit gilt die 9. Fassung des ICD-Schlüssels. Alle malignen Tumoren werden in den Gruppen 08 bis 14 aufgeführt. Für die Erfassung einzelner Lokalisationen dient eine dreistellige Zahl, z. B. steht 113 für den malignen Tumor der weiblichen Brust.

Die Erfassung der **Morbidität**, insbesondere bei klinischen Registern, erfolgt für die meisten Krebslokalisationen über das TNM-System (T = Primärtumor; N = Lymphknoten; M = Fernmetastasen). Darüber hinaus können Fälle entsprechend der prätherapeutischen klinischen Klassifikation auch nach dem postoperativen histopathologischen Befund erfaßt werden. Die Tatsache, ob es sich um vorbehandelte Fälle und um Rezidive handelt, kann ebenso in die Registrierung aufgenommen werden wie die Sicherheit der Diagnose, die durchgeführte Behandlung, und ob eine Autopsie durchgeführt wurde oder nicht.

Die Beurteilung der „Güte" eines **Krebsregisters** erfolgt nach drei Indizes: DCO-, HV-Anteil und M/I-Verhältnis. Der **DCO-Anteil** (Death Certificate Only) gibt den Anteil der Krebsfälle an, der erst auf Grund der Todesmeldung dem Register bekannt wird. Ein „gutes" Register wird somit einen möglichst kleinen DCO-Anteil anstreben. Zur Beurteilung der Sicherheit der Diagnosen für die gemeldeten Krebserkrankungen wird der **HV-Index** (histologisch verifiziert) herangezogen. Er gibt den Anteil der histologisch gesicherten Diagnosen in Prozent an. Insbesondere für solche Krebsregister, die keinen sogenannten Mortalitätsabgleich zu ihren Erkrankungsmeldungen vornehmen können, weil die Meldungen anonym erfolgen, kann als weiterer Indikator für die Vollständigkeit der Meldungen das **Verhältnis von Mortalität zur Inzidenz** (M/I) im jeweiligen Zeitraum herangezogen werden. Da in der Regel nicht mehr Personen an einer Krebskrankheit versterben können, als vorher daran erkrankt waren, muß für diesen Index ein Wert unter Eins erwartet werden.

Krebsregister gibt es als klinische, Spezial- und epidemiologische Register.

Klinische Register werden in der Regel von Tumorzentren und onkologischen Schwerpunktkrankenhäusern unterhalten. Ihre Aufgaben liegen in der Entwicklung und Standardisierung von Therapie- und Nachsorgeprogrammen.

Ihr Hauptnachteil besteht im Fehlen einer Bezugsbasis, d. h. es können keine Rückschlüsse auf die betroffene Bevölkerung gezogen werden, da in der Regel der Einzugsbereich des klinischen Registers nicht hinreichend genug abgegrenzt werden kann. Es fehlt der Nenner, um Raten errechnen zu können. Die Abschätzung von Inzidenzen ist nicht möglich. Berechnet werden kann die Letalität z. B. in Form von 5-Jahres-Überlebensraten bezogen auf die im Krankenhaus behandelten Tumorpatienten, die in der Nachsorge genügend lange beobachtet werden konnten.

Spezialregister versuchen, möglichst auf nationaler Ebene bestimmte Tumorformen zu erfassen.

So gibt es z. B. das **Zentralregister für das maligne Melanom**. Dies wurde von der

Deutschen Dermatologischen Gesellschaft in Verbindung mit dem Bundesgesundheitsamt eingerichtet. Die Meldungen erfolgen an die Universitäts-Hautklinik am Klinikum Steglitz der Freien Universität Berlin. Ein weiteres Beispiel für ein Spezialregister ist das **Kinderkrebsregister der Bundesrepublik Deutschland**. Dies wurde von der Gesellschaft für Pädiatrische Onkologie initiiert und am Institut für Medizinische Statistik und Dokumentation an der Johannes Gutenberg-Universität in Mainz etabliert. Dieses Register versucht, ein bevölkerungsbezogenes Register mit einem klinikorientierten Krebsregister zu verbinden. Zu den Zielsetzungen gehören die Gewinnung von Grundlagen für kontrollierte klinische Therapiestudien sowie die Beobachtung von Spätschäden und der Häufigkeit von Zweittumoren.

Besonders umstritten sind die epidemiologischen, bevölkerungsbezogenen Krebsregister. Die Debatte wird insbesondere in der Bundesrepublik Deutschland sehr kontrovers geführt. Der Grund ist in den sehr strengen Datenschutzbestimmungen zu sehen.

Ein Register wird nur dann international anerkannt, d. h. seine Ergebnisse werden in dem Standardwerk „Cancer Incidence in Five Continents“ aufgenommen, welches von der „International Association of Cancer Registries (IACR)“ herausgegeben wird, wenn die Erfassung der Krebsneuerkrankungen genügend vollständig ist und die Erfassung personenbezogen erfolgt. Um mehrfache Registrierung ein und desselben Falles zu vermeiden, was insbesondere bei weniger häufigen Lokalisationen zu Verfälschungen führt, und um die Möglichkeit der nachgehenden Forschung zu erhalten, ist eine anonyme Erfassung abzulehnen.

In der Bundesrepublik Deutschland gibt es derzeit epidemiologische Register in Hamburg, Saarland, Baden-Württemberg und Münster. Über das Schicksal des Krebsregisters der ehemaligen DDR kann zum Zeitpunkt der Abfassung dieses Buches noch nichts Endgültiges gesagt werden. Alle diese Register arbeiten auf dem Boden von **Krebsregistergesetzen**, die von den jeweiligen Landesregierungen erlassen wurden, um den Anforderungen des Datenschutzes gerecht zu werden. In den Registern in Hamburg und Münster ist grundsätzlich die Einwilligung des Patienten zur Meldung vorgeschrieben. Im Saarland kann auch ohne Befragung des Patienten an das Register gemeldet werden, also auch vom Pathologen. Das Krebsregister Baden-Württemberg wird als anonymes Inzidenzregister geführt. Hierbei wird versucht, zum Ausschluß von Mehrfachmeldungen Geburtsdatum, Geschlecht und Wohnort heranzuziehen und mit der Lokalisation der Erkrankung zu einem Code zusammenzufassen. Für die Register in Hamburg und Münster ist die Verwendung der Daten für epidemiologische Ursachenforschung rechtlich geregelt und möglich. Diese Register verfügen jedoch nicht über vollständige Daten zu allen Krebskrankheiten in ihren Einzugsgebieten. Die Daten des Krebsregisters Baden-Württemberg können für epidemiologische Studien nicht genutzt werden, da sie in der Regel den notwendigen Bezug zur Person nicht ermöglichen. Mit den Daten des Krebsregisters Saarland wären epidemiologische Studien möglich, würde dies nicht das dortige Krebsregistergesetz ausschließen. Dies ist umso bedauerlicher, da allein über das Saarländische Krebsregister eine ausreichende Erfassung zu erfolgen scheint. So z. B. nahm in der Vergangenheit der DCO-Anteil des Hamburger Krebsregisters ständig zu und betrug 1986 bei Malignomen der Männer 94,8 % und bei Frauen 94,3 %. Im Saarland betrug der DCO-Anteil 1981 bei Männern 8,8 % und bei Frauen 7,3 %.

Mit der **„Dachdokumentation Krebs“** wird versucht, die Daten der epidemiologischen Krebsregister nach einem einheitlichem Schema auszuwerten und dadurch einen Überblick über die Situation in der Bundesrepublik zu verschaffen (Schön et al., 1989).

Der Nachteil der bundesweiten Erfassung von Krebserkrankungen nur durch die Mortalität besteht darin, daß Neuerkrankungsraten und Überlebenszeiten nicht erhoben werden können. Es wird deswegen die Errichtung eines **nationalen Krebsregi-**

sters gefordert, um auch die Neuerkrankungen erfassen zu können (Bundesärztekammer, 1990). Mit den so gewonnenen Informationen könnte eine Anzahl wichtiger Aufgaben des Gesundheitswesens angegangen werden. Die Kenntnis der Verteilung einzelner Krebslokalisationen in der Bevölkerung und Trendentwicklungen lassen das Ausmaß des Krebsproblems erkennen und sind für eine zweckmäßige Gesundheitsversorgungspolitik notwendig. Dazu gehören die Planung und Evaluation von Bekämpfungsprogrammen und die Erforschung der Ursachen für das Auftreten von Krebserkrankungen, die qualitative und quantitative Abschätzung der Risikofaktoren, die Entwicklung von Strategien für die primäre Prävention, die Beurteilung und Verbesserung der Programme für die Krebsfrüherkennung (Screening) und die Beurteilung von Strategien der Therapie und Rehabilitation. Momentan ist ein Gesetzentwurf für ein bundesweites Krebsregister in Arbeit, welches die Situation erheblich verbessern soll.

6.3 Ursachen von Krebserkrankungen

Generell ist davon auszugehen, daß dem Auftreten einer Krebserkrankung ein **multifaktorielles Geschehen** vorausgeht. Die Ursachen können einmal in einer genetisch determinierten Veranlagung liegen, zum anderen in Umweltfaktoren, zu denen nicht nur toxische Substanzen in der Umwelt, sondern auch menschliches Verhalten zu zählen sind. Zwischen Verursachung und der Diagnose der Erkrankung vergeht ein längerer Zeitraum. Daraus folgt, daß Ursachenforschung im Krebsbereich außerordentlich schwierig ist und die Erkenntnisse bzw. Ergebnisse in der Regel sehr kontrovers diskutiert werden.

Es wird geschätzt, daß mehr als **200 genetische und familiär gehäuft vorkommende Bedingungen** im Zusammenhang mit einem hohen Risiko für das Auftreten bestimmter Krebserkrankungen stehen (Knudson, 1979). Als Beispiele seien hier die familiär gehäuft vorkommende Polyposis coli im Zusammenhang mit dem Adenokarzinom des Dickdarmes und das Xeroderma pigmentosum im Zusammenhang mit Tumoren der Haut erwähnt. Ist eine entsprechende Prädisposition bekannt, bedürfen die betroffenen Personen erhöhter Aufmerksamkeit. Eine solche Aufgabe obliegt jedoch vorwiegend dem kurativ tätigen Arzt im Rahmen seines auf das Individuum bezogenen Handelns. Für die Bekämpfung des Krebsgeschehens auf Bevölkerungsbasis hingegen sind **Umweltfaktoren** von Bedeutung, die größere Bevölkerungsgruppen gefährden. Da Präventivmedizin zunächst ein Anliegen der Sozialmediziner ist, sind diese insbesondere an der Ursachenforschung interessiert. Die Umsetzung der Erkenntnisse in präventives Handeln sollte dann aber Aufgabe nicht nur der Sozialmedizin sein.

> Zur Erforschung der Umweltfaktoren, die zur Krebsentstehung beitragen, stehen mehrere Methoden zur Verfügung: Laborversuche, Fallbeobachtungen, Auswertungen von Krebsregistern, Bevölkerungsvergleiche, Migrations- und Minoritätenstudien sowie Ursachenforschung bei geographischer Häufung von Krebserkrankungen.

Kanzerogene Substanzen können im **Laborversuch** getestet werden. Beispielsweise werden jährlich viele neue chemische Verbindungen synthetisiert, von denen eine geringere, aber dennoch recht umfangreiche Anzahl zur industriellen Nutzung gelangt. Die Testung dieser Substanzen erweist sich als schwierig. Tierversuche, z. B. an Ratten, sind langwierig, teuer, finden wegen des Tierschutzgedankens immer weniger Akzeptanz in der Allgemeinheit und werfen grundsätzlich die Frage auf, wieweit die Ergebnisse auf den Menschen übertragbar sind. Testung der Mutagenität der Substanzen auf Zellrasen oder Bakterienkulturen, z. B. Ames-Test, werfen gravierende methodische Probleme auf und es bleibt die Frage letztlich offen, wieweit in-vitro Testsysteme mit der tatsächlichen Kanzerogenität der Substanzen korrelieren (Greim et al., 1987).

Hinweise auf eine mögliche Gefahr ergeben sich gelegentlich aus **Fallbeobachtungen**. Sehr hilfreich kann sich hier die Führung eines **Krebsregisters** auswirken, welches bei sorgfältiger Beobachtung relativ frühzeitig die Aufmerksamkeit auf die betroffene Bevölkerungsgruppe lenkt und eine Ursachenforschung auslöst. So konnte mit Hilfe des dänischen Krebsregisters eine Verbindung zwischen dem Auftreten von Malignomen des Nasenraumes und Arbeitern der holzverarbeitenden Industrie hergestellt werden (Jensen, 1985). In Finnland gibt es seit fast vierzig Jahren ein Krebsregister. In der deskriptiven Epidemiologie werden mit Hilfe der aus dem Krebsregister gewonnenen Daten Vorhersagen über die zukünftige Inzidenz und Anzahl der zu erwartenden neuen Fälle möglich. Die Information ist wesentlich für die Planung der bereitzustellenden Ressourcen, um den Anforderungen der Krebserkrankten gerecht werden zu können (Hakulinen, 1992).

Vergleiche von Bevölkerungen mit Krebsmortalitäten sehr unterschiedlicher Häufung können zumindest zur Erarbeitung von Arbeitshypothesen beitragen, wenn die Umwelt- und Lebensbedingungen zwischen den Bevölkerungen ebenfalls stark divergieren. Die sogenannte „Fetthypothese“, die weiter unten erläutert wird, ergab sich aus dem Vergleich des Fettverbrauches, errechnet aus nationalen Verbrauchsdaten, und der Mortalität an bestimmten Krebslokalisationen, z. B. Mamma- und Kolonkarzinom (Carroll & Khor, 1975; Willett et al., 1987; Armstrong et al., 1975; Rose et al., 1986).

Sogenannte **Migrations- und Minoritätenstudien** fallen ebenfalls in die oben genannte Kategorie. So konnte gezeigt werden, daß die Krebsmortalität japanischer Emigranten in die USA sich derjenigen der weißen Bevölkerung innerhalb von zwei Generationen angleicht, indem Magenkarzinom ab- und Kolonkarzinom zunimmt. Dies ließ zumindest den Schluß zu, daß vorwiegend Umwelt- und nicht genetische Faktoren im Zusammenhang mit diesen Krebslokalisationen zu diskutieren sind (Haenszel, 1982).

Dieser Schluß läßt sich auch aus Minoritätenstudien für andere Lokalisationen ziehen. Sehr bekannt geworden sind in diesem Zusammenhang Untersuchungen mit **religiösen Minderheiten** in den USA. Bei den Mormonen (Kirche Jesu Christi der Heiligen der letzten Tage) sind der Genuß von Tabak, Alkohol, Kaffee, Tee und Drogen verboten. Es wird Wert auf eine ausgeglichene Ernährung gelegt, wobei der Verzehr von Vollkornnahrung und Obst empfohlen wird und der Fleischverzehr Beschränkungen unterliegt. Siebenten-Tags-Adventisten sind in der Regel Nichtraucher und enthalten sich des Alkohols. Etwa die Hälfte von ihnen befolgt eine lacto-ovo-vegetarische Diät und meidet Kaffee und Tee. Die Erkrankungs- bzw. Sterbehäufigkeit mormonischer Männer an bösartigen Geschwulstleiden beträgt – altersabhängig – zwischen 45 und 78 Prozent der jeweiligen Vergleichspopulationen. Die entsprechenden Werte für Adventisten liegen bei 49 bis 69 Prozent (Piechowiak, 1985).

Manchmal ergibt sich in einem relativ umgrenzten Gebiet eine sehr auffällige **Häufung einer Krebslokalisation**, welche dann Anlaß zur intensiven Erforschung der möglichen zugrundeliegenden Umweltfaktoren führt. Ein solches Gebiet ist die Honanprovinz in Nordchina, welche zu dem sogenannten Asiatischen „Ösophaguskrebsgürtel“ gehört, der sich von Rußland über die Türkei bis nach China hineinzieht (Day & Munoz, 1982). Die Ursachen dieser geographischen Häufung sind unklar, haben aber dazu geführt, daß genetische und Ernährungsfaktoren, zusätzlich zu Alkohol und Tabak, im Zusammenhang mit Ösophaguskrebs untersucht werden. Auffällig ist die Häufung in der moslemischen Bevölkerung. Im Zusammenhang mit dem Auftreten von Ösophaguskrebs werden u.a. Mangel an Zink und Vitamin B_2, sowie ein Überangebot an Retinol, aber nicht an Karotin, diskutiert (Foy & Kondi, 1984; Graham et al., 1990).

In der Regel erhärtet sich der Verdacht einer Ursachen-Wirkungsbeziehung erst nach einer Reihe unterschiedlicher Beobachtungen und auch eigens initiierter epidemiologischer Studien, wobei Fall-Kontroll- und Kohortenstudien zum Einsatz

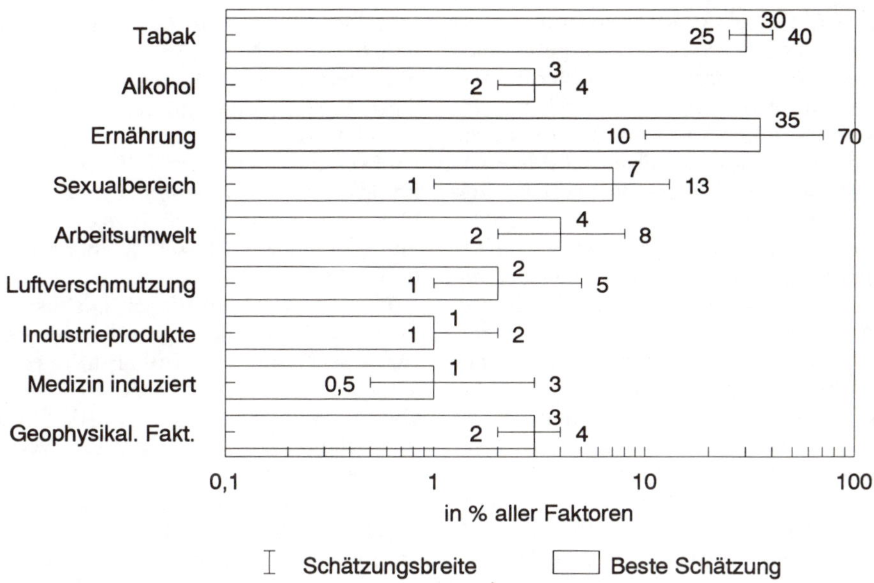

Abb. 6.7 Krebsmortalität und Umweltfaktoren (modif. nach Peto u. Doll)

kommen können. (Breslow und Day, 1989).

Die derzeit gängige Auffassung ist, daß die meisten Kanzerogene und andere Toxine in unserer Umwelt synthetischen Ursprunges seien und über die Nahrungsaufnahme und bei Luftverschmutzung sowie am Arbeitsplatz ihre schädigende Wirkung entfalten könnten. Dagegen steht die Auffassung, daß diese Risiken eher unwesentlich seien und wichtigere Risiken, zum Beispiel Zigarettenrauchen, Alkoholkonsum und einseitige Ernährung in ihrer wahren Bedeutung für das Krebsgeschehen nicht genügend berücksichtigt würden (Ames & Gold, 1990; Herausgeber, 1991).

Eine vielbeachtete Zusammenfassung unterschiedlichster Untersuchungsergebnisse haben Peto und Doll (1981) erstellt. Im Auftrag des US-Kongresses sollten sie Hintergrundmaterial für die Abschätzung des Krebsrisikos, soweit sich dieses aus Umweltfaktoren ergibt, sammeln. Unter Hinzuziehung vieler Studien, entsprechend den oben angegebenen Kriterien, haben sie geschätzt, wieviel Prozent aller Krebstodesfälle in den USA von einem bzw. einer Gruppe von Faktoren verursacht werden. Daneben haben sie eine Schätzbreite angegeben, die sich aus den verschiedenen Literaturstellen ergibt. Die in der Originalarbeit publizierte Tabelle wurde für die Abb. 6.7 modifiziert.

Zu beachten ist, daß die Prozentangaben auf der Ordinate in einer logarithmischen Skala aufgetragen wurden. Aus der Darstellung ergibt sich, daß Ernährungsfaktoren den weitaus größten Anteil aller Krebstodesfälle verursachen sollen, gefolgt von Tabakkonsum. Letzterer Faktor steht in einem Zusammenhang mit dem Auftreten von Neoplasien der Lunge, Mundhöhle, Pharynx, Larynx, Ösophagus, Blase, möglicherweise Pankreas und Nieren.

Einen Zusammenhang mit **Ernährungsfaktoren** sehen Peto und Doll bei so unterschiedlichen Krebslokalisationen wie Magen, Dickdarm, Endometrium, Gallenblase, Brust, Pankreas und bei einer Reihe von Tumoren in anderen Geweben. Ernährungsfaktoren im Sinne der Autoren sind **Kanzerogene**, die natürlicherweise in Lebensmitteln vorkommen oder aber bei der Zubereitung entstehen. Im ersteren Falle sind dies u.a. Kanzerogene, die sich in

Pflanzen, Getreide, Rotwein u.ä. befinden. Bei der Zubereitung von Speisen entstehen z. T. polyzyklische Kohlenwasserstoffe. Kanzerogene können auch bei der Lagerung von Lebensmitteln auftreten, wie z. B. das von Schimmelpilzen gebildete Aflatoxin, welches Leberkrebs verursachen kann. Kanzerogene können sich auch im Körper im Zusammenhang mit der aufgenommenen Nahrung bilden. Eines der bekanntesten Beispiele hierfür ist die Bildung von Nitrit aus der Reaktion von Nitrat mit sekundären Aminen. Über diesen Mechanismus wurde z. B. das Auftreten von Magenkrebs erklärt, da sich Vorläufer von mit dem Nitrat verwandten Substanzen in Fleisch und Wurstwaren fanden, die so vor dem Verderben geschützt werden sollten. Die Möglichkeit, Nahrungsmittel in Kühlschränken eine Zeitlang vor dem Verderben zu schützen, und die Verbesserung der Kühlkette vom Erzeuger zum Verbraucher hat dazu geführt, daß die Verwendung von Methoden wie Einpökeln, Räuchern etc. zur Erhaltung von Nahrungsmitteln, wie z. B. Fleisch und Wurstwaren, abgenommen hat. Die deutliche Abnahme des Magenkarzinoms in sehr vielen hochindustrialisierten Ländern wird auf diese Tatbestände zurückgeführt. Nicht übersehen werden darf dabei aber, welche große Rolle dem Magenkarzinom nach wie vor für die Krebssterblichkeit zukommt.

In Verbindung mit ernährungsbedingten Faktoren stehen auch **Ballaststoffe** in der Nahrung. Hier wird davon ausgegangen, daß bei ballaststoffarmer Ernährung es zu einer verzögerten Darmpassage kommt und im Zusammenspiel mit der Einwirkung von Gallensäuren Kolonkrebs ausgelöst werden kann.

Anderen Substanzen in der Nahrung, wie z. B. Selen und Vitamin E, wird ein protektiver Effekt zugeschrieben, da sie freie Radikale und Peroxide, die als Karzinogene gelten, abfangen. Diese Substanzen werden zu der Gruppe der **Antioxidanzien** zusammengefaßt. Ein geringer Anteil an Antioxidanzien in der Nahrung hat dann den gegenteiligen Effekt, nämlich eine Erhöhung der Krebssterblichkeit. Ein ähnlicher Effekt wird dem Vitamin A, dem ß-Carotin und verwandten Substanzen zugeschrieben. Hier wird davon ausgegangen, daß bei einer Minderversorgung die Promotionsphase der Krebszellen gefördert wird. Die hier angedeuteten Verbindungen von Faktoren der Ernährung und dem Krebsgeschehen werden z. T. in einem sehr komplexen Zusammenhang auch im Hinblick auf metabolische Prozesse gesehen und unterliegen nicht selten einer sehr kontroversen Diskussion.

In der wissenschaftlichen Diskussion ist **Überernährung** als verursachender Faktor für eine Reihe von Lokalisationen, wie Mamma, Kolon, Pankreas, Prostata und Ovarien wichtig. Zunächst wurde die in Industrieländern hohe Fettzufuhr verdächtigt. In der Zwischenzeit wird auch ein hoher Fleischverbrauch und die übermäßige Gesamtkalorienzufuhr als Ursache angesehen. Für die einzelnen Lokalisationen gibt es bisher keine überzeugende Hypothese, die einen pathophysiologischen Mechanismus darlegt. So werden z. B. beim Mammakarzinom hormonelle Faktoren im Zusammenhang mit Überernährung diskutiert. Zum anderen aber sind entsprechende Ergebnisse epidemiologischer Untersuchungen inkonsistent. Läßt sich im internationalem Ländervergleich bei einigen Lokalisationen ein sehr deutlicher Zusammenhang erkennen, ergaben einige Studien auf nationaler Ebene keine eindeutigen oder auch negative Resultate (Willett et al., 1987). Eines der überzeugenderen Argumente für die „Fetthypothese" ist, daß Studien in Ländern mit einem hohen Fettanteil in der Ernährung kein Ergebnis erbringen, weil der Unterschied zwischen einer vergleichsweise niedrigen und einer hohen Fettzufuhr zu gering ist, um einen Zusammenhang z. B. mit dem Mammakarzinom feststellen zu können (Schatzkin et al., 1989). Die derzeitige Meinung vieler Epidemiologen ist, daß die Fetthypothese mehr Gültigkeit für das Kolon- als für das Mammakarzinom hat (Willett, 1989; 1990).

Mit Berücksichtigung des **Alkoholkonsums**, der für das Auftreten von Krebs der Mundhöhle, des Pharynx, Larynx und Ösophagus, sowie über Leberzirrhose auch für Leberkrebs verantwortlich gemacht wird, ergeben die Schätzungen nach

Peto und Doll, daß 68 Prozent aller Krebse im Zusammenhang mit Verhaltensweisen (**„lifestyle pattern“**) zu sehen sind.

Andere Faktoren dagegen spielen eine vergleichsweise geringe Rolle. **Nährmittelzusätze** als krebsverursachende Faktoren tragen nach Peto und Doll mit weniger als 1 % bei und wurden deswegen hier nicht in die Abb. mit aufgenommen.

Ebenfalls mit einem Anteil aller krebsverursachenden Faktoren von weniger als 1 % werden **Industrieprodukte** gewertet. Hierzu zählen Sprays, Farben, Poliermittel u.ä. Vergleichsweise gering ist auch der Anteil, der Faktoren bei der **industriellen Fertigung** und im **Berufsleben** von Peto und Doll zugebilligt wird, obwohl eine große Anzahl von durchaus potenten Kanzerogenen gerade über diesen Bereich bekannt wurden. Hier allerdings greifen entsprechende Kontrollmaßnahmen, z. B. Maßnahmen im Arbeitsschutz, Ersatz gefährlicher Verbindungen gegen ungefährliche etc., die ein massenhaftes Auftreten von Krebstodesfällen in diesem Bereich verhindern.

Auch in der **Verschmutzung von Luft und Wasser** sehen Peto und Doll keine große Gefahr. Beste Schätzungen liegen hier bei 2 % mit einer Schwankungsbreite von weniger als einem bis fünf Prozent. Peto und Doll sind wie viele andere Epidemiologen ebenfalls der Auffassung, daß Rauchen ein viel größeres Risiko darstellt als Luftverschmutzung. Ein in diesem Zusammenhang häufig angeführtes Argument ist die Beobachtung, daß die Mortalitätsrate von Nichtrauchern, an Lungenkrebs zu versterben, sehr gering ist, gleichgültig wo sie wohnen. Daß dies in der allgemeinen Öffentlichkeit häufig anders gesehen wird, ergibt sich z. B. aus der Debatte über **Asbestverseuchung**. Obwohl allein die Messung der Immissionsbelastung durch Asbest erhebliche methodische Probleme aufwirft und eine Festlegung der zulässigen Faserbelastung mehr oder weniger willkürlich erfolgte, somit ein Zusammenhang zwischen Exposition und Erkrankung außerhalb beruflicher Exposition sehr schwer zu führen ist, nimmt die Öffentlichkeit erhebliche finanzielle Belastungen und widrige Umstände hin, die sich aus der Schließung z. B. von wichtigen öffentlichen Gebäuden bei Verdacht auf Asbestverseuchung ergeben. Es wird geschätzt, daß bei einer lebenslangen Asbestbelastung mit 100 Fasern/m^3 bei 100 000 Personen, die über das ganze Leben beobachtet wurden, 0,5 bis 2 Mesotheliome auftreten (Wissenschaftlicher Beirat der Bundesärztekammer, 1991).

Umweltfaktoren im **Sexualbereich** stehen vorwiegend im Zusammenhang mit dem Vorkommen von Zervixkarzinom. In wenig industrialisierten und tropischen Ländern ist dies die häufigste Krebslokalisation bei Frauen. Mangelnde Hygiene im Zusammenhang mit häufig wechselnden Partnern bzw. häufig wechselnder Geschlechtsverkehr der Partner der Frauen legen die Vermutung nahe, daß ein infektiöses Agens die Erkrankung mitverursacht. Verschiedene Subtypen des menschlichen Papillomavirus werden in diesem Zusammenhang diskutiert. Allerdings sollen auch Herpesinfektionen des Genitaltraktes, Zigarettenrauchen und Reaktionen gegen Proteine des Sperma eine Rolle beim Auftreten atypischer Zelltransformationen bei Cervix uteri spielen.

Beim Krebs des Endometriums werden Übergewicht und die Gabe von Östrogenpräparaten in der Menopause als wichtige exogene Faktoren angeführt. Hierbei kommt es zu Überschneidungen mit den Faktoren Ernährung und medizinischen Maßnahmen. Zu letzteren werden neben der Therapie auch die Anwendung von ionisierenden Strahlen in Diagnostik und Therapie gezählt.

Ionisierende Strahlen aus dem Erdreich sollen ebenfalls einen Einfluß auf das Vorkommen von Krebs haben. Neben UV-Bestrahlung bei Exposition zum Sonnenlicht zählen Peto und Doll dies zu den **geophysikalischen Faktoren**. Die UV-Bestrahlung, in neuerer Zeit auch durch den Besuch von Solarien weitverbreitet, soll zu Hauttumoren führen können.

In die Abb. 6.7 nicht mit aufgenommen wurden die in der Originalarbeit aufgeführten Faktoren Infektion und unbekannte Faktoren. Die Möglichkeit, daß 10 % aller Krebstodesfälle von **infektiösen Erregern** mitverursacht werden können, wird von den Autoren mit einem Fragezeichen versehen. Neben den bereits erwähnten Papilloma- und Herpes-Viren wäre hier noch der Erreger der Hepatitis B und der Epstein-Barr-Virus zu erwähnen. Leberkrebs, Leukämien und die Hodgkin-Erkrankung werden in diesem Zusammenhang mit infektiösen Erregern gesehen. Einigkeit besteht darin, daß Krebs nicht wie eine Infektionskrankheit übertragen werden kann, in dem Sinne, daß Personen, die Kontakt zu einer infizierten Individuum haben, generell ein höheres Risiko haben, an bestimmten Krebslokalisationen zu erkranken.

Während Peto und Doll Ihre Angabe, daß etwa 10 % aller Krebstodesfälle von infektiösen Erregern mitverursacht werden, mit einem Fragezeichen versehen, ist die Rubrik **„unbekannte Ursachen“** ohne Prozentangabe aufgeführt. Hierzu zählen Persönlichkeitsstruktur und psychologische Faktoren wie z. B. Stress. Wie bei Herz-Kreislauf-Krankheiten wird das Streßfaktormodell auch bei Krebserkrankungen diskutiert. Soweit die Persönlichkeitsstruktur dazu neigt, Lebensumstände „stressig“ zu verarbeiten, bestände die Möglichkeit, durch Veränderung der Lebenseinstellung, z. B. im Zuge einer Psychotherapie, den Risikofaktor Stress abzubauen. Einige Autoren berichten von ungewöhnlich günstigen Erfolgen mit psychologischen Interventionsmaßnahmen (Grossarth-Maticek & Eysenck, 1991; Eysenck & Grossarth-Maticek, 1991). Die Ergebnisse wurden jedoch von anderen Autoren wegen erheblicher Zweifel an der Glaubwürdigkeit der Untersucher und der von ihnen publizierten Resultate sowie gravierender methodischer Mängel bei der Versuchsdurchführung angezweifelt (Pelosi & Appley, 1992).

Die Schätzungen von Peto und Doll, daß die Ursachen von ca. 97 % aller Krebsfälle bekannt sind und somit ein Großteil aller Krebstodesfälle verhütbar sei, sind nicht unwidersprochen geblieben. Insbesondere werden die Faktoren, welche im Zusammenhang mit der Ernährung stehen, nicht anerkannt, weil angeblich die Beweislage nicht ausreicht (Schmähl et al., 1989).

6.4 Prävention gegen Krebserkrankungen

6.4.1 Primäre Prävention

Die Diskussion über die Ursachen der Krebsentstehung führt notwendigerweise zu einer ebenfalls sehr kontrovers geführten Auseinandersetzung über die Möglichkeiten der Verhütung der wichtigsten Krebserkrankungen. Grundsätzlich wäre zu fordern, daß, wenn die schädigende Wirkung erkannt ist, die Prävention in der Minderung der Exposition zu den schädigenden Faktoren bestehen sollte. In der breiten Öffentlichkeit findet diese Forderung aber nur im Hinblick auf toxische Substanzen Verständnis, die im Zusammenhang mit der Fertigung und den Produkten der Industrie, einschließlich der Lebensmittelindustrie stehen, der Düngung bzw. Schädlingsbekämpfung in der Landwirtschaft und den Emissionen, hervorgerufen durch Kraftverkehr und Energiegewinnung. Deswegen konnten bei der Verhütung von Krebserkrankungen im Arbeitsbereich erhebliche Fortschritte erzielt werden. Nennenswerte Auswirkungen auf die Krebsmortalität insgesamt ergaben sich dadurch aber nicht.

Derzeit kann davon ausgegangen werden, daß die wichtigsten Faktoren, welche in einem Zusammenhang mit den häufiger vorkommenden Krebserkrankungen stehen, bekannt sind. Die Mehrzahl der Faktoren hat aber einen engen Bezug zu menschlichen Verhaltensweisen. Die primäre Prävention erfordert somit die aktive Mithilfe des Individuums (Wynder, 1991).

Ohne die erfreuliche Entwicklung bei der Verminderung der Letalität bei akuter lymphatischer Leukämie abwerten zu wollen, muß doch festgestellt werden, daß bei den Krebslokalisationen, welche im überwiegenden Maße die Krebsmortalität der Bevölkerung bestimmen, eine solche erfreuliche Entwicklung wie bei den Malignomen im Kindesalter nicht nachzuweisen ist.

Dabei wäre ein umfassendes Konzept der primären Prävention auf Bevölkerungsbasis nicht nur gegen Krebserkrankungen wirksam, sondern würde Einfluß auf Herz-Kreislauf-Krankheiten, Krankheiten der Lunge, Krankheiten des Verdauungstraktes einschließlich der Leber und auf Verkehrsunfälle haben.

Primäre Präventionsmaßnahmen lassen sich nur auf der Grundlage eines allgemeinen gesellschaftlichen Einverständnisses durchsetzen und erfordern eine Zielsetzung, welche wissenschaftlich, ökonomisch und politisch vernünftig erscheint und durchsetzbar ist.

Denkbar sind Maßnahmen der **Gesundheitserziehung** und der **Gesundheitsförderung** für Erwachsene und Kinder unter Einschluß von Kommunen, Schulen, Kirchen und anderen gesellschaftlichen Strukturen. Anregungen, wie Verhaltensänderungen zu erreichen sind und Ergebnisse unterschiedlicher Ansätze finden sich in der internationalen Literatur. Als Beispiele, wie durch legislative Maßnahmen solche Ansätze unterstützt werden können und welche Erfolge sie haben, gelten Island, Norwegen, Portugal und Kanada, wo durch konsequente Werbeverbote für Tabakwaren, teilweise im Zusammenhang mit erheblichen Preissteigerungen, das Rauchen merklich eingeschränkt werden konnte (Humburger, 1991). Im Bereich der Verhütung von Hautkrebs liegen Anzeichen vor, daß eine intensive und gezielte Aufklärungsarbeit zu sichtbaren Veränderungen im Gesundheitsverhalten der Bevölkerung führen kann (Breitbart, 1992).

Als Beispiel für die allgemeinen Empfehlungen soll hier der **„Europäische Kodex gegen Krebs“** erwähnt werden (Deutsches Krebsforschungszentrum, 1989):

Bestimmte Krebskrankheiten können vermieden werden.

1. Rauchen Sie nicht. Raucher sollten dies so schnell wie möglich befolgen und schon gar nicht in Anwesenheit anderer rauchen.
2. Verringern Sie ihren Alkoholkonsum: Bier, Wein, Spirituosen.
3. Vermeiden Sie starke Sonnenbestrahlung.
4. Folgen Sie den Gesundheits- und Sicherheitsvorschriften, besonders am Arbeitsplatz bei Herstellung, Handhabung und Gebrauch aller Substanzen, die Krebs verursachen können.

Ihr allgemeiner Gesundheitszustand wird durch die folgenden zwei Empfehlungen gefördert, die auch das Risiko mancher Krebskrankheiten vermindern:

5. Essen Sie häufig frisches Obst und Gemüse sowie Getreideprodukte mit hohem Fasergehalt.
6. Vermeiden Sie Übergewicht und begrenzen Sie die Aufnahme fettreicher Nahrungsmittel.

Weitere Empfehlungen unter Punkt 7 bis 10 beziehen sich auf Maßnahmen der sekundären Prävention.

6.4.2 Sekundäre Prävention

Eine weitere Möglichkeit, auf Bevölkerungsbasis gegen Krebserkrankungen vorzugehen, ist der Versuch, die Erkrankung im Vor- bzw. Frühstadium zu erkennen, um so die Betroffenen einer möglichst frühen Therapie zuzuführen unter der Vorstellung, damit die Letalität der Erkrankung senken zu können. In Deutschland sind solche Filteruntersuchungen (**Screening-Tests**) als Früherkennungsmaßnahmen in den Leistungskatalog der gesetzlichen Krankenkassen eingebunden.

An Screening-Tests im Krebsbereich wird immer wieder Kritik geäußert. Befürworter hingegen weisen darauf hin, daß die Überlebensrate derjenigen, welche von dem Angebot der Krebsfrüherkennung Gebrauch machen und bei denen eine Krebsgeschwulst entdeckt wird, eine längere Überlebenszeit haben als Patienten, die mit klinischen Symptomen in Behandlung gekommen wären. Es kann sich hierbei allerdings tatsächlich nur um einen scheinbaren Vorteil der Früherkennungsmaßnahme handeln. Von der Initiation auf Zellebene „I“ bis zum Tode „T“ eines Patienten vergeht eine bestimmte Zeit. Zu einem gegebenen Zeitpunkt „x“ wird der Patient wegen klinischer Symptome, eventuell Schwellungen, Schmerzen u.ä., den Arzt aufsuchen und einer Behandlung zugeführt, bis er an den Folgen der Krebserkrankung verstirbt. Wird der Krebs vermittels eines Screening-Tests zum Zeitpunkt „x_1“ entdeckt, mag der Zeitraum „x_1 – T“ länger sein, als die Zeitspanne „x – T“ gewesen wäre, hätte der Patient sich nicht einem Screening-Test unterzogen. Ob aber die Zeitspanne „I – T“ durch den Screening-Test verlängert wurde, kann durchaus fraglich sein. In der internationalen Literatur, wird dieses Phänomen **„lead-time bias“** genannt (Eddy, 1986).

Ein bekanntes negatives Beispiel ist der Versuch, mit Sputumzytologie und Röntgenaufnahmen Lungenkrebs möglichst früh zu entdecken. Der Versuch begann in den späten sechziger Jahren und endete Anfang der achtziger Jahre. Untersucht wurden ca. 30 000 Männer im mittleren Alter, die jeweils einer Screening- und einer Kontrollgruppe zugeordnet wurden. In der Gruppe der Männer, welche an den Screening-Maßnahmen teilnahmen, wurden mehr Personen mit Lungenkrebs entdeckt als in der Kontrollgruppe. Die Mehrzahl der entdeckten Karzinome befand sich in einem frühen Stadium, und die Überlebenszeit der Patienten, deren Malignome vermittels des Früherkennungsprogrammes entdeckt wurde, war durchschnittlich deutlich höher als bei den Karzinomträgern der Kontrollgruppe. Im Verlaufe der Untersuchung breitete sich höchster Optimismus aus, was den Nutzen der angewendeten Früherkennungsmethoden anging. Erst zum Schluß der Studie, als es darum ging, die Mortalität in beiden Gruppen festzustellen, ergab sich, daß diese praktisch identisch war (zit. nach: Kolta, 1985).

Eine weitere Fehlermöglichkeit bei der Beurteilung von Screening-Tests besteht darin, daß Patienten mit sehr maligne wachsenden Tumoren eher klinisch auffällig werden als Personen mit einem weniger schnell wachsenden Tumor der gleichen Lokalisation. Der Anteil der Personen mit einem langsam wachsenden Tumor ist dann in der Bevölkerung, die sich einem Screening-Test unterzieht, größer, was zu dem unzutreffenden Eindruck führt, daß die Überlebensrate bei dieser Tumorlokalisation durch Früherkennungsmaßnahmen sich deutlich verbessern läßt **(length-time bias)**.

Auch ist es denkbar, daß vorwiegend solche Personen an Maßnahmen der Krebsfrüherkennung teilnehmen, die zu besonders blanden Verlaufsformen neigen, wohingegen solche Individuen, die vorwiegend von besonders malignen Krebsformen befallen werden, sich generell nicht beteiligen **(patient selection bias)**. Auch hier würde es sich nur um einen scheinbaren Erfolg eines Früherkennungsprogrammes handeln. Eine weitere Variante läge vor, wenn sich die Teilnehmer eines Screening-Programmes generell von der Allgemeinbevölkerung unterschieden.

Vor einigen Jahren wurde die Krebsfrüherkennung bei Prostatakrebs mit dem Hinweis in Frage gestellt, daß viele Erkrankte unnötigerweise einer Operation zugeführt würden, da die Erkrankung bei vielen, insbesondere älteren Männern so blande verläuft, daß eine Operation nicht notwendig sei. Aus Studien unter Verwendung von Autopsieprotokollen ist bekannt, daß 30 % der über 50jährigen Männer ein pathologisch nachweisbares Prostatakarzinom hatten, ohne daß die überwiegende Mehrzahl der Untersuchten jemals klinische Symptome hatten (Franks, 1954). Es ist durchaus möglich, daß bei bestimmten Krebslokalisationen, besonders im Frühstadium, keine strenge Trennung zwischen malignen und nicht-malignen Zellen möglich ist und dadurch Geschwülste entdeckt werden, die nicht kanzerogen sind und es auch nie geworden wären. Diese „Überdiagnostik“ (overdiagnosis bias) kann die Anzahl der vermittels des Screening-Test ermittelten „Krebse“ fälschlich erhöhen und ebenfalls den unzutreffenden Eindruck eines erfolgreichen Programmes erwecken.

Streng genommen kann erst dann von einem erfolgreichen Screening-Programm gesprochen werden, wenn der Nachweis gelingt, daß randomisierte und kontrollierte epidemiologische Versuche, bei denen die Mortalität gemessen wurde, den Beweis erbracht haben, daß Früherkennungsmaßnahmen wirklich die Überlebenszeit verlängern.

Solche Studien hingegen sind außerordentlich aufwendig und auch wegen ethischer Probleme schwer durchführbar. Im Jahre 1988 wurde an die Hauptbeteiligten der ersten erfolgreichen Studie dieser Art, welche Mortalität als Endergebnis maß, ein Preis für außergewöhnliche Leistungen in der Wissenschaft erteilt (Smart, 1990). Hierbei ging es um die Verhütung von Brustkrebs (Health Insurance Plan of Greater New York) (Shapiro et al., 1982). Es konnte gezeigt werden, daß die gemeinsame Durchführung jährlicher Palpationen und Mammographien bei Frauen über 50 Jahre die Mortalität senkt, jedoch nicht bei jüngeren Frauen. Zwei Studien, welche Okkult-Blut-Teste als Screening-Methode untersuchen, haben bisher ihre Ergebnisse noch nicht veröffentlicht. Eine Studie, welche die Wirksamkeit der Früherkennung von Zervixkrebs untersuchen wollte, konnte wegen ethischer Probleme nicht durchgeführt werden, weil der Test der Kontrollgruppe nicht vorenthalten werden konnte. Der Versuch, die verringerte Mortalität bei Screening nach Melanom zu messen, scheiterte daran, daß die statistische Vortestung eine Teilnehmerzahl von 800000 Personen ergab, wollte man die Entdeckung eines signifikanten Unterschiedes in der Mortalität zwischen Interventions- und Kontrollgruppe gewährleisten.

Wegen der hier aufgezeigten methodischen Probleme gibt es kaum eine Früherkennungsmethode, welche über jeden Zweifel erhaben ist, was ihre Wirksamkeit angeht. Gegner und Befürworter liefern sich in der Fachpresse häufig erbitterte Gefechte. Bevölkerungsbezogene Langzeitbeobachtungen, die Analyse von Daten aus personenbezogenen Krebsregistern und neuerdings der Versuch, die Wirksamkeit von Früherkennungsmaßnahmen mit Fall-Kontroll-Studien zu prüfen, werden herangezogen, um auf nationaler Ebene Programme der Krebsfrüherkennung zu empfehlen, die durchaus unterschiedlich ausfallen können, wie z. B. ein Vergleich zwischen den Empfehlungen des NCI (National Cancer Institute) und dem USPSTF (US Preventive Services Task Force) zeigt (Smart, 1990).

Übereinstimmend positiv wird das Screening-Programm für **Zervix-Krebs** beurteilt. Bei dem Screening-Programm für die Früherkennung des **Brustkrebses** ist die wiederholte Anwendung der Mammographie und die Effizienz der Selbstuntersuchung nicht unumstritten, obwohl der Wert der Früherkennungsuntersuchung vermittels Palpation und Abtasten der regionalen Lymphknoten durch den Arzt weitgehend als sinnvolle Früherkennungsmaßnahme anerkannt wird. Sehr kontrovers wird der Wert von Früherkennungsmaßnahmen gegen die Mortalität von **Prostata-**, **Rektum-** und **Dickdarmkrebs** diskutiert.

6.5 Schlußfolgerungen

So begrüßenswert das zunehmende Interesse an einem verbesserten Umweltschutz auch sein mag und zu einer allgemeinen Verbesserung der Lebensqualität und der Erhaltung der Natur beiträgt, die bevölkerungsbezogene Krebsmortalität wird dadurch nicht weiter gesenkt werden können. Die Bekämpfung toxischer Substanzen in der Umwelt, in der Industrie und dem Gebiet der Arbeitsmedizin hat in der Bundesrepublik einen hohen Stand erreicht, ohne allerdings Einfluß auf die Krebslokalisationen zu nehmen, welche den höchsten Anteil an der Krebsmortalität haben. Programme der Krebsfrüherkennung werden aller Voraussicht nach ebenfalls nicht in der Lage sein, die Krebssterblichkeit wesentlich zu vermindern.

In neuerer Zeit wird viel Hoffnung mit der Möglichkeit geweckt, sehr individuell das Krebsrisiko durch die Bestimmung von Onkogenen, Supressorgenen und Tumormarker zu bestimmen. Das sich hier neu etablierende Arbeitsgebiet wird vielfach als **Molekularepidemiologie** bezeichnet (Marx, 1991). Die oben aufgezeigten methodischen Probleme bei Screening-Untersuchungen müssen aber auch hier erst überwunden werden.

7 Sozialmedizinische Aspekte weiterer ausgewählter Erkrankungen

Die sozialmedizinischen Bezüge von Krankheiten wurden in den vorangegangenen Kapiteln exemplarisch an den Herz-Kreislauf-Erkrankungen sowie an den bösartigen Neubildungen verdeutlicht. Eine ähnlich ausführliche Darstellung wäre für viele andere Krankheiten notwendig, würde jedoch den Rahmen dieses Lehrbuches sprengen. Deshalb wird für die in diesem Kapitel aufgeführten Erkrankungen nur eine kurze Übersicht gegeben.

7.1 Diabetes mellitus

An Stoffwechselerkrankungen, insbesondere dem Diabetes mellitus, erkrankt ein größerer Bevölkerungsanteil. **Diabetes mellitus I**, der sich bei Kindern und im jugendlichen Alter manifestiert und insulinpflichtig ist, betrifft schätzungsweise 200 bis 300 Kinder bezogen auf 100000 Kinder und Jugendliche im Alter von 5 bis 16 Jahren. Diese Altersgruppe stellt jedoch nur 2 % aller Diabetiker, die in Deutschland leben. Zu den Risikofaktoren des Diabetes mellitus I gehört eine genetische Disposition, wobei als Auslöser häufige virale Infekte gelten, welche über einen autoimmunen Mechanismus eine Zerstörung der B-Zellen einleiten. Diskutiert werden auch schwere körperliche oder außergewöhnliche psychische Belastungen als Auslöser eines juvenilen Diabetes. In der Mehrzahl der Fälle bleibt die auslösende Ursache jedoch unbekannt. Neben Therapie und Rehabilitation sind derzeit keine Präventivmaßnahmen möglich.

Die **Lebenserwartung** des Typ-I-Diabetikers liegt zwischen 10 bis 25 Jahre unter der von Nicht-Diabetikern. Die Prognose ist umso günstiger, je später der Diabetes auftritt. Auffällig ist das neuerdings gehäufte Auftreten von Diabetes mellitus im jugendlichen Alter in vielen tropischen Ländern, der angeblich in vielen Fällen nicht insulinpflichtig sein soll. Dieses Phänomen und die Ursachen dafür bedürfen noch der weiteren Abklärung.

Typ-II-Diabetes tritt in der Regel erst jenseits des 40. Lebensjahres auf. Bei diesem Typ wird nur etwa jeder vierte Patient insulinpflichtig. Je später der Diabetes auftritt, um so geringer ist die Notwendigkeit einer dauerhaften Insulinmedikation gegeben, vorausgesetzt, daß eine entsprechende Diät eingehalten wird.

Schätzungsweise sind etwa 14 % Männer und 18 % Frauen in der Altersgruppe über 65 Jahre an Diabetes mellitus erkrankt. Da Diabetes mit einer großen Anzahl von möglichen Folge- und Begleiterkrankungen verbunden ist, läßt sich die **Mortalität** schwer schätzen. Es muß davon ausgegangen werden, daß nicht immer die ursächliche Erkrankung in die Statistik eingeht. Diabetes mellitus wird vorwiegend dann als Todesursache genannt, wenn der Tod auf Grund einer Stoffwechselentgleisung eingetreten ist. Dies soll aber nur bei 1 % aller Diabetespatienten im höheren Alter zutreffen.

Ein Diabetes mellitus II führt in der Regel nicht zu einer wesentlichen Verkürzung der Lebenserwartung. Als **Hauptrisikofaktoren** für die Entwicklung eines Diabetes mellitus II gelten Übergewicht und Bewegungsmangel. Bei Frauen sollen Mehrfachschwangerschaften das Risiko erhöhen. Da Mehrfachschwangerschaften gehäuft zu Übergewicht führen, könnte hier ein ursächlicher Zusammenhang vermutet werden. Weiterhin ist gewohnheitsmäßiger, erhöhter Alkoholkonsum ein Risiko für die Entwicklung eines Diabetes mellitus.

Seit dem zweiten Weltkrieg hat die Häufigkeit der Erkrankung erheblich zugenommen. Eine verbesserte Therapie führte zu einer Abnahme der Mortalität auf Grund von Stoffwechselentgleisungen. Die Behandlung akuter und chronischer Komplikationen des Diabetes mellitus gehören mit einem nicht unwesentlichen Anteil zum Alltag der in der Inneren Medizin und Allgemeinmedizin beschäftigten Ärzte. Die **Führung eines Diabetikers** im Hinblick auf die Einhaltung diätetischer Vorschriften sollte nicht nur bei dem Patienten ansetzen, sondern sein soziales Umfeld mitberücksichtigen. So ist es z. B. angebracht, die Ehefrau eines älteren Diabetikers, welche in der Regel ihren Mann „bekocht", unbedingt mit in die Beratung einzubeziehen.

Die **Primärprävention** besteht darin, möglichst Übergewicht zu vermeiden und ausreichende körperliche Aktivität auch im mittleren und älteren Lebensjahren beizubehalten und übermäßigen Alkoholkonsum zu vermeiden.

7.2 Rheumatische Erkrankungen

7.2.1 Entzündlich-rheumatische Erkrankungen

Die wichtigste Erkrankung dieses Formenkreises ist die chronische Polyarthritis. Weiterhin gehören in diese Gruppe die ankylosierende Spondylitis (Morbus Bechterew), die Psoriasisarthropathie und Gelenkentzündungen als Folge von Infektionen. Sichere Angaben über die Häufigkeit der **chronischen Polyarthritis** liegen für Deutschland nicht vor. Aus einer Stichprobe der Bevölkerung einer Großstadt wurde eine Prävalenz von 0,9 % ermittelt. Die Häufigkeit der Erkrankung nimmt im Alter zu und erreicht einen Gipfel bei Männern im Alter von 55 bis 64 Jahren und bei Frauen im Alter von über 65 Jahren. Die **ankylosierende Spondylitis** kommt schätzungsweise bei 0,4 % der Männer und 0,05 % der Frauen vor. In der Gesamtbevölkerung wird das Vorkommen der **Psoriasisarthropathie** auf 0,1 % bis 0,5 % und das des **rheumatischen Fiebers** auf 2,6 % geschätzt. Treffen diese Annahmen zu, dann haben diese Erkrankungen einen vergleichsweisen hohen Stellenwert für die Morbidität der Bevölkerung.

Es wird davon ausgegangen, daß die Häufigkeit und Schwere der chronischen Polyarthritis in den letzten Jahren zurückgegangen ist. Dies soll insbesondere Frauen betreffen. Diese Entwicklung wird im Zusammenhang mit der Einnahme von oralen Kontrazeptiva diskutiert, die eine protektive Wirkung im Hinblick auf das Auftreten von chronischen Polyarthritiden entfallen sollen. Die bisherigen Untersuchungsergebnisse sind jedoch noch nicht eindeutig und weitere Untersuchungen scheinen notwendig, um die geschlechtsspezifische Abnahme der Erkrankung erklären zu können.

Entzündlich-rheumatische Erkrankungen, einschließlich der chronischen Polyarthritis, sind eine häufige Ursache von **frühzeitiger Arbeitsunfähigkeit und Berentung**. Untersuchungen in dieser Hinsicht ergaben, daß ca. 35 % der Patienten im ersten Jahr nach Beginn der Erkrankung und weitere 10 % im zweiten Krankheitsjahr einen Schwerbehindertenausweis erhielten. Bei 11 % der Patienten führte die Erkrankung bereits im ersten Jahr zur Berentung. Nach zwei Jahren waren bereits 23 % der Erkrankten berentet. Insgesamt beträgt der Anteil der entzündlich-rheumatischen Erkrankungen an allen Fällen von Frühberentung bei Männern 1,5 % und bei Frauen 2,5 %.

Die **Risikofaktoren**, die in Zusammenhang mit dem Auftreten entzündlich-rheumatischer Erkrankungen stehen, sind nicht unumstritten. Eine genetische Disposition und eine begünstigende Immunlage sind förderliche und auslösende Faktoren. Daneben sollen Infektionen, Ernährungsfaktoren und Witterungseinflüsse eine Rolle spielen. Psychische und soziale Faktoren werden häufig in die Diskussion eingebracht, sind bisher aber noch nicht eindeutig empirisch belegt.

Wissenschaftlich gesicherte Ansätze zur **Primär-** und **Sekundärprävention** fehlen bisher. Anzustreben sind eine Behandlung und Rehabilitation, welche die vorhandenen Möglichkeiten des Gesundheitsversorgungswesens in Deutschland optimal nutzen (vgl. Kapitel 8).

7.2.2 Degenerative und funktionelle Erkrankungen der Gelenke und der Wirbelsäule

Degenerative Erkrankungen der Gelenke und degenerative sowie funktionelle Erkrankungen der Wirbelsäule tragen nicht nur im hohen Maße zu Arbeitsausfällen und Frühberentungen bei, sondern beeinträchtigen wegen der mit diesen Erkrankungen verbundenen Beschwerden auch die Lebensqualität großer Bevölkerungsanteile.

Als **degenerative Gelenkerkrankungen** gelten solche rheumatischen Erkrankungen, die nicht primär auf entzündlichen, sondern auf Abnutzungsprozessen beruhen. Zu den häufigen Arthrosen gehören die Koxarthrose und die Gonarthrose. Die mit den Erkrankungen verbundenen Beschwerden lassen sich häufig im Röntgenbild schwer objektivieren. Bereits im Alter von 40 Jahren sind Arthrosen recht häufig und es wird davon ausgegangen, daß nahezu alle Personen über 65 Jahren an dieser Erkrankung in verschiedenem Ausmaß leiden. Zwar werden Frauen und Männer gleich häufig betroffen, Unterschiede zwischen den Geschlechtern ergeben sich aber insofern, als bei Frauen häufiger als bei den Männern eine Anzahl von Gelenken arthrotisch ist.

Das fortgeschrittene Stadium der degenerativen Gelenkerkrankungen ist gekennzeichnet durch Funktionsbeeinträchtigungen und eine dauerhafte Behinderung. Der Anteil dieser Erkrankungen an der **Arbeitsunfähigkeit** ist erstaunlich gering, erklärt sich aber durch den „healthy worker“ Effekt (s. Abschn. 2.3.1): Personen mit diesen Erkrankungen stehen in der Regel nicht mehr im Erwerbsleben und beziehen bereits Rente. Der Anteil der degenerativen Gelenkerkrankungen an der Frühberentung beträgt bei Männern ca. 5 % und bei Frauen ca 6,5 %.

Zu den **Risikofaktoren** zählen neben altersbedingten Verschleißerscheinungen u.a. angeborene Fehlstellungen bzw Fehlbildungen, Verletzungen, Übergewicht, Bindegewebserkrankungen und Gelenkerkrankungen. Zu den arbeitsbezogenen Risiken der Arthrosen zählen schwere körperliche Arbeit, einseitige Belastung und ungünstige Körperhaltung sowie Vibrationen und ungünstige Witterungseinflüsse. Psychosoziale Belastungen werden als Ursachen ebenfalls diskutiert.

Als **Präventionsmaßnahmen** können die Bekämpfung des Übergewichtes sowie die Vermeidung extremer und einseitiger körperlicher Belastung gelten.

Degenerative Erkrankungen der Wirbelsäule ergeben sich aus verschleißbedingten Veränderungen und führen zu Rückenschmerzen, Ischiasbeschwerden und in schweren Fällen zu Deformationen wie Bandscheibenvorfall oder Schädigung der Wirbelkörper und -gelenke. Degenerative Bandscheibenschäden treten am häufigsten im Bereich der Hals- und Lendenwirbelsäule auf. Männer sind von Wirbelsäulenschäden häufiger betroffen als Frauen. Erkrankungen der Wirbelsäule erreichen ihren Höhepunkt im Alter über 65 Jahren und betreffen dann nahezu 100 % der Bevölkerung in dieser Altersgruppe. Die Risikofaktoren ähneln denen der Arthrosen. Präventionsmaßnahmen, die für die Arthrosen ergriffen werden, könnten ebenfalls eine positive Wirkung auf die degenerativen Erkrankungen der Wirbelsäule haben.

7.3 Funktionelle Störungen

Als funktionelle Störungen werden Störungen in der Befindlichkeit zusammengefaßt, bei denen es nicht gelingt, einen objektiv nachweisbaren Befund zu erheben. Dieser Bereich umfaßt in der **ambulanten Krankenversorgung** einen wesentlichen Anteil der zu behandelnden Patienten. Es handelt sich um eine „Grauzone der Medizin“. Die Betroffenen geben Beschwerden überwiegend im Bereich der Atmungsorgane, des Herz-Kreislauf-Systems und des Magen-Darmtraktes an.

Nach unterschiedlichen Schätzungen sollen 4 % bis 80 % aller ambulanten Patienten an funktionellen Störungen leiden. Andere Untersuchungen kommen zu dem Ergebnis, daß nahezu jeder zweite Patient, der ärztliche Hilfe in Anspruch nimmt, an funktionellen Beschwerden leidet. Etwa 30 % bis 40 % aller Beschwerden im Herz-Kreislauf-System sollen funktioneller Art sein. Im Bereich des Magen-Darmtraktes ist der Anteil mit 40 % bis 60 % noch höher. Funktionelle Beschwerden treten im Alter weniger häufig auf als in den jüngeren und mittleren Jahrgängen (Weber et al., 1990).

Der **Arzt** diagnostiziert die funktionellen Störungen unter einer Vielzahl unterschiedlicher Begriffe, wie beispielsweise „vegetative Dystonie", „psychogenes Syndrom", „psychovegetative Störung", „funktionelle abdominelle Beschwerden", welche dem Patienten den Eindruck vermitteln, tatsächlich an einer Organerkrankung zu leiden. Dabei besteht die grundsätzliche Schwierigkeit, den Nachweis führen zu können, daß bei den vorgebrachten Beschwerden auch tatsächlich kein objektivierbarer Befund zu erheben ist bzw. nur durch eine teure Diagnostik der Ausschluß einer tatsächlichen Organerkrankung gelingen könnte. Deshalb nimmt sich der Arzt nicht nur aus wirtschaftlichen Überlegungen dieser Erkrankungen an, sondern auch wegen seiner persönlichen Haftung, die aus einer unzureichenden Diagnose entstehen kann. Der Patient wird einer Therapie unterzogen in der Hoffnung, daß sich seine Lebensumstände verändern und er als Folge davon seine Beschwerden verliert.

Fraglich ist, ob der Arzt mit seiner Ausbildung der Situation Betroffener gerecht werden kann, die negativ erlebte Lebensumstände zu bewältigen haben. Die Patienten müßten vielmehr angemessene Problembewältigungsstrategien und Entspannungstechniken erlernen sowie sportliche und soziale Aktivitäten entfalten. Der Arzt wäre dabei nur ein Glied in einer therapeutischen Kette. Die Feststellung, welche in diesem Zusammenhang vorgebracht wird, daß die Schulmedizin nicht in der Lage sei, auf die wahren Probleme der Patienten einzugehen und deswegen der Reform bedürfe, leitet sich auch aus den Schwierigkeiten ab, welche der Arzt mit den an funktionellen Beschwerden leidenden Patienten hat.

Die funktionellen Störungen stellen einen bedeutenden **Wirtschaftsfaktor** dar, weil sie nicht nur erhebliche Auswirkungen auf die Ausgaben im Gesundheitssystem haben, sondern in einem direkten Zusammenhang zu den Gewinnen stehen, welche die pharmazeutische Industrie mit Arzneimitteln erzielt, die von Personen mit Befindlichkeitsstörungen häufig, auch als frei verkäufliche Präparate, eingenommen werden. Aber auch medizinische Institutionen und im Heilwesen tätige Berufsgruppen, wie die Physiotherapie und das Kurwesen erhalten einen beträchtlichen Anteil ihrer Einkünfte aus der Behandlung von Patienten dieses Symptomkreises.

Aus der Tatsache, daß funktionelle Störungen von Organerkrankungen sehr schwer abgrenzbar sind, ergibt sich, daß **Kostendämpfungsmaßnahmen**, welche theoretisch in diesem Bereich erhebliche Mittel einsparen könnten, wenig erfolgreich wären. Es ist kaum möglich, innerhalb der Legislative und mittels staatlicher Verordnungen funktionelle Störungen so abzugrenzen, daß sie aus dem Leistungskatalog der Krankenkassen gestrichen werden könnten, zumal sie zum Teil in sehr weit gefaßten Krankheitsdefinitionen, z. B. derjenigen der WHO, mit enthalten sind. Auch dürften solche Maßnahmen kaum politisch durchsetzbar sein.

7.4 Suizid

Die Häufigkeit von Suiziden geht nur unvollkommen aus der Mortalitätsstatistik hervor; sie können sich unter Intoxikationen, Alkohol-, Drogen- und Medikamentenmißbrauch und Verkehrs- sowie anderen Unfällen verbergen. Bei Jugendlichen im Alter von 15 bis 24 Jahren stellen Suizide die zweithäufigste Todesursache nach Unfällen dar. Männliche Jugendliche sollen eher gefährdet sein als weibliche. Die Sterbeziffern von männlichen Jugendlichen liegen etwa bei 15 pro 100 000, diejenigen von weiblichen bei 4 pro 100 000. Im westlichen Kulturkreis kommen bei männlichen Jugendlichen auf einen Suizid 8 Suizidversuche, bei den weiblichen Jugendlichen ist das Verhältnis zu Suizid und Suizidversuch 1 : 38.

Eine große Bedeutung für den Suizid hat die **persönliche Konstitution** bei der Verarbeitung von Konflikten und weniger die tatsächliche Belastung der Betroffenen. Nicht selten stehen Probleme am Arbeitsplatz, mit dem Partner und in der Schule im Vordergrund. Im Umfeld von Personen, die einen Suizid begangen haben, treten überzufällig häufig weitere Suizide auf. Bekannt ist, daß eine ausführliche Schilderung von Selbstmorden in der Öffentlichkeit eine zeitweise Erhöhung von Suiziden und Suizidversuchen zu Folge hat (**Werther-Effekt**).

Als **Präventionsmaßnahmen** des Arztes können verstärkte Nachbetreuung von Personen mit Suizidversuch und Betreuung von Drogenabhängigen gelten, sowie die Beachtung von Anzeichen eines drohenden Suizids, da einem Suizid und dem Versuch dazu häufig Anzeichen vorausgehen.

7.5 Zerebro-vaskuläre Erkrankungen

Plötzlich einsetzende Durchblutungsstörungen des Gehirns mit schwerwiegenden neurologischen Ausfällen gehen zu ca. 70 % bis 80 % auf thrombotische oder embolische Hirninfarkte zurück. Weiterhin können arterielle Blutungen zu dem Symptomenbild eines zerebralen Insults führen. Zu den Vorläufern des ausgebildeten Insultes werden die transitorisch-ischämischen Attacken gezählt. Die Erkrankung tritt vorwiegend im höheren Alter auf. Männer scheinen häufiger davon betroffen zu werden als Frauen. Das Durchschnittsalter von Schlaganfallpatienten beträgt etwa 63 Jahre wobei allerdings die wesentlich seltener auftretenden embolischen Hirninfarkte vorwiegend Personen im Alter zwischen 30 und 50 Jahren treffen. Nach internationalen Schätzungen dürfte die **Mortalitätsrate** dieser Erkrankung bei 50 bis 100 pro 100 000, die Inzidenzrate bei 100 bis 200 pro 100 000 und die Prävalenzrate bei 500 bis 600 pro 100 000 in kaukasischen Bevölkerungen liegen. Etwa 90 % aller Betroffenen kommen zur stationären Versorgung (Anderson, Schoenberg 1991).

Die Mortalität der Schlaganfälle hat offenbar in den letzten Jahrzehnten abgenommen und scheint weiter rückläufig zu sein. Die Gründe hierfür sind umstritten. In Frage kommt eine artifizielle Verminderung der Mortalität auf Grund verfeinerter Diagnostik und Änderungen bei der Erfassung der Daten. Dies würde bedeuten, daß früher mehr Gehirnerkrankungen dem Schlaganfall zugerechnet wurden, als dies heute der Fall ist. Vermutlich ist aber der **Rückgang der Mortalität** real und beruht sowohl auf einer Verminderung der Risikofaktoren als auch auf einer Verminderung der Letalität.

Die **Folgen eines Schlaganfalls** sind für die Betroffenen sehr schwerwiegend und haben eine große sozialmedizinische Bedeutung. Nach den Ergebnissen einer Studie, die in der Region von Kassel durchgeführt wurde, waren etwa 25 % der aus der Akutklinik entlassenen Patienten dauerhaft pflegebedürftig. Weitere 28 % benötigten zeitweise Hilfen bei den alltäglichen Verrichtungen. Von den Patienten, bei denen umfangreiche Rehabilitationsmaßnahmen durchgeführt wurden, benötigten 30 % noch nach einem Jahr gelegentlich fremde Hilfe und weiter 15 % blieben bei ihren alltäglichen Verrichtungen völlig von fremder Hilfe abhängig. Die **Rezidivquote** ist hoch. Schätzungsweise 40 % der Männer und 25 % der Frauen erleiden innerhalb von 5 Jahren einen erneuten Schlaganfall. An dieser Stelle sei darauf hingewiesen, daß sich der Erfolg von Rehabilitationsmaßnahmen vergrößert, wenn diese umgehend eingeleitet werden.

Wegen fehlender oder nicht ausreichender familiärer Unterstützung wird vielfach, insbesondere bei Alleinstehenden, eine **Heimeinweisung** notwendig, die bei häuslicher Hilfe vermieden werden könnte. Die starke Depression, welche im Gefolge eines Schlaganfalles bei älteren Personen zu beobachten ist, wird durch die aus pflegerischen Gründen notwendige Heimunterbringung sicherlich verstärkt.

Zu den **Risikofaktoren** zählen ein hoher Blutdruck, Herzerkrankungen, Übergewicht und Diabetes mellitus. In der Diskussion als weitere Risikofaktoren sind Zigarettenrauchen, übermäßiger Alkoholkonsum und Bewegungsmangel. Exogene Östrogentherapie nach der Menopause scheint einen protektiven Effekt zu haben.

7.6 Epilepsie

Bei mehr als 75 % der Anfallspatienten manifestiert sich die Erkrankung vor dem 18. Lebensjahr. Von der idiopatischen Epilepsie, bei der sich keine organischen Schädigungen nachweisen lassen, kann die symptomatische Epilepsie abgegrenzt werden, deren Ursache in Hirnschädigungen und -erkrankungen zu suchen ist. Es wird angenommen, daß etwa 0,5 % bis 1 % der Bevölkerung an Epilepsie leiden. Bei Schuleingangsuntersuchungen von 1980 bis 1985 wurden in der damaligen Bundesrepublik Deutschland 400 epileptische Kinder auf 100 000 Jungen und 300 epileptische Kinder auf 100 000 Mädchen erfaßt. In diesen Zahlen sind solche Kinder nicht enthalten, die wegen einer Behinderung Sonderschulen besuchen.

Etwa 70 % aller Anfallspatienten haben eine normale Intelligenz. In Abhängigkeit vom Verlauf der Erkrankungen kann es bei den Betroffenen zu erheblichen **Einschränkungen bei der Berufswahl** und **-ausübung** kommen. Kritisch ist häufig die Beurteilung, ob Anfallskranke einen Führerschein erwerben können oder nicht. Unterforderung und Überbehütung können bei Kindern nachteilige Folgen haben.

Die Ursachenforschung für die idiopatische Epilepsie hat bisher noch nicht zu Ergebnissen geführt, welche in einer bevölkerungsbezogenen Prävention wirksam werden könnten. Im Vordergrund stehen **Rehabilitationsmaßnahmen** und die **Dauertherapie**, wobei bei der Weiterentwicklung von entsprechenden Medikamenten nicht nur die dauerhafte Verhütung von Anfällen ein Gesichtspunkt sein muß, sondern auch die Entwicklung von Medikamenten, die möglichst keine zentral dämpfenden Effekte haben.

7.7 Multiple Sklerose

Die multiple Sklerose trägt wesentlich zur Behinderung aufgrund neurologischer Erkrankungen bei jüngeren Erwachsenen und Personen im mittleren Lebensalter bei. Die Vielfalt der Krankheitsausprägungen und die Variabilität im Verlauf führen in der Gruppe der Erkrankten zu einem großen Spektrum an Behinderungen. Wegen des langen Verlaufes hat die Erkrankung bei einer geringen Inzidenz eine hohe Prävalenz. Auffällig sind deutliche **geographische Unterschiede** in der Morbidität der Erkrankung mit einem Nord-Süd-Gefälle, insbesondere im europäisch-nordafrikanischen Raum und in Australien/Neuseeland. Dieses Gefälle läßt sich weniger eindeutig für Nordamerika nachweisen. Die geographische Verbreitung und die bisher einmalige Beobachtung eines steilen An- und langsamen Abschwellens der Inzidenz dieser Erkrankung auf den Faröer-Inseln in vermutetem Zusammenhang mit einer von britischen Truppen im 2.Weltkrieg gesetzten Punktquelleninfektion deutet darauf hin, daß bei der multiplen Sklerose ein infektiöses Agens als Ursache der Erkrankung angenommen werden kann. Ein direkter Hinweis auf ein infektiöses Agens fehlt jedoch bisher.

In Hamburg wurden 57 Erkrankte auf 100 000 Personen der Bevölkerung ermittelt. Das Risiko, eine multiple Sklerose zu bekommen, steigt bis zum 30. Lebensjahr an und fällt dann wieder bis zum 50. Lebensjahr ab. Frauen werden von der Erkrankung häufiger betroffen als Männer. Die Erkrankung nimmt aber bei Männern häufiger einen schwereren Verlauf. Vermutlich wegen verbesserter therapeutischer Möglichkeiten, Begleiterkrankungen zu beherrschen, und einer verbesserten Rehabilitation in den Industrienationen scheinen die Prävalenzraten anzusteigen.

Wegen fehlender gesicherter Erkenntnisse über die Ätiologie dieser Erkrankung können auch bevölkerungswirksame Präventionsmaßnahmen bisher nicht vorgeschlagen werden.

Die Erkrankten mit einer in Schüben verlaufenden multiplen Sklerose scheinen eine bessere Prognose zu haben, da zwei Drittel aller Erkrankten, die 25 Jahre nach dem Beginn der Erkrankung noch leben, zu dieser Gruppe gehören.

7.8 Medikamentenmißbrauch

Während für die Abhandlung des Drogenmißbrauches auf die Lehrbücher der Rechtsmedizin verwiesen wird, soll hier das Problem des Medikamentenmißbrauchs und der Medikamentenabhängigkeit aufgegriffen werden. Während der Vertrieb und Gebrauch von Drogen außerhalb einer medizinischen Indikation verboten ist, handelt es sich hier um den Mißbrauch von legal auf Rezept erhältlichen oder sogar frei verkäuflichen Substanzen. Zu den Arzneimitteln mit der Gefahr, daß sich eine Abhängigkeit entwickelt, gehören **Schmerzmittel, Psychopharmaka** und **Schlaf- sowie Beruhigungsmittel**. Unter den Analgetika haben Kombinationspräparate ein höheres Abhängigkeitspotential wegen der Beimischung psychotroper Substanzen wie Coffein, Codein und Ergotamin. Die Übergänge zwischen Mißbrauch und Abhängigkeit sind fließend.

Über das Ausmaß der Abhängigkeit oder des Mißbrauches liegen für die Bundesrepublik Deutschland nur Schätzungen vor. Etwa 10 % bis 15 % der weiblichen und 5 % bis 10 % der männlichen Bevölkerung konsumiert regelmäßig Analgetika (Weber et al., 1990).

Zu den langfristigen und irreversiblen **Spätschäden** des Analgetika-Mißbrauches zählen chronische Nierenerkrankungen. Etwa 13 % bis 15 % dieser Erkrankungen gehen auf den Analgetikamißbrauch zurück. Psychopharmaka und Hypnotika führen häufig zur Abhängigkeit. Nicht selten ist Medikamentenabusus mit der Abhängigkeit von anderen Suchtstoffen, z. B. Alkohol, verbunden. Als **Präventivmaßnahmen** werden eine noch striktere Kontrolle bei der Abgabe der Medikamente mittels einer Rezeptpflicht für bisher freiverkäufliche Medikamente, eine verantwortungsvollere Verschreibungsgewohnheit einzelner Ärzte und ein Verbot der Mischpräparate gefordert. Die Medikamentenabhängigkeit wird derzeit noch zu wenig als bevölkerungsbezogenes Gesundheitsproblem gesehen. Bei der Bekämpfung ist insbesondere die ambulant tätige Ärzteschaft einzubinden.

7.9 Infektionskrankheiten

Bis in die Neuzeit war die, verglichen mit der heutigen Situation, geringe Lebenserwartung mit der durch Infektionskrankheiten hervorgerufenen hohen Sterblichkeit verknüpft. Wie in Kapitel 1 dargelegt, haben im Laufe der Geschichte verheerende Seuchen die Bevölkerung dezimiert.

Über die Ursachen, welche den **Rückgang von Infektionskrankheiten** und seinen Verlust an Bedeutung für die Sterblichkeit der Allgemeinbevölkerung in Industrieländern herbeigeführt haben, herrscht ein Meinungsstreit. Auf der einen Seite wird der Verfügbarkeit von Antibiotika und der Entwicklung von Impfstoffen eine hervorragende Bedeutung bei der Eindämmung der Infektionskrankheiten eingeräumt. Kritiker dieser Theorie weisen darauf hin, daß ein deutlicher Rückgang im Vorkommen von Infektionskrankheiten bereits vor der Verfügbarkeit von Antibiotika und Impfstoffen zu verzeichnen war. Eine der Hauptursachen für das Phänomen ist in den allgemein verbesserten Lebensumständen, wie z. B. einer besseren Ernährung und besseren Wohnverhältnissen zu sehen (McKeown, 1982). Von der Hygiene wird die Bedeutung verbesserter hygienischer Verhältnisse als Hauptursache für den Rückgang angeführt und die weiterhin bestehende Berechtigung für die Bestimmungen des Bundes-Seuchengesetzes und umfangreicher anderer hygienischer Maßnahmen im Bereich der Trinkwasser-, Nahrungsmittel-, Abwasser-, Abfall- und Krankenhaushygiene in der präventiven Wirkung der Regelungen gesehen.

7.9.1 Morbidität an Infektionserkrankungen in Deutschland

Die Bestimmungen des Bundes-Seuchengesetzes werden umfassend in Lehrbüchern der Hygiene abgehandelt. Eine Meldepflicht ist bei einigen übertragbaren Erkrankungen nur beim Auftritt der Erkrankung vorgeschrieben, während andere Infektionen bereits bei Verdacht gemeldet werden müssen. Das Gesetz regelt auch die

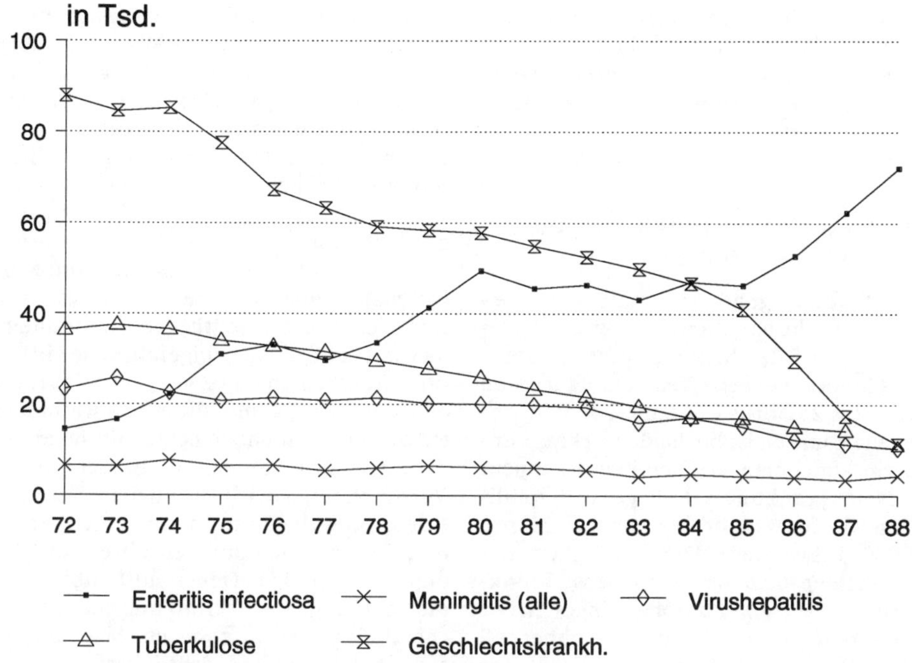

Abb. 7.1 Die Entwicklung ausgewählter meldepflichtiger Krankheiten (Stat. Jahrb. 1976–89)

Meldung von Ausscheidern bestimmter Krankheitserreger, was z. B. bei Beschäftigten in der Lebensmittelbranche und im Gaststättengewerbe zur Berufsaufgabe führen kann.

Viele der meldepflichtigen Erkrankungen, z. B. Pest, Pocken oder Leptospirosen, sind seit vielen Jahren nicht mehr aufgetreten. **Tuberkulose** hat seine ursprüngliche Bedeutung für den öffentlichen Gesundheitsdienst seit vielen Jahren verloren. Die weitaus häufigsten meldepflichtigen Erkrankungen sind die in der Statistik unter dem Begriff **Enteritis infectiosa** zusammengefaßten Darmerkrankungen. Die Erkrankungshäufigkeit, vor allem diejenige der Salmonellen-Infektion, weist im Zeitablauf eine steigende Tendenz auf (vgl. Abb. 7.1). **Hepatitisfälle** gehen vermutlich auf Grund der Impfungen von Angehörigen von Hochrisikogruppen zurück. Auf Grund der Meldepflicht ist die Häufigkeit der eingeschleppten **Malariafälle** bekannt, wobei lediglich Gesundheitserziehung und Prophylaxe als Prävention sinnvoll erscheinen, da eine Verbreitung der Erkrankung, ausgehend von den Erkrankten in Deutschland nicht möglich ist.

Über die den Gesundheitszustand breiter Bevölkerungsgruppen tatsächlich beeinträchtigenden Infektionskrankheiten sind die verfügbaren Informationen lückenhaft und unzulänglich. So läßt sich lediglich aus den Unterlagen z. B. der Ortskrankenkassen die **Morbidität**, vielfach auch nur indirekt über Arbeitsausfälle, schätzen. Demnach sind bei weiblichen und männlichen Pflichtmitgliedern Krankheiten der **Atmungsorgane**, hervorgerufen durch akute Infektionen, von Bedeutung. Hierzu zählen Erkältungen, Mandelentzündungen und akute Bronchitis. Der volkswirtschaftliche Verlust, bedingt durch Arbeitsausfälle wegen dieser Erkrankungen, dürfte erheblich sein. Die Bevölkerung sollte ermuntert werden, an Grippeimpfungen teilzunehmen, um beim Auftreten von Epidemien tatsächlicher Virusgrippeerkrankungen geschützt zu sein. Wieweit ein Mundschutz bei Erkältungskrankheiten, wie in

Japan vielfach üblich, einen tatsächlichen Schutz bietet, sich anzustecken, bzw. andere vor Ansteckung zu bewahren, bedarf der Klärung, ist aber zumindest ein Ansatz für eine Prävention.

7.9.2 Geschlechtskrankheiten und HIV-Infektionen

Sexuell übertragbare Infektionskrankheiten werden durch Viren, Bakterien, Chlamydien und Pilze hervorgerufen. **Syphilis** und **Gonorrhoe** betreffen am häufigsten die 20- bis 25jährigen Männer. In den vergangenen Jahren ist bei beiden Erkrankungen ein abnehmender Trend zu erkennen. Die Neuerkrankungsrate liegt für Syphilis bei ca. 3, für Gonorrhoe bei ca. 25 pro 100 000 Einwohner. Die Häufigkeit der **nicht-meldepflichtigen Geschlechtskrankheiten** wird wesentlich höher eingeschätzt. Jeweils bezogen auf 100 000 Einwohner soll sie für Chlamydien-Infektionen 2 000, für Herpes genitalis 3 500 und für Papillomaviren 10 000 betragen. Chlamydien-Infektionen sind die häufigste Ursache infektionsbedingter Unfruchtbarkeit und führen auch sonst häufig zu Entzündungen an den verschiedensten Lokalisationen bei Männern und Frauen. Herpes- und Papillomaviren werden als mögliche Verursacher von Krebs im Genitalbereich diskutiert. Zu den Risikofaktoren zählen neben häufig wechselnden Geschlechtspartnern, „Sextourismus“ z. B. nach Südostasien und Ostafrika. Als **Präventivmaßnahmen** sind frühzeitige Behandlungen und somit Verhütung der Ansteckung weiterer Partner, Screening-Maßnahmen (z. B. bei Schwangeren), Gesundheitserziehung sowie Sexualkunde bei Kindern und Jugendlichen anzustreben.

Sexuell übertragbare Erkrankungen sollen auch Wegbereiter für eine **HIV-Infektion** sein, die große Aufmerksamkeit in der Öffentlichkeit erlangt hat. Zu den Hauptbetroffenen gehören neben Homo- und Bisexuellen i.v. spritzende Drogennutzer sowie Personen mit ungeschütztem Geschlechtsverkehr mit wechselnden Partnern. Über die bisexuellen Partner der erstgenannten Hauptbetroffenengruppen wurde und wird die Erkrankung auf die heterosexuelle Allgemeinbevölkerung übertragen. Über die Gefährdung, sich bei heterosexuellem ungeschützten Geschlechtsverkehr in Europa eine HIV-Infektion zuzuziehen, ist bisher noch keine generell akzeptierte Klarheit geschaffen worden.

Über die Möglichkeiten der Bekämpfung der Infektion gibt es verschiedene Ansichten. Vertreter der Einführung von **Kontrollmaßnahmen** argumentieren, daß sich Reaktionen des öffentlichen Gesundheitsdienstes auf allgemeingefährliche Infektionskrankheiten im vergangenen Jahrhundert und zu Beginn dieses Jahrhunderts entwickelten und noch heute Gültigkeit haben. Die Maßnahmen bestanden in der Verpflichtung, bei begründetem Verdacht eine Zwangsdiagnose vorzunehmen, Screening-Maßnahmen durchzuführen, die Anonymität der Betroffenen im Hinblick auf die Meldung der Erkrankung an entsprechende Register aufzuheben, Warnung an eventuell betroffene dritte Personen auszugeben, Infektionsketten und deren Unterbrechung nachzuvollziehen und im schlimmsten Fall Quarantänemaßnahmen anzuwenden. Durchgesetzt hat sich zur Zeit in Deutschland die Gegenposition. Sehr frühzeitig wurden HIV-Infektionen als **außergewöhnliche Erkrankungen** klassifiziert, bei denen die bisher üblichen Kontrollmaßnahmen bei gefährlichen Infektionen nicht gelten konnten. Getragen wurde diese Bewegung von der Furcht der Angehörigen der Hauptbetroffenengruppen, als Minorität in der Gesellschaft diskriminiert zu werden. Das Problem wurde von der fachlichen auf die politische Ebene gehoben und die Forderung nach „konservativen“ Kontrollmaßnahmen abgelehnt. Eines der häufigsten Argumente war, daß bei gesetzlichen Maßnahmen die Erkrankten in den Untergrund abgedrängt würden und somit die Gefährdung der Allgemeinheit noch erhöht würde.

In den USA wird darauf hingewiesen, daß HIV-Infektionen für die im Gesundheitsversorgungssystem tätigen Ärzte, Krankenschwestern, für das Laborpersonal und andere im Krankenhaus tätigen Berufsgruppen eine erhebliche zusätzliche Gefährdung darstellen (Brennan, 1991).

Eine Wandlung scheint sich in den USA anzubahnen, indem Stimmen laut werden, welche die oben skizzierte Sonderrolle von HIV-Infektionen in Frage stellt und HIV-Infizierte einer stärkeren Kontrolle unterwerfen wollen (Bayer, 1991).

In Deutschland wird es vermieden, Hauptbetroffenengruppen im Zusammenhang mit der Gefährdung der Allgemeinbevölkerung zu nennen. Gesundheitserziehungsmaßnahmen in den Medien, z. B. im Fernsehen, stellen das Problem vorwiegend am Beispiel heterosexueller Paare dar. Prävalenz und Inzidenz der Erkrankung werden auf der juristischen Grundlage der Laborberichtsverordnung aus den Meldungen der Laboratorien geschätzt. Die Meldungen erfolgen anonymisiert und Doppelmeldungen sind nicht auszuschließen.

Bekämpfungsmaßnahmen sind weitgehend **unspezifisch** und beschränken sich auf allgemeine Aufklärung, gelegentliche bundesweit verbreitete Medienspots und Pilotvorhaben in urbanen Zentren mit den Einsatz von „street workers", welche in entsprechenden Lokalisationen Hauptbetroffenengruppen ansprechen sollen, damit diese ihr Verhalten ändern. Weitere Aktivitäten wären dringend notwendig, z. B. im Strafvollzug.

8 Grundlagen und Begriffe der Rehabilitation

Die Bundesarbeitsgemeinschaft für Rehabilitation (BAR) hat 1970 als Definition der Rehabilitation formuliert:

„Die Rehabilitation bezweckt, den Menschen, die körperlich, geistig oder seelisch behindert sind und die ihre Behinderung oder deren Folgen nicht selbst überwinden können, und den Menschen, denen eine solche Behinderung droht, zu helfen, ihre Fähigkeiten und Kräfte zu entfalten und einen entsprechenden Platz in der Gemeinschaft zu finden. Dazu gehört vor allem auch die Teilnahme am Arbeitsleben." (Präambel der BAR-Vereinbarung, 14. 4. 1970)

Diese Definition der Rehabilitation enthält eine Anzahl von Gesichtspunkten, die der Klärung bedürften. Erstens muß geklärt werden, was der Begriff „behindert" bedeutet und welche Normvorstellungen dahinter stehen. Zweitens soll gemäß BAR-Abgrenzung den Behinderten geholfen werden, ihre Fähigkeiten und Kräfte zu entfalten. Dies heißt u. a., in den Fällen, in denen berufliches, schulisches oder soziales Leben in der bisherigen Art nicht mehr möglich ist, Wege zu finden, die eine neue Form der Arbeit und des sozialen Kontaktes ermöglichen und den Fähigkeiten und Kräften des Behinderten entsprechen. Drittens soll für den Behinderten ein entsprechender Platz in der Gemeinschaft gefunden werden. Damit ist nicht etwa ein Platz in einer Gemeinschaft entsprechend Behinderter gemeint, vielmehr muß in der Gesellschaft darauf geachtet werden, sowohl Behinderte in das normale Leben zu integrieren als auch entsprechende Rahmenbedingungen zu schaffen. Besondere Aktivitäten wurden 1981, im „Jahr der Behinderten", ergriffen, die Umwelt so zu gestalten, daß auch Behinderte in der Lage sind, mit ihr zurechtzukommen. Dazu zählen beispielsweise behindertengerechte Straßenübergänge, Einfahrt- und Auffahrtsmöglichkeiten bei und in öffentlichen Gebäuden, Telefonzellen und Toiletten für Behinderte usw. Viertens ist die Rehabilitationsabgrenzung nicht nur auf Behinderte gemünzt, sondern auch auf solche Personen, denen eine Behinderung droht. Damit wird die enge Verbindung der Rehabilitation mit der Prävention verdeutlicht.

8.1 Beeinträchtigungen, Behinderungen, Benachteiligungen

Im medizinischer Hinsicht wird die Rehabilitation häufig im Zusammenhang mit dem **Krankheitsmodell** gesehen (vgl. Abb. 8.1), nach dem der Mensch, von Geburtsschäden abgesehen, zunächst gesund ist. Dieses Modell verdeutlicht auch den engen Zusammenhang zwischen der Prävention und der Rehabilitation.

Aus der „vollständigen" Gesundheit, die durch die primäre Prävention erhalten werden soll, entsteht im Laufe der Zeit die Beinahe-Gesundheit, die dadurch gekennzeichnet ist, daß der Bürger sich noch gesund fühlt, Krankheiten jedoch vorhanden sind. Um diese Krankheiten möglichst frühzeitig zu erkennen und behandeln zu können, wurde die sekundäre Prävention entwickelt. Sie ist in einigen Fällen eng mit der Rehabilitation verbunden. So kann beispielsweise eine medizinische Kur gleichzeitig eine Rehabilitationsmaßnahme und eine sekundäre Prävention sein.

Geburtsschäden und akute Krankheiten können ebenso wie durch Risikofaktoren beeinflußte chronische Krankheiten und Unfälle zu Behinderungen führen. Die Schädigung wandelt den Status des Menschen von einem Gesunden zu einem Behinderten. Normalerweise wird unter diesem Status ein End- oder Dauerzustand verstanden, in dem keine therapeutisch angehbaren akuten Krankheits- oder Leidenser-

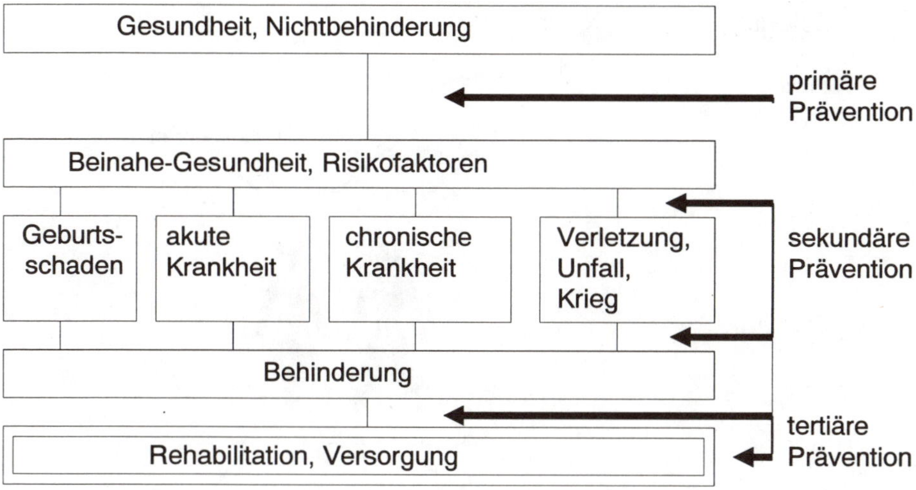

Abb. 8.1 Der Prozeß der Behinderung (nach Paul, 1981)

scheinungen mehr vorliegen. Dies ist eine Voraussetzung, um eine Rehabilitation in Form einer Anschlußheilbehandlung durchführen zu können. Parallel zur Rehabilitation liegt die tertiäre Prävention, in der es darum geht, sich um die Vermeidung von Erkrankungsrezidiven zu bemühen. Auch Begleit- oder Folgekrankheiten sollen durch tertiäre Prävention verhindert werden (z. B. das Rückfälligwerden eines Suchtkranken bzw. das Ausweichen auf suchtverlagernde Verhaltensweisen). Rehabilitation und tertiäre Prävention sind also eng miteinander verbunden, ihre Zielrichtung ist jedoch unterschiedlich (vgl. Kapitel 3).

Diese Sichtweise der Rehabilitation hat dazu geführt, daß im deutschsprachigen Raum eine **krankheitsartenspezifische Rehabilitation** entstand, z. B. Rehabilitation von Querschnittsgelähmten, von Hirngeschädigten usw. (Jochheim, Scholz, 1975).

Im internationalen Schrifttum wurde das Krankheitsmodell zugunsten des **Krankheitsfolgenmodells** (Bangma, 1992) aufgegeben. Für die Rehabilitation ist es nicht primär wichtig, aus welcher Krankheit oder aus welchem Unfall heraus eine Behinderung entstand, sondern es soll dem (behinderten) Menschen in seinem physischen, psychischen und sozialen Zustand geholfen werden.

Ein wesentlicher Teil dieses Modells beinhaltet die „Ätiologie" des Rehabilitanten (und nicht nur der Krankheit) und dessen „Pathologie" (vgl. Abb. 8.2). Auf den Menschen können Noxen, Schädigungen (z. B. durch einen Unfall) oder Risikofaktoren einwirken, die zu einer Behinderung führen. Wesentlich bei der Feststellung der Ätiologie ist es, auch die persönlichen Verhaltensweisen zu klären, die zur Behinderung beigetragen haben. Die Behinderung kann aus einem **Schaden** (impairment) bestehen, worunter die Beeinträchtigung bzw. der Verlust von Strukturen oder Funktionen verstanden werden. Ein typisches Beispiel eines Schadens im Sinne von impairment ist der Verlust eines Beines. Weiterhin können **funktionelle Einschränkungen** (disability) vorliegen, womit Einschränkungen oder der Verlust von Fähigkeiten bzw. Aktivitäten gemeint sind. Der Beinverlust führt für einen Seiltänzer zwangsläufig zu dem Verlust seiner Fähigkeiten. Schließlich kann die Behinderung auch in einer **sozialen Beeinträchtigung** (handicap) bestehen, womit eine (situationsabhängige) Beeinträchtigung im täglichen Leben gemeint ist.

Im Krankheitsfolgenmodell geht man davon aus, daß „impairment, disability und

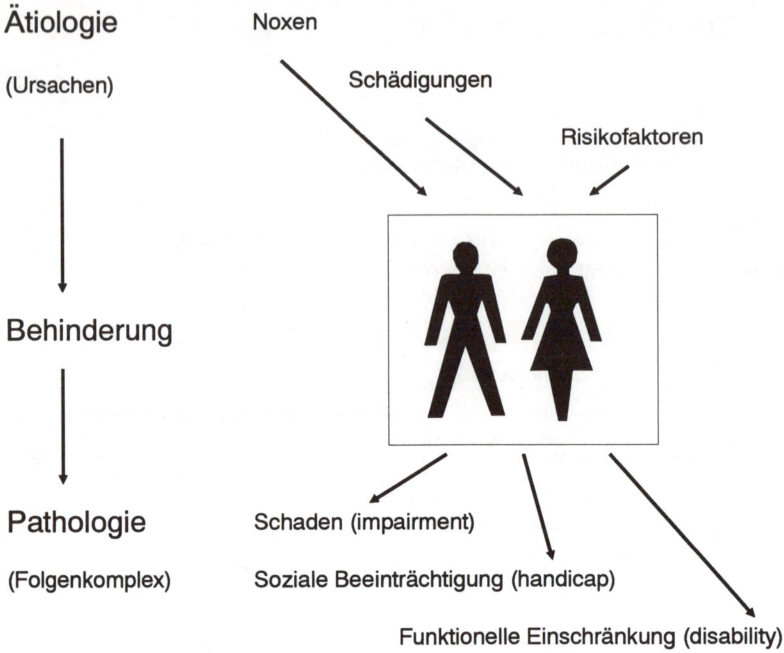

Abb. 8.2 Krankheitsfolgenmodell

handicap" eine kausale Kette bilden. Aus einem Schaden resultiert der Verlust von Fähigkeiten und unter Umständen eine soziale Beeinträchtigung. Alle drei Arten der Behinderung müssen deshalb gemeinsam behandelt werden.

8.2 Das Normenproblem und die Behinderungsarten

In der Definition der Rehabilitation war festgehalten worden, daß denjenigen Menschen geholfen werden soll, die in irgendeiner Form behindert sind. Die grundlegende Voraussetzung jeglicher Rehabilitation ist somit das Vorhandensein einer **Behinderung**. Nach der WHO wird als Behinderter verstanden:

„jede Person, die körperlich oder geistig zeitweise oder dauernd benachteiligt ist seit ihrer Geburt, wegen ihres Alters, als Folge einer Krankheit oder eines Unfalls, so daß ihr selbständiges Handeln, ihre Eignung, eine Schule zu besuchen oder einen Beruf auszuüben beeinträchtigt ist." (WHO, 1976)

Mit der 1986 erfolgten Weiterentwicklung des Schwerbehindertengesetzes wurde ergänzend definiert, daß Personen, die einen Grad der Behinderung (GdB) von 50 % oder mehr aufweisen, als Schwerbehinderte gelten. Die frühere Bezeichnung Minderung der Erwerbsfähigkeit (MdE) wurde abgeschafft, stattdessen wird heute der Grad der (Schwer-)Behinderung angegeben. Damit soll auch sprachlich die Behinderung von erwerbstätigen und nichterwerbstätigen Personen gleichartig bezeichnet werden.

Die Behinderung wird an einer Vorstellung gemessen, was als normal oder als nicht beeinträchtigend zu gelten hat. Auch hier, ähnlich wie bei der Abgrenzung von Krankheit und Arbeitsunfähigkeit, taucht die Problematik auf, zu bestimmen, was die Norm ist oder was als normal gilt. Solche Festlegungen sind willkürlich, man kann sie auch anders treffen, als sie heute bei uns üblich sind. In bezug auf die Rehabilitation sind vier Normengruppen von Bedeutung, gesellschaftliche Normvorstellungen und juristische, medizinische sowie statistische Normen.

8.2.1 Gesellschaftliche oder soziale Normen

Letztlich sind die gesellschaftlichen Normen die alle anderen Bereiche prägenden Einstellungen. Sie determinieren die juristischen und zum Teil auch die medizinischen und statistischen Normen und werden durch die Bevölkerung und die Politik geprägt. Andererseits findet man sehr subjektive gruppenspezifische Einstellungen und Verhaltensweisen gegenüber Behinderten, die kulturelle und gesellschaftspolitische Ursachen haben. Unkenntnis über Behinderungsarten, Angst vor eigener Behinderung und damit verbundener Verdrängung der Problematik sowie fehlender Umgang mit Behinderung und Behinderten führen dazu, daß die Lebensbedingungen der Bürger fast ausschließlich an Nichtbehinderten ausgerichtet sind. Selbst im medizinischen Bereich finden sich beispielsweise heute noch Planungen oder Bauten, bei denen eine behindertengerechte Gestaltung von Eingängen, Aufzügen, Toiletten usw. „vergessen“ wurde.

Verstärkt wird die Problematik dadurch, daß sich im gesellschaftlichen Leben fast automatisch **getrennte Gruppen** von Behinderten einerseits und Nichtbehinderten andererseits bilden. Damit wird ein Zusammenleben zwischen Behinderten und Nichtbehinderten zumindest sehr erschwert. Unsere **gesellschaftlichen Wertvorstellungen**, die überwiegend an Leistung und an materiellen Wertsetzungen sowie an Konkurrenzsituationen orientiert sind, beinhalten damit auch Angst und Ratlosigkeit im Umgang mit Behinderten sowie beispielsweise mit Schwersterkrankten (Krebspatienten) und mit Sterbenden. Auch die Erziehungsmöglichkeiten sowohl im schulischen als auch Erwachsenenbereich enthalten kaum Angebote, die den Umgang mit Behinderten oder mit Schwerstkranken in bildungs- und erziehungsmäßiger Hinsicht fördern.

8.2.2 Juristische Normen und Behinderungsarten

Von wesentlicher Bedeutung sind juristische Normen für die Rehabilitation. Sie bestimmen, welche Krankheiten oder Abweichungen als Behinderung gelten. Die juristischen Normen beruhen z. T. auf dem Verursachungsprinzip, z. T. auf einer Aufzählung von Schädigungen, teilweise auch auf einer Zuordnung zu einem bestimmten gesetzlichen Rehabilitationsträger. Nach der Eingliederungs-Verordnung vom 1. 2. 1975 sind

körperlich wesentlich Behinderte:

- Personen, deren Bewegungsfähigkeit durch eine Beeinträchtigung des Stütz- oder Bewegungssystems in erheblichem Umfang eingeschränkt ist,
- Personen mit erheblichen Spaltbildungen des Gesichts oder des Rumpfes oder mit abstoßend wirkenden Entstellungen vor allem des Gesichts,
- Personen, deren körperliches Leistungsvermögen infolge Erkrankung, Schädigung oder Fehlfunktion eines inneren Organs oder der Haut in erheblichem Umfang eingeschränkt ist,
- Blinde oder solche Sehbehinderte, bei denen mit Gläserkorrektur ohne besondere optische Hilfsmittel nur eine bestimmte Sehschärfe besteht oder nicht erfaßte Störungen der Sehfunktion mit hohem Schweregrad vorliegen,
- Personen, die gehörlos sind oder denen eine sprachliche Verständigung über das Gehör nur mit Hörhilfen möglich ist,
- Personen, die nicht sprechen können, Seelentaube und Hörstumme, Personen mit erheblichen Stimmstörungen sowie Personen, die stark stammeln, stark stottern oder deren Sprache stark unartikuliert ist.

geistig wesentlich Behinderte:

- Personen, bei denen infolge einer Schwächung ihrer geistigen Kräfte die Fähigkeit zur Eingliederung in die Gesellschaft in erheblichem Umfang beeinträchtigt ist.

seelisch Behinderte:

- Personen, bei denen infolge seelischer Störungen die Fähigkeit zur Eingliede-

rung in die Gesellschaft in erheblichem Umfang beeinträchtigt ist.
Seelische Störungen, die eine solche Behinderung zur Folge haben können, sind
- körperlich nicht begründbare Psychosen,
- seelische Störungen als Folge von Krankheiten oder Verletzungen des Gehirns, von Anfallsleiden oder von anderen Krankheiten oder körperlichen Beeinträchtigungen,
- Suchtkrankheiten und
- Neurosen und Persönlichkeitsstörungen.

Juristisch ist ebenfalls festgelegt, daß **von Behinderung bedrohte Personen** den Behinderten gleichzusetzen sind. Dies sind Personen, bei denen der Eintritt der Behinderung nach allgemeiner ärztlicher oder sonstiger fachlicher Erkenntnis mit hoher Wahrscheinlichkeit zu erwarten ist. Dieser Passus ist sehr positiv einzuschätzen, weil damit auch sekundärpräventive Aktivitäten möglich werden.

Ansonsten gibt die juristische Abgrenzung keine Entscheidungshilfe für den Einzelfall. Sie enthält vielmehr die Abgrenzung zweier Komponenten:

1. die Aufzählung von Körperregionen und
2. die Feststellung des unbestimmten Rechtsbegriffs „in erheblichem Umfang“.

Die Aufzählung von **Körperregionen** definiert abschließend, in welchen Bereichen Behinderungen anerkannt (und Rehabilitationsmaßnahmen finanziert) werden können. Die praktische Ausfüllung des unbestimmten Rechtsbegriffs **„in erheblichem Umfang“** ist zunächst in die Entscheidungsbefugnis und -notwendigkeit des einzelnen Arztes gelegt. Bei erheblichen Abweichungen zwischen der Einschätzung des Arztes und des Patienten bzw. seiner Angehörigen kann in bezug auf spezifische Konstellationen das Sozialgericht angerufen werden.

8.2.3 Medizinische Normen

Die dritte Normengruppe, die medizinischen Normen, hängt weitgehend von der fachlichen Qualifikation des jeweiligen Arztes und von dem Kenntnisstand in und der Weiterentwicklung der Medizin insgesamt ab. Sowohl in den Praxen niedergelassener Ärzte als auch in Krankenhäusern kommt es darauf an, möglichst frühzeitig zu erkennen, wann Patienten durch eine Rehabilitation geholfen werden kann. Dazu gibt es für die ambulante Versorgung eine Vereinbarung zwischen den Kassenärztlichen Vereinigungen und den Trägern der Rehabilitation, in der ein einfaches Formular zur Anregung einer Rehabilitation entwickelt wurde.

Problematisch bei der Durchsetzung einer frühzeitigen **Einleitung von Rehabilitationsmaßnahmen** ist jedoch, daß das primäre Ziel der Ärzte in der ambulanten Versorgung darin besteht, bei akuten Krankheiten zu helfen. Die in manchen Fällen sinnvolle Rehabilitation wird deshalb erst spät oder gar nicht angesprochen. Zusätzlich ist der Kenntnisstand der Mediziner über Rehabilitationsmöglichkeiten verbesserungsbedürftig. Dieser Bereich spielt in der Aus- und Weiterbildung nur eine untergeordnete Rolle. So fehlt beispielsweise eine Neuauflage der umfassenden Rehabilitationsbände von Jochheim und Scholz (1975), die den zur Zeit herrschenden Erkenntnisstand widerspiegelt.

Zu den medizinischen Normen zählt auch die **Feststellung des Schweregrades der diagnostizierten Behinderung**. Hilfestellungen hierzu sind die vom Bundesministerium für Arbeit und Sozialordnung herausgegebenen „Anhaltspunkte für die ärztliche Gutachtertätigkeit im sozialen Entschädigungsrecht und nach dem Schwerbehindertengesetz“ sowie die Fachliteratur zur medizinischen Begutachtung, z. B. Marx (1992).

Die Anhaltspunkte knüpfen an den **Grad der Behinderung** an, der für die Unfallversicherung maßgebend ist. Danach wird beispielsweise der Verlust einer Niere bei Gesundheit der anderen mit einem GdB von 30 % bewertet. Bei einem GdB von 50 % und mehr wird der Betreffende als Schwerbehinderter eingestuft und kann damit bestimmte Vergünstigungen erlangen. Bei einem GdB von mehr als 90 % wird Erwerbsunfähigkeit attestiert.

Die Schwierigkeit der medizinischen Begutachtung liegt im wesentlichen darin, daß es nicht ausreicht, nur eine als Behinderung diagnostizierte Konstellation zu betrachten, sondern es sind alle leistungsmindernden Störungen auf körperlichem, geistigem und seelischem Gebiet in jedem Einzelfall bei der Begutachtung adäquat zu berücksichtigen. Damit entsteht das Problem, daß das Normenkorsett, wie Paul (1981) es genannt hat, für die Einzelbegutachtung zwar Anhaltspunkte liefern kann, jedoch keine fertige Beurteilung beinhaltet.

8.2.4 Statistische Normen

Die statistische Norm spielt im Bereich der körperlichen und geistigen Rehabilitation nur eine untergeordnete Rolle, weil es nur wenige „Normalverteilungen" im strengen statistischen Sinne gibt. Für körperliche Behinderungen ist eine eindeutige Norm in bezug auf **„Kleinwüchsigkeit"** vorhanden. Man geht hier von einer Standardgröße für die männliche und weibliche Bevölkerung aus, die als Mittelwert in größeren Zeitabständen festgestellt wird. Wer heute ungefähr 3 Standardabweichungen kleiner als der Durchschnitt ist, kann als kleinwüchsig anerkannt werden. Zur Zeit sind dies ca. 1,50 m. Von Bedeutung sind statistische Normen in bezug auf die **seelische Rehabilitation**, weil ein Teil der Erfassung der Behinderung in seelischer Hinsicht über Testverfahren läuft, die anhand von sogenannten Eichstichproben normiert worden sind. Im Prinzip läuft dieses Verfahren darauf hinaus, die Antworten eines Testbogens anhand einer als normal eingestuften Bevölkerung zu gewinnen und statistische Durchschnitte zu bilden. Dann dienen die in den Eichstichproben ermittelten statistischen Werte zur Beurteilung des Einzelfalles.

8.3 Häufigkeit von Behinderungen

Obwohl es in der Bundesrepublik ein breites Angebot an Rehabilitationseinrichtungen und -trägern gibt, sind umfassende Statistiken über Behinderungen nicht vorhanden. Vielmehr liefern die Institutionen, die sich mit Behinderung und deren Folgen auseinandersetzen, partielle Ergebnisse, die erst mühsam gesammelt, umgerechnet und aufbereitet werden müssen. Dies hat mehrere Gründe:

1. Die unzureichende Morbiditätsstatistik in der Bundesrepublik liefert nur partielle Ergebnisse über die vorhandenen bzw. neu entstandenen Behinderungen.
2. Ähnlich schwierig wie die Abgrenzung zwischen Gesund und Krank gestaltet sich auch die Abgrenzung zwischen Nichtbehindert und Behindert. Auch hier existiert ein weites Kontinuum der Möglichkeiten.
3. Das Krankheitsfolgenmodell mit der von der WHO erstellten International Classification of Impairments, Disabilities, and Handicaps (1976) hat sich in Deutschland noch nicht durchgesetzt. Folglich gibt es auch kaum Erhebungen über Krankheitsfolgen in der Bevölkerung.

Deshalb wird hier von den **chronischen Krankheiten** als Näherungswert einer weiten Definition und von **Schwerbehinderungen** als Näherungswert einer engen Definition von Behinderungen ausgegangen.

Nach den Ergebnissen des Mikrozensus (Abb. 8.3) steigt der Anteil der Personen, die sich als **krank** oder **chronisch krank** einstuften, mit dem Alter deutlich an. Die Schwankungen innerhalb der Altersklassen zwischen den verschiedenen Erhebungsjahren sind gering und können, da es sich um sehr große Altersgruppen handelt, nicht interpretiert werden. Auffallend ist, daß in den Altersklassen 40 bis unter 65 Jahre und über 65 Jahre 70 bis 86 % der Kranken angaben, chronisch krank zu sein. Im Durchschnitt sind nach diesen Ergebnissen fast 10 % der Bevölkerung chronisch krank. Mit der Zunahme der älteren Bevölkerung ist davon auszugehen, daß der Anteil der chronisch Kranken an der Gesamtbevölkerung zukünftig noch steigen wird.

Allerdings bedeutet das Vorliegen von chronischer Krankheit nicht zwangsläufig auch eine Rehabilitationsnotwendigkeit. Ein Ziel der Rehabilitation besteht darin,

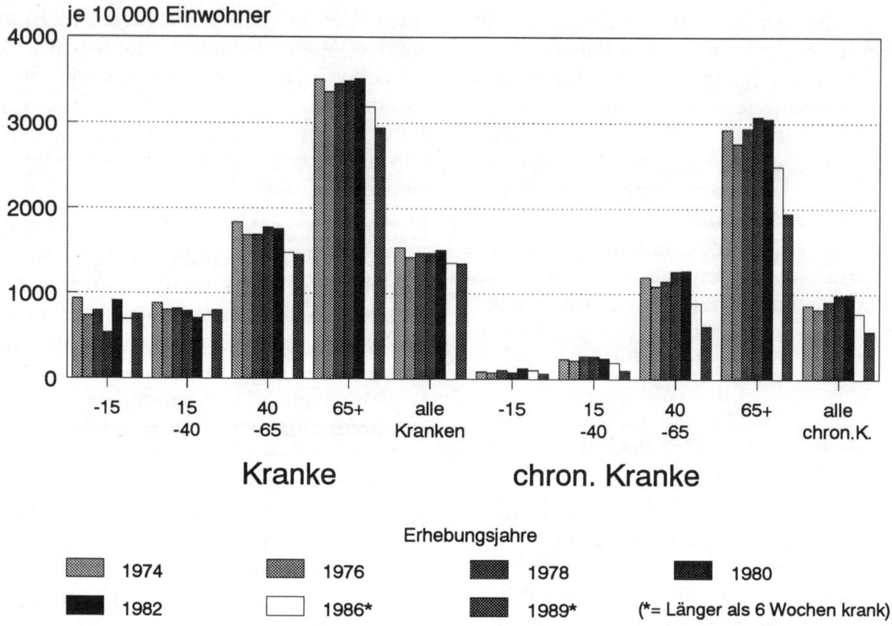

Abb. 8.3 Kranke Personen in der Bundesrepublik Deutschland laut Mikrozensen (Stat. Bundesamt, FS 12, Fragen zur Gesundheit)

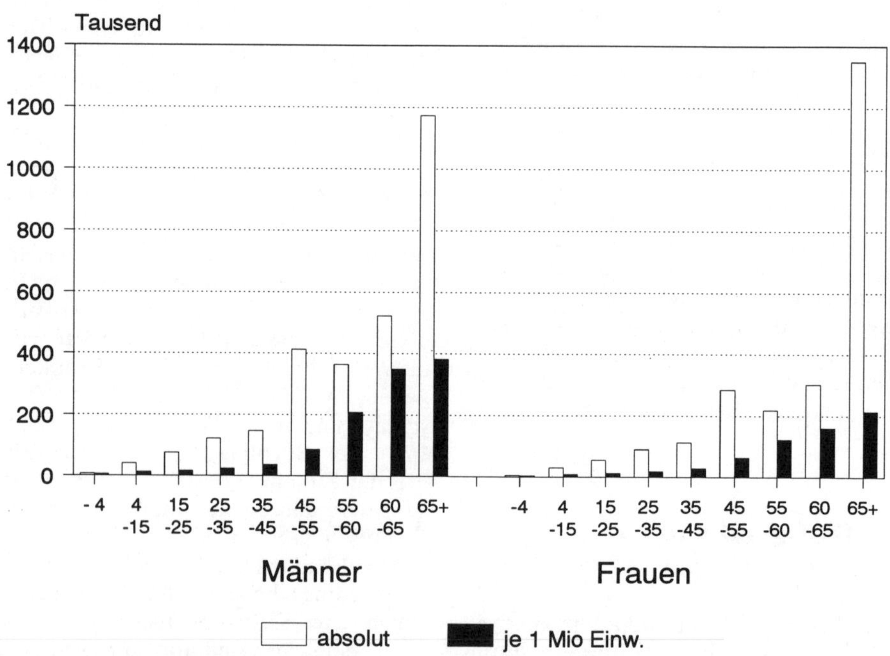

Abb. 8.4 Schwerbehinderte 1989 (Stat. Bundesamt, FS 12, Fragen zur Gesundheit)

daß Personen mit ihrer chronischen Erkrankung oder ihrer Schädigung leben und umgehen lernen. Solche Personen sind nach erfolgreicher Rehabilitation zwar nach wie vor chronisch krank, jedoch nicht mehr rehabilitationsbedürftig.

Nach den Ergebnissen der **Schwerbehindertenstatistik** (Abb. 8.4) waren im Jahre 1989 rund 5,3 Millionen Schwerbehinderte (bezogen auf die Wohnbevölkerung von 1989 8,5 %) registriert. Der wahre Anteil dürfte höher liegen, da sich ein Teil derjenigen, bei denen ein Grad der Behinderung von 50 % und mehr attestiert wurde, nicht beim Versorgungsamt meldet und dann auch nicht in der Statistik erscheint.

Zusammenfassend lassen beide Statistiken weder ein genaues Bild über impairments, disabilities oder handicaps, noch ein solches über chronische Erkrankungen bzw. Schwerbehinderungen zu. Wenn man davon ausgeht, daß in den 10 % der sich als chronisch krank einstufenden Bevölkerung auch die Schwerbehinderungen enthalten sind, dann gibt es nur ca. 1,5 % der Bevölkerung, die zwar chronisch krank, jedoch nicht schwerbehindert ist. Dieser Anteil erscheint relativ unplausibel. Wahrscheinlich liegt der Anteil der chronisch kranken Personen wesentlich höher, als er in der Statistik ausgewiesen wird.

8.4 Bereiche der Rehabilitation

Um behinderten bzw. von Behinderung bedrohten Menschen zu helfen, unterscheidet man aus theoretischer Sicht drei Bereiche der Rehabilitation: die medizinische, die schulische und die berufliche sowie die soziale Rehabilitation. Diese Bereiche können parallel zueinander verlaufen oder ineinander übergreifen.

8.4.1 Medizinische Rehabilitation

Durch die medizinische Rehabilitation soll das vorliegende Leiden bzw. die Unfallfolge soweit wie möglich ausgeheilt und eine optimale Wiederherstellung der Gesundheit erreicht werden.

Nach §15 (1) SGB VI umfaßt die medizinische Rehabilitation insbesondere die

„1. Behandlung durch Ärzte und Angehörige anderer Heilberufe, soweit deren Leistungen unter ärztlicher Aufsicht oder auf ärztliche Anordnung durchgeführt werden, einschließlich der Anleitung der Versicherten (d. Rentenversicherung, d.V.), eigene Abwehr- und Heilungskräfte zu entwickeln,
2. Arznei- und Verbandsmittel, Heilmittel einschließlich Krankengymnastik, Bewegungstherapie, Sprachtherapie und Beschäftigungstherapie,
3. Belastungserprobung und Arbeitstherapie,
4. Körperersatzstücke, orthopädische und andere Hilfsmittel einschließlich der notwendigen Anleitung, Instandsetzung und Ersatzbeschaffung sowie der Ausbildung im Gebrauch der Hilfsmittel.“

Es gibt Ärzte, die die medizinische Rehabilitation – synonym wird oft der Begriff Rehabilitationsmedizin verwandt – als die **„konkretisierte Sozialmedizin“** schlechthin bezeichnen. Dadurch soll die Doppelfunktion verdeutlicht werden, die der Arzt hat: Einerseits muß er die möglichen Rehabilitationsverfahren und die dazugehörigen Institutionen kennen und einbeziehen – eine bevölkerungsbezogene Aufgabe –, andererseits arbeitet er konkret mit dem einzelnen Patienten zusammen. Der Arzt hat also die Aufgabe, das Fachwissen seines engeren medizinischen Bereiches mit den Aufgaben der Rehabilitation so zu verbinden, daß für jeden der rehabilitationsbedürftigen Kranken ein nahtloser und integrierter Prozeß realisiert werden kann.

Ein Hilfsmittel zur Rehabilitation stellt der für jeden Patienten aufzustellende **Gesamtplan** dar, der alle Maßnahmen umfaßt, die im Einzelfall erforderlich sind, um eine vollständige und dauerhafte Wiedereingliederung zu erreichen. Dabei muß sichergestellt werden, daß diese Maßnahmen nahtlos ineinander greifen. In diesem Gesamtplan soll insbesondere angegeben werden:

- die Art der Behinderung und die Gründe für die Notwendigkeit der Rehabilitation,

- das Ziel der vorgesehenen Maßnahmen und Leistungen,
- die Art dieser Leistungen,
- der voraussichtliche Beginn und die anzunehmende Dauer der vorgesehenen Maßnahmen und Leistungen,
- der voraussichtliche Ort bzw. die Orte der Durchführung der Maßnahmen,
- die beteiligten Träger und Stellen sowie die sonst noch zu beteiligten Stellen (z. B. behandelnde Ärzte),
- die Ergebnisse bereits früher durchgeführter Rehabilitationsmaßnahmen.

Außerdem muß bei diesem Plan die Bundesanstalt für Arbeit (also das jeweils zuständige **Arbeitsamt**) eingeschaltet werden, die einen Eingliederungsvorschlag für den Behinderten in das Arbeitsleben erarbeitet, dem der Rehabilitationsträger zustimmen muß. Je nach Art des Planes muß dann entweder eine geeignete Rehabilitationseinrichtung gefunden werden (was überwiegend versucht wird), oder es ist zu prüfen, ob eine „ambulante Rehabilitation" möglich ist.

Schwierigkeiten des Rehabilitationsbemühens sind vor allem die folgenden:

Behinderte bedürfen je nach ihrer Schädigung jeweils besonderer Rehabilitationsmaßnahmen. Neben einer genauen Diagnose sind somit auch Kenntnisse über die Möglichkeiten der Rehabilitation notwendig. Solche Kenntnisse über Rehabilitationsmöglichkeiten einerseits und Rehabilitationsnotwendigkeiten andererseits sind bei einem Teil der Ärzte nur sehr spärlich vorhanden. Dadurch kommt es vor, daß Patienten nach den stationären Rehabilitationsmaßnahmen mit ihren „alten Verhältnissen" konfrontiert werden, was zu empfindlichen Rückschlägen im Veränderungs- und Genesungsprozeß führen kann. Es ist deshalb sowohl für den Allgemeinarzt bzw. praktischen Arzt als auch für den Arzt mit Gebietsbezeichnung notwendig, sich über die neueren Entwicklungen der Rehabilitationsmedizin regelmäßig zu informieren.

Insbesondere in jüngster Zeit wandeln sich die Möglichkeit der Rehabilitation durch den **technischen Fortschritt** stark. So wird beispielsweise in den USA daran gearbeitet, für Querschnittsgelähmte auf Computerbasis entwickelte Hilfsgeräte zu implantieren, die die Unterbrechung von Nervensträngen überbrücken und damit eine Bewegung der sonst gelähmten Körperregionen ermöglichen.

8.4.2 Schulische und berufliche Rehabilitation

Die schulische Rehabilitation soll behinderten Kindern und Jugendlichen eine im Rahmen der allgemeinen Schulpflicht oder einer weiterführenden Schule üblicherweise erreichbare Bildung ermöglichen.

Wichtig ist hierbei, mögliche Behinderungen so früh wie möglich zu erkennen, um eine Frühförderung sicherstellen zu können. Der Pädiater muß heilpädagogische Möglichkeiten anbieten, wenn dies ihm erforderlich erscheint. Sofern der Besuch einer Regelschule nicht möglich ist, besteht die Aufgabe einer Eingliederung in einen der verschiedenen Zweige der Sonderschule, was allerdings nicht vom Arzt, sondern entweder frühzeitig von den Eltern selbst beantragt werden kann oder später von Lehrern, die das Kind unterrichten und Auffälligkeiten feststellen.

Schulbildungseinrichtungen für Behinderte umfassen Frühförderungszentren, Sonderschulen und Sonderkindergärten sowie weiterführende Schulen und Gesamtschulen. In **Frühförderungszentren** soll versucht werden, den Bereich der Funktionsstörungen und der Behinderungen so gering wie möglich zu halten. Dazu wird möglichst frühzeitig ein **Rehabilitationsplan** aufgestellt, der im Unterschied zu den Rehabilitationsplänen bei Erwachsenen die Ausbildung der Eltern als Co-Therapeuten sowie die Übermittlung von Behandlungsempfehlungen an die niedergelassenen Ärzte und andere Fachkräfte enthält. Es gibt **Sonderschulen** für körperbehinderte, geistig-behinderte, lernbehinderte, verhaltensauffällige, blinde, sehschwache, gehörlose, schwerhörige und sprachbehinderte Kinder. Einige wenige Bundesländer haben darüber hinaus Sondereinrichtungen, die die Oberschulbildung ermöglichen. Im

Hochschulsektor gibt es ebenfalls vereinzelt spezielle Möglichkeiten für Schwerbehinderte, zum Beispiel für Blinde. Eine Übersicht über die mögliche Förderung Jugendlicher erhält man bei dem jeweiligen Landesministerium, welches für das Schulwesen zuständig ist. Ebenso sind die Gesundheitsämter bzw. die Beratungsstellen für Behinderte von freien Trägern darüber informiert, welche Hilfsmöglichkeiten vorhanden sind.

Die berufliche Rehabilitation soll die Voraussetzung dafür schaffen, daß die Behinderten möglichst auf Dauer in Arbeit und Beruf eingegliedert werden.

Berufsfördernde Maßnahmen (§ 16 SGB VI) dienen der Erhaltung oder Erlangung eines Arbeitsplatzes einschließlich der Leistungen zur Förderung der Arbeitsaufnahme, der Berufsvorbereitung, beruflichen Anpassung, Fortbildung, Ausbildung und Umschulung sowie Arbeits- und Berufsförderung im Eingangsverfahren und im Arbeitstrainingsbereich einer anerkannten Werkstatt für Behinderte. Es können auch Eingliederungshilfen an den Arbeitgeber gewährt werden, um etwa einen Arbeitsplatz auf die besonderen Bedürfnisse eines bestimmten Behinderten umzurüsten.

Um die berufliche Eingliederung von Behinderten zu erleichtern, schreibt das Schwerbehindertengesetz vor, daß größere Betriebe (ab 16 Mitarbeiter) verpflichtet sind, 6 % ihrer Arbeitsplätze für Schwerbehinderte zur Verfügung zu stellen. Wird diese Quote nicht erfüllt, muß eine Abgabe an den Staat gezahlt werden.

Der öffentliche Dienst erfüllt mit 5,9 % seine **Beschäftigungspflicht** relativ gut (Aschenbeck et al., 1987). Die Wirtschaft beschäftigt mit 4,9 % weniger Behinderte, wobei vor allem kleinere Betriebe ihrer Verpflichtung weniger nachkommen. 1985 haben 33 % der Arbeitgeber keinen Schwerbehinderten eingestellt. Würden diese Unternehmen ihrer Verpflichtung nachkommen, dann entstünden jedoch nur rund 77 000 Arbeitsplätze für Schwerbehinderte. Große Betriebe erfüllen die Quote relativ gut. Dort gibt es in der Regel aufgrund der vielfältigen Arbeitsplätze Möglichkeiten, Behinderte adäquat zu beschäftigen. Allerdings erfüllen viele Großbetriebe die Quote der Behindertenbeschäftigung aus den eigenen Reihen: bei manchen langjährig Beschäftigten tritt im Laufe der Zeit eine Behinderung ein, die dann für die Quote zählt. Die Beschäftigten selbst haben dadurch auch bei einer Behinderung einen festen Arbeitsplatz, was kleinere Firmen oft nicht bewerkstelligen können. Andererseits nehmen dadurch große Betriebe kaum Behinderte auf, die vorher nicht bei ihnen beschäftigt waren.

Um Probleme der Einstellung und Beschäftigung von Schwerbehinderten wenigstens teilweise zu mindern, gibt es in allen größeren Betrieben einen **Schwerbehindertenbeauftragten**. Dieser muß sowohl eingeschaltet werden, wenn sich auf eine beliebige Stelle ein Schwerbehinderter bewirbt, als auch in solchen Fällen, in denen es um die Versetzung oder Kündigung eines Schwerbehinderten geht. Außerdem kann der Beauftragte jederzeit von Behinderten und Nichtbehinderten angesprochen werden, wenn spezifische Probleme vorliegen. Der Schwerbehindertenbeauftragte ist in dieser Funktion nicht dem Arbeitgeber unterstellt, sondern nur seinem eigenen Gewissen verantwortlich.

8.4.3 Soziale Rehabilitation

Der problematischste Bereich der Rehabilitation besteht nach wie vor in der sozialen Rehabilitation. Sie soll dem Behinderten einen angemessenen Platz in der Gemeinschaft und Gesellschaft gewährleisten.

Dazu zählt zunächst die eigene Familie, die lernen muß, mit der Behinderung umzugehen. Weiterhin müssen die Wohnumgebung und die Transportmöglichkeiten sowie auch die Möglichkeiten der Freizeitgestaltung, wie z. B. Schwimmen oder andere Sportarten, behindertengerecht gestaltet werden. In aller Regel werden für diesen Teil der Rehabilitation nur finanzielle Beiträge geleistet, z. B. Haushalts- bzw. Betriebshilfe, Übernahme der Kosten, die mit der Berufsförderung im Zusammenhang stehen, Übernahme von Kosten, die aufgrund von Wohnungsveränderungen notwendig werden usw. Nur in ausgewählten Fällen, die durch ein besonders engagiertes Rehabilitationsteam initiiert werden, erfolgen soziale Hilfen für die Familie.

Insbesondere bei plötzlich eingetretenen Behinderungen wie beispielsweise bei Geburtsschäden bzw. Unfällen, häufig jedoch auch bei Behinderungen durch bestimmte Krankheiten (Herzinfarkt), müssen sowohl der Behinderte als auch seine Angehörigen neue **Umgangsformen** miteinander lernen. Dies ist ein sehr weitreichender Prozeß, der tief in die Partner- und Lebenssituation eingreift. Es ist deshalb sinnvoll und notwendig, diese Art der sozialen Rehabilitation so früh wie möglich, möglichst noch während der klinischen Phase der Rehabilitation, beginnen zu lassen. Für das Rehabilitationsteam in einer Klinik ist es jedoch sehr schwer, die Bereitschaft der sozialen Umgebung des Behinderten zu fördern, ihn nicht durch Vorurteile zu isolieren, sondern ihn mit seiner Lebens- und Arbeitsfähigkeit in dem Kreis zu behalten, zu dem er vorher Kontakte hatte, und das Verständnis dieses Kreises für seine Besonderheiten zu entwickeln. Deshalb ist eine frühzeitige Kooperation mit dem **Hausarzt** des Rehabilitanden notwendig. Entweder dieser oder das Rehabilitationsteam sollten Initiator von Hilfen im sozialen Bereich sein. Hilfreich können hier auch **Selbsthilfeinitiativen** oder **-gruppen** sein, die auch über die Nationale Kontaktstelle in Berlin (NAKOS) angesprochen werden können.

Problematisch an der Rehabilitation ist erstens, daß der Behinderte aktiv selbst mitarbeiten muß, damit ein akzeptabler oder optimaler Erfolg erreicht wird. Dies steht im Widerspruch zu einigen medizinischen Therapieansätzen der Rehabilitation, in denen der Patient eher eine passive Rolle spielt.

Zweitens ist es Aufgabe aller am Rehabilitationsprozeß Beteiligten, die Motivation zur Umstrukturierung der beruflichen Arbeit und der persönlichen Lebensart zu erzeugen bzw. zu fördern. Dabei können auch psychische Probleme wirksam werden, die ohne Zuhilfenahme einer entsprechend ausgebildeten Fachkraft nicht lösbar sind.

8.5 Arten der Rehabilitation

Bei den Arten der Rehabilitation unterscheidet man zwischen stationärer, teilstationärer und ambulanter Rehabilitation. Insbesondere die Reha-Kommission des Verbandes Deutscher Rentenversicherungsträger hat hierzu neue Vorschläge erarbeitet (Reha-Kommission, 1992).

8.5.1 Stationäre Rehabilitation

Nach wie vor ist in der Bundesrepublik Deutschland die stationäre Rehabilitation die häufigste Art. In § 15 SGB VI heißt es ausdrücklich, daß die medizinischen Leistungen zur Rehabilitation vor allem stationär einschließlich der erforderlichen Unterkunft und Verpflegung in Einrichtungen erbracht werden, die unter ständiger ärztlicher Verantwortung und unter Mitwirkung von besonders geschultem Personal entweder von dem Träger der Rentenversicherung (manchmal auch der Unfallversicherung) selbst betrieben werden oder mit denen ein Vertrag besteht.

Der typische Ablauf z. B. einer kardial orientierten Rehabilitation verläuft dreistufig. In der **Akutphase** wird die Akutbehandlung einschließlich der Intensivpflege im Krankenhaus durchgeführt. Daran schließt sich eine **Anschlußheilbehandlung** (AHB) an, die als stationäre Behandlung in einer Rehabilitationsklinik durchgeführt wird (vgl. dazu Widekamp, 1992). Die dritte Phase beinhaltet die **Weiterbehandlung durch niedergelassene Ärzte** nach der Entlassung aus der AHB.

Das Gesetz über die Krankenhausfinanzierung und die damit verbundene Krankenhausbedarfsplanung unterscheidet zwischen Akut- und Sonderkrankenhäusern. Für gewöhnlich erfolgt die erste stationäre Versorgung in Allgemeinkrankenhäusern oder in Fachkrankenhäusern mit relativ kurzer Verweildauer. Überwiegend besitzen diese Krankenhäuser keine Rehabilitationseinrichtung. Deshalb gibt es zur Planung von Sonderkrankenhäusern speziell die Kategorie Rehabilitation. Einige Kliniken in der Bundesrepublik haben sich auf diesem Zweig spezialisiert. Darüber hinaus wird jedoch angestrebt, an Großkliniken der mittleren und der Maximalversorgung (vgl. Kapitel 9) selbständige Rehabilitationsabteilungen aufzubauen.

Folglich kann die stationäre Rehabilitation verschiedenartig erbracht werden. In Krankenhäusern mit Rehabilitation kann der Patient während oder nach der akuten Krankheitsbehandlung mit rehabilitativ ausgerichteten Behandlungsmethoden (z. B. Bewegungstherapie, Sprach- und Beschäftigungstherapie usw.) versorgt werden. Sofern die Möglichkeiten des Krankenhauses nicht ausreichen, ist eine Anschlußheilbehandlung in einer dazu geeigneten Einrichtung notwendig.

Bei manchen Behinderungsarten ist es sinnvoll, die medizinische Tätigkeit im Rehabilitationskrankenhaus direkt mit der **beruflichen Rehabilitation** zu verbinden. Beispiele sind Hirnverletzte, Querschnittsgelähmte und andere Schwerarbeits- oder Unfallverletzte. Hierzu dienen die Rehabilitationskrankenhäuser mit beruflicher Rehabilitation. Bereits während der medizinischen Phase wird die Berufs- und Arbeitsplatzerprobung sowie die Berufsfindung ein Schwerpunkt der Rehabilitationsarbeit. Sowohl von Seiten der Bundesanstalt für Arbeit als auch durch die Rentenversicherungsträger steht inzwischen ein umfangreiches Angebot zur Durchführung der beruflichen Rehabilitation zur Verfügung, welches auch Werkstätten für Behinderte umfaßt. Wesentlich ist hierbei, eine wohnortnahe berufliche Rehabilitation durchführen zu können. In den Fällen, in denen dies nicht möglich ist, werden vom Rehabilitationsträger in der Regel jedoch auch internatsmäßige Unterbringungsmöglichkeiten gewährt.

8.5.2 Teilstationäre Rehabilitation

Unter einer teilstationären Rehabilitation versteht man eine Heilbehandlung, bei der der Patient tagsüber in der Klinik behandelt wird, jedoch zu Hause übernachtet. Es wird das volle Rehabilitationsprogramm wie bei der stationären Rehabilitation durchgeführt.

Diese Art der Rehabilitation ist nur unter gewissen Bedingungen durchführbar und wird in Modellvorhaben erprobt (Clausing und Wille, 1992).

Eine Voraussetzung besteht darin, daß der Patient von seinem Krankheitsbild her gesehen nachts ohne medizinische Aufsicht bleiben kann. Daher eignet sich die teilstationäre Rehabilitation nicht für alle Krankheits- bzw. Behinderungsarten. Eine weitere Voraussetzung ist die häusliche Pflegemöglichkeit während der Nacht.

8.5.3 Ambulante Rehabilitation

Ambulante Rehabilitation versteht sich als rehabilitative Betreuung während einer bestimmten Zeit eines Tages in geeigneten Einrichtungen, z. B. der Praxis eines niedergelassenen Arztes mit Rehabilitationsausbildung oder einer Rehabilitationsklinik. In der übrigen Zeit wird der Patient nicht ärztlich, sondern durch besonders geschulte Personen betreut, und er übernachtet auch in seiner eigenen Wohnung.

An die ambulante Rehabilitation sind noch strengere Kriterien als an die teilstationäre Rehabilitation zu legen. Da für die ambulante Rehabilitation besonderes Personal notwendig ist, welches auch die häusliche Umgebung des Patienten aufsucht, eignet sich diese Art besonders gut für eine **Verbindung von medizinischer, beruflicher und sozialer Rehabilitation.**

Zur Zeit befindet sich die ambulante Rehabilitation im Ausbau. Ein erster Schritt waren die „Empfehlungsvereinbarungen ambulante Rehabilitation Sucht" (Tiedt, 1991), die ein Zusammenwirken der gesetzlichen Kranken- und Rentenversicherungen bei der Rehabilitation Suchtkranker vorsehen. Die Krankenkassen übernehmen die Entzugsbehandlung, die Rentenversicherungen die Entwöhnungsbehandlung.

In der Erprobung befindet sich mit dem „Kölner Modell“ eine ambulante wohnortnahe Rehabilitation für Koronarkranke, die darauf abzielt, ein Programm durchzuführen, welches mit einer stationären Anschlußheilbehandlung vergleichbar ist (Gerkes und Grigoleit, 1992)

8.5.4 Sonstige Rehabilitationsarten

Schließlich gibt es noch einige Sonderformen der Rehabilitation: Berufsförderungseinrichtungen für Behinderte (incl. Berufsbildungswerke), Werkstätten für Behinderte und Behindertenheime.

Wenn aus medizinischen oder anderen Gründen die berufliche Rehabilitation nicht parallel zur medizinischen verlaufen kann, können **Berufsförderungseinrichtungen für Behinderte** in Anspruch genommen werden. Man unterscheidet hier Berufsförderungswerke und Berufsbildungswerke. Berufsförderungswerke haben die Aufgabe, Behinderte, die bereits beruflich tätig waren, auf andere oder neue Berufe umzuschulen. Die medizinische Betreuung des Patienten wird meist ambulant vorgenommen, der Behinderte wird in aller Regel internatsmäßig untergebracht und erhält auch Hilfen zur Freizeitgestaltung.

Berufsbildungswerke sind für die Erstausbildung behinderter Jugendlicher geschaffen worden. Schwerpunkt des Berufsbildungswerkes ist die Berufsfindung des Jugendlichen, wobei die Berufsneigung wie auch die -eignung geprüft werden. Die eigentliche Berufsausbildung zu bestimmten Berufen wird dann während einer Phase von zwei bis drei Jahren durchgeführt.

In **Werkstätten für Behinderte** sowie **Behindertenwohnheimen** sollen Schwer- und Schwerstbehinderte, die an der Grenze ihrer Bildbarkeit und der sozialen Eingliederbarkeit stehen, eine weitere Förderung erhalten. Dazu gibt es für einfache Berufe Anlernwerkstätten sowie reine Werkstätten für Behinderte, die in unterschiedliche Modellvorhaben gegliedert sind. Werkstätten für Behinderte sind ein Sonderarbeitsmarkt für solche Behinderte, auf deren Aufnahme der allgemeine Arbeitsmarkt nicht eingerichtet ist.

Im Gegensatz zu der relativ gut ausgebauten Situation für körperlich Behinderte sind nur sehr wenige Einrichtungen vorhanden, um **psychisch Behinderten** zu helfen. Man hat hier noch sehr wenig Erfahrung und experimentiert einerseits damit, psychisch Behinderte im Rahmen der Werkstätten für Behinderte oder der Behindertenwohnheime zu betreuen oder ein eigenes psychiatrisches Versorgungsnetz aufzubauen, welches Nachtklinik, Übergangswohnheim, Nachsorgeambulanz und Tagesstätten umfassen soll.

Die vielfältigen Angebote und Möglichkeiten der Rehabilitation decken jedoch die soziale Rehabilitation nur teilweise ab. Deshalb haben sich für viele Belange von Behinderten **Selbsthilfegruppen** gebildet, die sich teilweise zu Vereinen zusammengeschlossen haben. Zielsetzung dieser Selbsthilfegruppen ist es in aller Regel, mit gemeinsamen Aktionen eine größere Wirkung als für den Einzelnen möglich zu erreichen und mit eigenen Mitteln zu versuchen, die Folgen der eigenen Behinderungen oder diejenigen der Kinder zu überwinden.

8.6 Gesetzliche Grundlagen der Rehabilitation

Die Maßnahmen zur Rehabilitation sind in sehr unterschiedlichen Gesetzen geregelt. Eine Vereinheitlichung, wie sie für das Recht der Kranken- und der Rentenversicherung durch die Kodifizierung der Sozialgesetzbücher V und VI im Rahmen der Gesundheitsreform 1989 vorgenommen wurde, steht für die Rehabilitation noch aus. Entsprechend enthalten verschiedene Gesetze Regelungen der Rehabilitation, z. B. das Rehabilitations-Angleichungsgesetz von 1974, die Sozialgesetzbücher V und VI, das Gesetz zur Sicherung der Eingliederung der Schwerbehinderten in Arbeit, Beruf und Gesellschaft usw.

Der wichtigste Bereich dieser Gesetze betrifft die Frage, welche Institution oder Organisation im jeweiligen Fall die Leistungen zu **finanzieren** hat. Die Ermittlung des letztlich zuständigen Trägers ist sehr kompliziert. Für den Bürger und damit auch für den Arzt ist jedoch durch das Rehabilitations-Angleichungsgesetz in dieser Beziehung eine wesentliche Vereinfachung eingeführt worden: der Träger der Sozialen Sicherung, an den sich der Bürger oder der Arzt wendet, hat die Klärung der Zuständigkeit vorzunehmen.

Für den Arzt bedeutet dies, daß er sich nur an die Krankenkasse seines Patienten wenden muß, wenn er Rehabilitationsmaßnahmen für erforderlich hält. Von Seiten der Kasse aus werden dann alle erforderlichen Schritte durchgeführt.

Der überwiegende Anteil der Rehabilitationsmaßnahmen, die nach Eintritt einer Krankheit oder (Schwer-)Behinderung durchgeführt werden, wird heute, abgesehen von der Unfallversicherung, von der **gesetzlichen Rentenversicherung** finanziert. Dabei dominiert der Grundsatz: „Rehabilitation vor Rente".

Dieser Grundsatz wird auch in der Zukunft Bedeutung behalten. Durch den Anstieg des Anteils von älteren Personen an der Bevölkerung wird jedoch ein bis heute noch nicht zufriedenstellend gelöstes Problem verstärkt: **Rehabilitation zur Vermeidung bzw. Hinausschiebung von Pflege**. Für einen großen Teil dieser Personen gilt der Grundsatz Rehabilitation vor Rente nicht oder nicht mehr, da sie bereits aus dem Erwerbsleben ausgeschieden sind oder nicht mehr integrierbar sein werden. Daraus folgt, daß das Interesse der Rentenversicherung, solche Personen einer Rehabilitation zuzuführen, geringer ist als bei Erwerbstätigen.

Dennoch ist eine Rehabilitation auch für nicht mehr im Erwerbsleben stehende Personen zur bestmöglichen Gestaltung ihres privaten Lebensraumes unumgänglich und dringend wünschenswert. Es müßte also sichergestellt werden, daß auch für die älteren Personen die notwendige Rehabilitation verordnet und finanziert wird. Der Grundsatz „Rehabilitation vor Rente" muß durch den Grundsatz „Rehabilitation vor Pflege" ergänzt werden.

Ein erster Ansatz ist mit dem Gesundheitsreformgesetz 1989 gemacht worden. In §23 wird festgelegt, daß alle Versicherten Anspruch auf ärztliche Behandlung und Versorgung mit Arznei-, Verband-, Heil- und Hilfsmittel haben, wenn diese zur Vermeidung von Pflege notwendig sind. Jedoch ist Rehabilitation zur Vermeidung von Pflege nicht ausdrücklich erwähnt. Es ist zu hoffen, daß sich in der Praxis diese Einsicht durchsetzen und zu entsprechenden Rehabilitationsprogrammen führen wird.

9 Gesundheitsversorgung und Gesundheitssicherung

Das Gesundheitssystem der Bundesrepublik Deutschland besteht aus zwei Teilen, der Gesundheitsversorgung und der Gesundheitssicherung. Während die **Gesundheitsversorgung** die Aufgabe hat, die zum Schutz, zur Erhaltung, Besserung oder Wiederherstellung der Gesundheit notwendigen Leistungen **durchzuführen**, obliegt es der **Gesundheitssicherung**, diese Leistungen zu **finanzieren**. In diesem Kapitel werden die Organisationsstrukturen dargestellt, die für die Aufgaben vorhanden sind.

Die Ausführungen in diesem Kapitel beziehen sich größtenteils auf die alten Bundesländer. Das Gesundheitssystem in den neuen Bundesländern wurde und wird in dasjenige der alten Länder überführt, befindet sich jedoch immer noch in einem Umstrukturierungsprozeß. Zahlen für alle Bundesländer liegen bisher nur vereinzelt vor.

9.1 Die Gesundheitsversorgung

Die Einrichtungen der Gesundheitsversorgung sind sehr vielfältig. Vereinfachend kann man sie in fünf Bereiche unterteilen: die **ambulante ärztliche Versorgung**, die **stationäre Versorgung**, die **medikamentöse Versorgung**, den **öffentlichen Gesundheitsdienst** und schließlich die **erweiterte Gesundheitsversorgung**. Zwischen diesen Bereichen ist sowohl organisatorisch als auch juristisch und ökonomisch eine deutliche Trennung vorhanden, die nur vereinzelt durchbrochen wird. Eine Sonderstellung nimmt die Gesundheitsversorgung der Bundeswehr ein, die über eine komplett eigene Struktur verfügt.

Das Unterscheidungskriterium zwischen ambulanter ärztlicher und stationärer Versorgung ist relativ einfach: Einrichtungen, die Bürger während 24 Stunden und mehr umfassend behandeln, gehören zur stationären Versorgung, während diejenigen Einrichtungen, die nur eine kurzzeitige Behandlung anbieten können, der ambulanten Versorgung zugerechnet werden. Dagegen ist die Unterscheidung zwischen ambulanter und stationärer Versorgung einerseits und dem öffentlichen Gesundheitsdienst andererseits schon schwieriger. Der öffentliche Gesundheitsdienst richtet seine Maßnahmen und Aktivitäten immer so aus, daß sie für mehrere Personen gleichzeitig anwendbar sind. Als Unterscheidungskriterium kann man deshalb festhalten, daß Einrichtungen, die sich primär um Einzelpersonen kümmern, der ambulanten und stationären Versorgung zuzurechnen sind, während Einrichtungen, die sich überwiegend um ein Kollektiv kümmern, zum öffentlichen Gesundheitsdienst zählen.

9.1.1 Die ambulante ärztliche Versorgung

Unter der ambulanten ärztlichen Versorgung versteht man in der Regel die ärztliche Versorgung durch niedergelassene Allgemeinärzte und praktische Ärzte, Zahnärzte und andere Gebietsärzte.

Gebietsärzte sind Ärzte mit einer besonderen fachlichen Ausbildung. Früher sprach man deshalb von Fachärzten. Diese Bezeichnung wurde jedoch mit der Zielsetzung geändert, Arbeitsgebiete abzustecken und damit auch das Arbeitsgebiet des Allgemeinarztes als eigenständiges Gebiet zu verdeutlichen.

Zur ambulanten Versorgung werden auch die Werks- bzw. Betriebsärzte, der Medizinische Dienst und die Unfall- bzw. Durchgangsärzte gezählt.

Die Aufgaben der **Werks- bzw. Betriebsärzte** sind in §3 des Arbeitssicherheitsgesetzes festgelegt. Sie sollen den Arbeitgeber bei der Unfallverhütung und dem Arbeitsschutz in medizinischen Fragen unterstützen, z. B. durch Beratung bei der Planung und Ausführung von Betriebsanlagen oder von sozialen und sanitären Einrichtungen, bei der Beschaffung von technischen Arbeitsmitteln und der Einführung von Arbeitsverfahren, bei der Auswahl und Erprobung von Körperschutzmitteln sowie bei Fragen des Arbeitsrhythmus, der Arbeitszeit- und Pausenregelung, der Gestaltung des Arbeitsablaufes, der Arbeitsplätze und der Arbeitsumgebung. Die Betriebsärzte sollen außerdem die Arbeitnehmer untersuchen und arbeitsmedizinisch beurteilen, die Durchführung des Arbeitsschutzes und der Unfallverhütung beobachten und die Arbeitnehmer dazu veranlassen, sich den Anforderungen des Arbeitsschutzes und der Unfallverhütung entsprechend zu verhalten. Um solche Aufgaben durchführen zu können, sind die Werksärzte direkt der Unternehmensleitung unterstellt und damit unabhängig von der organisatorischen Gliederung des Betriebes.

Der **Medizinische Dienst** ist die Nachfolgeorganisation des früheren vertrauensärztlichen Dienstes, der bei den Rentenversicherungen angesiedelt war. Mit dem Gesundheitsreformgesetz 1989 wurde der vertrauensärztliche Dienst aus der Rentenversicherung herausgelöst und als eigene Institution „Medizinischer Dienst" gegründet. Die Aufgaben des Medizinischen Dienstes lassen sich aus §275 des Sozialgesetzbuches (SGB)V erschießen. Dort ist festgelegt, daß die Krankenkassen eine gutachterliche Stellungnahme des Medizinischen Dienstes einholen müssen, wenn dies gesetzlich festgelegt ist oder die Art, Schwere, Dauer oder Häufigkeit einer Erkrankung oder des Krankheitsverlaufes ein Gutachten erfordert. Generell ist ein Gutachten zur Einleitung von Maßnahmen der **Rehabilitation** erforderlich. Bei **Arbeitsunfähigkeit** ist eine gutachterliche Stellungnahme erforderlich, wenn dies den Behandlungserfolg sichert oder wenn begründete Zweifel an der Arbeitsunfähigkeit bestehen. Neu hinzugekommen als Aufgabengebiet ist die Beurteilung der **Pflegenotwendigkeit** von Bürgern.

Mit dem Gesundheitsreformgesetz 1989 wurde die **Schwerpflegebedürftigkeit** eingeführt. §53 SGB V lautet dazu: „Versicherte, die nach ärztlicher Feststellung wegen einer Krankheit oder Behinderung so hilflos sind, daß sie für die gewöhnlichen und regelmäßig wiederkehrenden Verrichtungen im Ablauf des täglichen Lebens auf Dauer in sehr hohem Maße der Hilfe bedürfen (Schwerpflegebedürftige), erhalten häusliche Pflege." Dem Medizinischen Dienst obliegt es nun zu beurteilen, was im Einzelfall „gewöhnliche und regelmäßig wiederkehrende Verrichtungen" sind, ob auf Dauer eine Hilfe benötigt wird und ob die Hilfe in sehr hohem Maße erforderlich ist. Ebenso muß der Medizinische Dienst eine Stellungnahme abgeben, ob häusliche Krankenpflege länger als vier Wochen erforderlich ist.

Durchgangs- bzw. Unfallärzte sind von der Unfallversicherung zugelassene Ärzte zur Beurteilung und Veranlassung von medizinischer Hilfe nach Unfällen. Es ist festgelegt, daß jeder Arzt nach der ambulanten Erstbehandlung eines Unfallopfers dieses zum Unfallarzt senden muß. Der Unfallarzt hat die Aufgaben, einen Unfallbericht für die Unfallversicherung anzufertigen sowie zu entscheiden, wie und wo das Unfallopfer weiterbehandelt wird.

Für die Weiterbehandlung gibt es zwei Möglichkeiten: die Behandlung innerhalb der normalen Gesundheitsversorgung oder der **berufsgenossenschaftlichen Unfallversicherung** (vgl. Abschn. 9.2.2). Da die Unfallversicherung eigene Spezialbehandlungseinrichtungen besitzt, z. B. eigene Krankenhäuser, sind in Fällen, in denen eine entsprechende Behandlung notwendig ist, diese Behandlungseinrichtungen zu nutzen. Entscheidet der Unfallarzt entsprechend, dann muß der Betroffene diese Einrichtung zur Behandlung nutzen, oder der Anspruch auf die Leistungen der Unfallversicherung entfällt. Die Wahlfreiheit der ärztlichen Behandlung des Bürgers wird in diesem Fall eingeschränkt. Entscheidet der Unfallarzt jedoch, daß der Patient in der normalen Gesundheitsversorgung behandelt werden kann, bleibt die Wahlfreiheit des Bürgers bestehen. Die Unfallversicherung übernimmt in jedem Fall die Kosten der Behandlung.

Ansonsten steht es in der ambulanten Versorgung jedem Bürger frei, nicht nur ei-

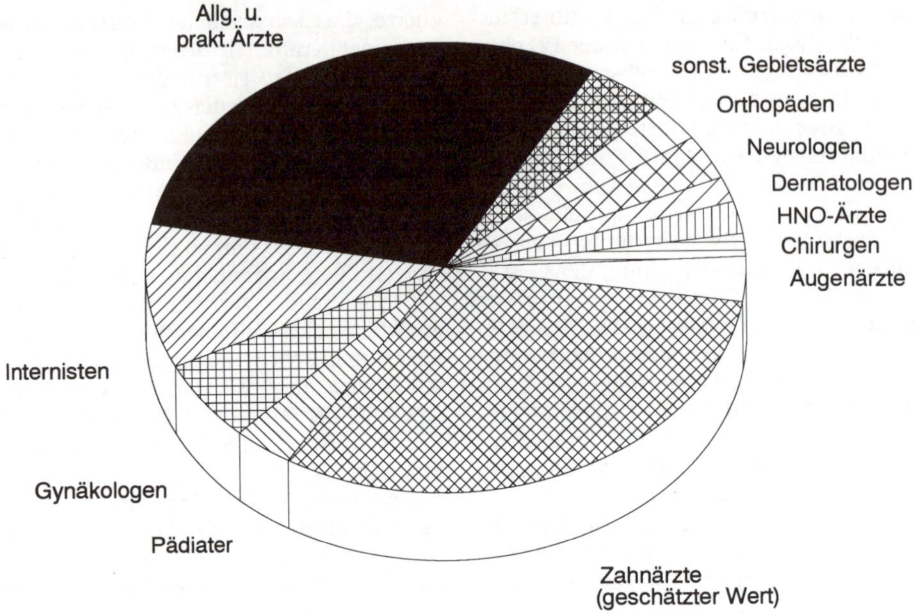

Abb. 9.1 Verteilung der Ärzte auf Fachgebiete im Jahr 1989 (BASIS, Augsburg)

nen Arzt bzw. eine Ärztin seines Vertrauens innerhalb einer Gebietsbezeichnung zu wählen, sondern auch zwischen unterschiedlichen Gebietsbezeichnungen. Deshalb war bisher in der Bundesrepublik die Unterscheidung in der ambulanten Versorgung nach primärärztlicher und fachärztlicher Versorgung ohne praktische Bedeutung.

Die primärärztliche Versorgung beinhaltet die Grundversorgung, die nur in geringem Umfang spezielle Arbeitsgebiete betrifft. Zu ihr zählen Allgemeinärzte, praktische Ärzte und Zahnärzte. In einer etwas erweiterten Definition gehören noch Internisten, Gynäkologen und Pädiater hinzu. Die fachärztliche Versorgung umfaßt entsprechend die anderen Gebiete, z. B. Hals-Nasen-Ohren-Ärzte, Dermatologen usw.

Mit dem Gesundheitsstrukturgesetz 1992 soll auch in Deutschland die Unterscheidung zwischen primär- und fachärztlicher Betreuung stärker betont werden.

Die Verteilung der niedergelassenen Ärzte auf die unterschiedlichen Gebiete (vgl. Abb. 9.1) verdeutlicht, daß die meisten Ärzte (80,7 %) eine Gebietsbezeichnung haben, die der primärärztlichen Funktion zugeordnet werden kann. Unter Vernachlässigung der Zahnärzte sind 72 % der niedergelassenen Ärzte mit primärärztlichen Aufgaben betraut.

Zur ambulanten Versorgung kann man noch zwei Bereiche hinzurechnen, die in die stationäre Versorgung bzw. den öffentlichen Gesundheitsdienst integriert sind: die poliklinische Versorgung sowie den amtsärztlichen Dienst.

Polikliniken gibt es in den alten und in den neuen Bundesländern. Diejenigen in der damaligen DDR sind eine Übergangslösung aus dem damaligen Gesundheitssystem. Polikliniken können in den alten Bundesländern an Universitätskliniken zur Ausbildung von Medizinern eingerichtet werden. In ihnen wird die gleiche ambulante Behandlung gewährt wie bei niedergelassenen Ärzten. Polikliniken außerhalb von Universitäten sind nicht zugelassen. Sofern ein ärztliches Arbeitsgebiet in einer Region nicht oder nicht ausreichend durch einen niedergelassenen Arzt vertreten ist, kann die Kassenärztliche Vereinigung einen Krankenhausarzt entsprechender Fachrichtung **ermächtigen**, an der ambulanten Versorgung teilzunehmen.

Die **amtsärztliche Tätigkeit** ist für die Bundesrepublik nicht einheitlich definiert, sondern unterscheidet sich je nach Bundesland bzw. Kreis. Wesentliche Aufgaben sind, Gutachten für Behörden und Versicherungen zu erstellen, z. B. im Zusammenhang mit der Einstellung von Angestellten und Beamten in den öffentlichen Dienst oder zur Erlangung von sozialen und steuerlichen Vergünstigungen. Auch Gutachten zur Berentung oder für Beihilfeangelegenheiten werden vorgenommen; teilweise obliegt den Amtsärzten die Untersuchung auf Fahrtauglichkeit und teilweise werden sie zur Begutachtung für Gerichte auf psychiatrischem, allgemeinmedizinischem und hygienischem Gebiet herangezogen.

Besondere Einrichtungen in der ambulanten Versorgung sind die Kassenärztlichen bzw. Kassenzahnärztlichen Vereinigungen. Im Prinzip gibt es für jedes Bundesland eine solche Körperschaft des öffentlichen Rechts (Staatlich festgelegte Einrichtung mit der Befugnis eigenverantwortlicher Entscheidungen und der Auflage der Selbstverwaltung). Sie haben hauptsächlich die Aufgaben, die Honorierung der niedergelassenen Ärzte abzuwickeln (vgl. Abschn. 10.4.2) sowie eine angemessene ambulante Versorgung der Bürger sicherzustellen.

Die kassenärztlichen Vereinigungen berechnen dafür bestimmte Schlüsselzahlen, z. B. Ärztedichteziffern oder die Verteilung der Ärzte auf die Gebiete, nach denen entschieden werden kann, ob ein weiterer Arzt eines bestimmten Fachgebietes in einer Region als Kassenarzt tätig werden darf oder nicht. Diese Entscheidungsfreiheit der KV wird allerdings durch das Gesundheitsstrukturgesetz 1992 eingeengt. Es gelten nunmehr kassenärztliche Planungsregionen als überversorgt, wenn die Anzahl der niedergelassenen Fachärzte je Gebietsbezeichnung um 10% über der bedarfsgerechten Versorgung liegt. Ab 1999 sollen gesetzlich vorgeschriebene Verhältniszahlen die Zulassung als Kassenarzt regeln.

Zur Beurteilung der ambulanten Versorgung der Bevölkerung ist die Verteilung der Ärzte auf Fachgebiete nicht aussagefähig. Hierfür benutzt man national und international den Indikator Arztdichte.

Die Arztdichte ist definiert als die Anzahl der Ärzte pro (hunderttausend) Einwohner. Der reziproke Wert, die Anzahl der Einwohner pro Arzt, wird als Versorgungsdichte bezeichnet. Dieser Indikator gibt an, wie viele Personen ein Arzt rechnerisch versorgt.

Von 1975 bis 1989 ist die allgemeine Arztdichte (alle Ärzte in der Bundesrepublik) um 58% gestiegen. Wie aus Abb. 9.2 zu ersehen ist, betraf dieser Anstieg jedoch die ambulante Versorgung nicht so stark, hier wuchs die Arztdichte um 37% von 81 auf 118. Innerhalb des ambulanten Sektors ließen sich vor allem Ärzte mit Gebietsbezeichnungen nieder, der Anstieg betrug hier 66% gegenüber 13% bei den Allgemeinärzten.

Die Gründe für diese unterschiedliche Entwicklung sind vielfältig. Die Tätigkeit des praktischen Arztes wurde lange Zeit unterbewertet. Erst in den letzten Jahren, u.a. durch den Ersatz der Facharzt- durch die Gebietsarztbezeichnung, erhielt das Gebiet Allgemeinmedizin ein stärkeres Ansehen. Zusätzlich übernahmen, auch aus Mangel an praktischen Ärzten bzw. Allgemeinmedizinern, Ärzte anderer Gebietsarztbezeichnungen die Hausarztfunktion. Dies trifft vor allem auf Internisten zu. Berechnet man die Arztdichte für die an der Primärversorgung teilnehmenden Ärzte, so stieg diese von 1975 bis 1989 um 30% von 658 auf 857. Schließlich verdienen Gebietsärzte (mit Ausnahme der Kinderärzte) im Durchschnitt besser als Allgemeinärzte.

Das Gesundheitsstrukturgesetz 1992 sieht eine neue Gliederung der ambulanten Versorgung in eine hausärztliche und eine fachärztliche Versorgung vor. Die hausärztliche Versorgung wird von Allgemeinärzten und Ärzten ohne Gebietsbezeichnung durchgeführt. Kinderärzte und Internisten ohne Zusatzbezeichnung müssen

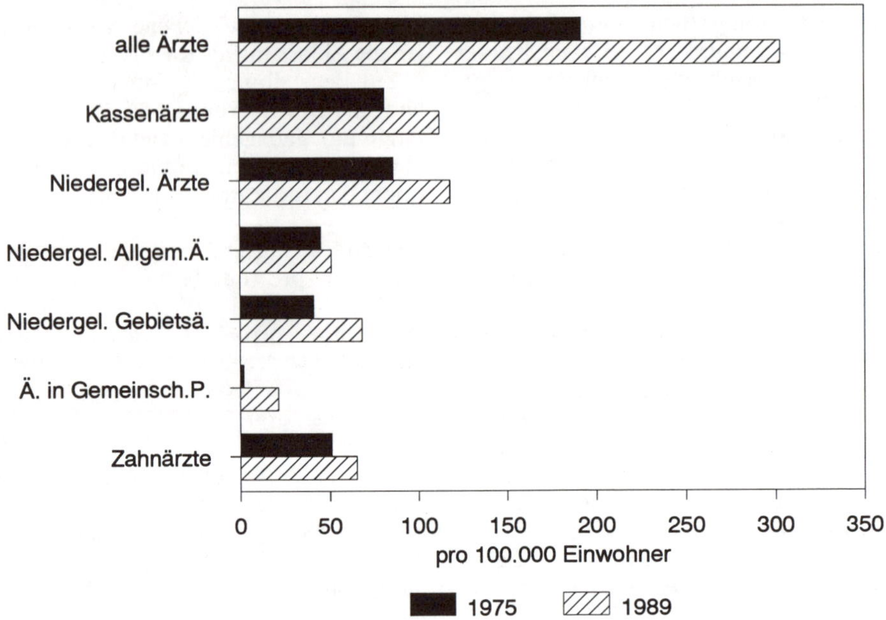

Abb. 9.2 Arztdichten in den alten Bundesländern (Eco-Sante [CREDES/BASIS], Augsburg)

Übersicht 9.1 Niederlassungsformen in der ambulanten Versorgung

Einzelpraxis:	Ein Arzt mit einer bzw. mehreren Gebietsbezeichnungen arbeitet auf eigene Rechnung mit eigenem Personal, eigenen Räumen und Geräten.
Gemeinschaftspraxis:	Zwei oder mehr Ärzte mit gleicher Gebietsbezeichnung betreuen gemeinsam Patienten mit gemeinsamer Abrechnung, Nutzung von Räumen, Geräten und gemeinsamem Personal.
Praxisgemeinschaft:	Zwei oder mehr Ärzte mit verschiedenen Gebietsbezeichnungen arbeiten jeweils auf eigene Rechnung bei gemeinsamer Nutzung von Räumen, Personal und Geräten.
Apparategemeinschaft:	Eine bestimmte apparative Ausstattung wird von mehreren Praxen gemeinsam beschafft und nebst dem notwendigen Personal gemeinsam unterhalten (z. B. Laborgemeinschaft).
Ambulatorium:	Zwei oder mehr auf Gehaltsbasis angestellte Ärzte mit gleichen oder unterschiedlichen Gebietsbezeichnungen betreuen Patienten bei gemeinsamer Nutzung von Räumen, Personal und Geräten. Die Rechnungsstellung für die Leistungen erfolgt durch das Ambulatorium, welches daraus die Gehälter, das Personal, die Räume und Geräte finanziert.
Praxisklinik:	Praxis (oft Gemeinschaftspraxis) mit dazugehörigen Betten für die stationäre Betreuung in der Regel bestimmter Krankheitsarten.

sich entscheiden, ob sie der hausärztlichen Versorgung angehören wollen oder nicht.

Sofern ein Arzt sich innerhalb der ambulanten Versorgung niederlassen will, kann er dazu verschiedene **Niederlassungsformen** wählen. In Übersicht 9.1 sind die Charakteristika verschiedener Formen wiedergegeben.

Die häufigste Niederlassungsform ist die **Einzelpraxis**. Hier hat der Arzt alle Möglichkeiten der individuellen Entscheidungsfreiheit sowohl hinsichtlich der Therapie als auch in bezug auf die Ausstattung der Praxis mit Geräten und Personal. Allerdings besteht kaum eine Möglichkeit, sich in schwierigen Fällen mit Kollegen zu beraten. Außerdem müssen alle Geräte und Einrichtungen selbst finanziert werden. Der Arzt haftet für alle in der Praxis auftretenden Schwierigkeiten weitgehend selbst.

Der Nachteil des fehlenden kollegialen Austausches ist in der **Gemeinschaftspraxis** nicht gegeben. Da hier in der Regel Ärzte gleicher Gebietsbezeichnung zusammenarbeiten, besteht eine gute Möglichkeit der Abstimmung und des Erfahrungsaustausches. Auch die Einrichtungen und Geräte werden gemeinsam beschafft und belasten den einzelnen Arzt nicht so stark wie in einer Einzelpraxis. Nachteile einer Gemeinschaftspraxis liegen in der gemeinsamen Haftung und der Notwendigkeit einer guten Kooperation. Für Fehler, die in der Gemeinschaftspraxis auftreten, haften alle Ärzte zusammen, selbst dann, wenn der Fehler von einem Arzt ohne Beteiligung und Wissen der Kollegen verursacht wurde. Dies ist auch der Grund, warum die Kassenärztliche Vereinigung Wert darauf legt, daß eine Gemeinschaftspraxis von Ärzten gleicher Gebietsbezeichnung betrieben wird. Die gute Kooperation ist neben der Art der Behandlung von Patienten auch für die Beschaffung und Unterhaltung von Einrichtungsgegenständen und Geräten notwendig.

Die **Praxisgemeinschaft** steht zwischen der Einzel- und der Gemeinschaftspraxis. Jeder Arzt ist in seinem Fachgebiet für sich selbst verantwortlich, haftet also auch allein, hat jedoch nicht die hohen Belastungen der Praxisausstattung allein zu tragen. Bezüglich der gemeinsam genutzten Teile der Praxis ist auch hier eine gute Kooperation notwendig.

Weniger Gemeinsamkeit als die Praxisgemeinschaft beinhaltet die **Apparategemeinschaft**. Sie ist z. B. für teure radiologische Geräte oder für ein größeres Labor vorteilhaft. Auch hier haftet jeder Arzt für sich selbst.

Ambulatorien sind sehr selten. Hier wirtschaftet der Arzt nicht mehr selbst, sondern arbeitet als Angestellter. Verantwortlich für die Ordnungsmäßigkeit der erbrachten Leistungen ist das Ambulatorium, welches die Haftung für die medizinischen Leistungen per Vertrag auf den Arzt übertragen kann. In dem Gebiet der ehemaligen DDR gibt es noch einige Ambulatorien.

Praxiskliniken sind bereits eine Zwischenform zwischen der ambulanten und der stationären Versorgung. Neben den hohen Kosten, die die Einrichtung von Betten verursacht, muß die Praxisgemeinschaft in der Regel dafür sorgen, daß die stationär erbrachten Leistungen auch von der gesetzlichen Krankenversicherung finanziert werden. Dies erfordert Sonderverträge, die mit hohem Aufwand verbunden sind.

9.1.2 Die stationäre Versorgung

Die Sicherstellung der stationären Versorgung liegt in der Bundesrepublik in verschiedenen Händen. Die Planung von Krankenhäusern und deren Ausstattung ist Angelegenheit der Länder. Hierzu wird in allen Bundesländern ein **Krankenhausbedarfsplan** fortgeschrieben, in dem festgehalten ist, welche Krankenhäuser mit welchen Fachabteilungen und Bettenanzahlen notwendig sind. Nur Krankenhäuser, die in diesem Bedarfsplan verzeichnet sind, können Investitionsfinanzierungen erhalten (vgl. Kapitel 10).

Grundlage solcher Planungen sind (länderspezifische) Krankenhauskennziffern bzw –indikatoren, von denen einige in Abb. 9.3 für die alten Bundesländer wiedergegeben sind. Die **Bettendichte** gibt an, wie viele Betten pro tausend bzw. zehntausend Einwohner zur Verfügung stehen. Welche Plangröße hier angestrebt wird, ist von Land zu Land unterschiedlich und richtet sich nach der Entwicklung anderer Kennziffern. Im Zeitverlauf ist die Bettendichte gesunken, sie hat sich von 1975 bis 1989 um 9,3 % verringert. Wie lange Patienten durchschnittlich im Krankenhaus bleiben, gibt die **Verweildauer** an. Sie ist in den alten Ländern von 22,2 Tagen 1975 auf

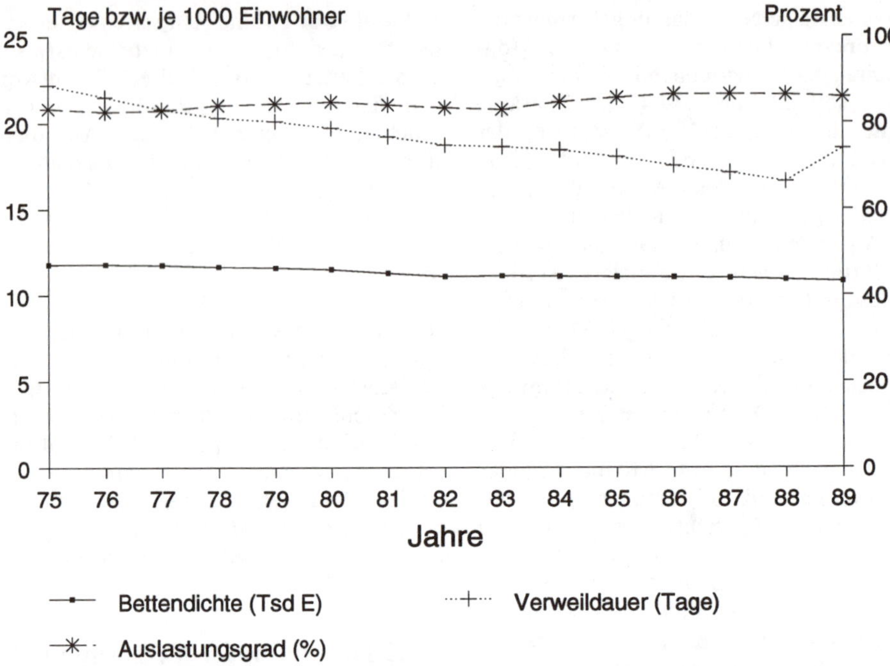

Abb. 9.3 Krankenhauskennziffern für die Bundesrepublik (alte Länder) (Eco-Sante, Augsburg)

18,5 Tage 1989 und damit um 20 % gesunken. Die dritte Kennziffer in Abb. 9.3, die **Bettenausnutzung**, gibt an, wie häufig im Durchschnitt eines Jahres die Betten mit Patienten belegt sind. Diese Kennziffer ist mit 3,1 % leicht angestiegen, was darauf zurückzuführen ist, daß die im Zeitverlauf gesunkene Verweildauer durch häufigere Krankenhauseinweisungen überkompensiert wurde. Auch für den Auslastungsgrad gibt es länderspezifische Vorstellungen. Je höher die **Sicherheitsreserve** ist, d. h. je mehr Betten für Notfälle und Katastrophen dauernd verfügbar gehalten werden, umso geringer ist die Auslastung.

Zwar finanziert jedes Bundesland Kosten der im Krankenhausbedarfsplan eingetragenen Krankenhäuser mit, das Land ist jedoch nicht ausschließlich Träger der Krankenhäuser. Vielmehr gibt es neben den staatlichen Krankenhäusern (Träger: das Land oder Kommunen) frei-gemeinnützige (Träger: Wohlfahrtsverbände, Kirchen usw.) und private Krankenhäuser.

Abb. 9.4 verdeutlicht, daß diese Aufteilung in den einzelnen Bundesländern sehr unterschiedlich ist.

Die meisten staatlichen Betten hatte Berlin mit einer Bettendichte (pro zehntausend Einwohner) von 82,9, die geringsten Nordrhein-Westfalen mit 34,7. Dafür hat Nordrhein-Westfalen die höchste Bettendichte bei den frei-gemeinnützigen Krankenhäusern (67,8), während Bayern mit 15,5 hier das Schlußlicht bildet. Betten in privaten Krankenhäusern sind in Hamburg am seltensten (2,9), in Baden-Württemberg am häufigsten (23,2) zu finden.

Neben der Unterteilung nach der Trägerschaft unterscheidet man noch nach Akut- und Sonderkrankenhäusern.

Akutkrankenhäuser dienen der normalen stationären Versorgung, Sonderkranken-

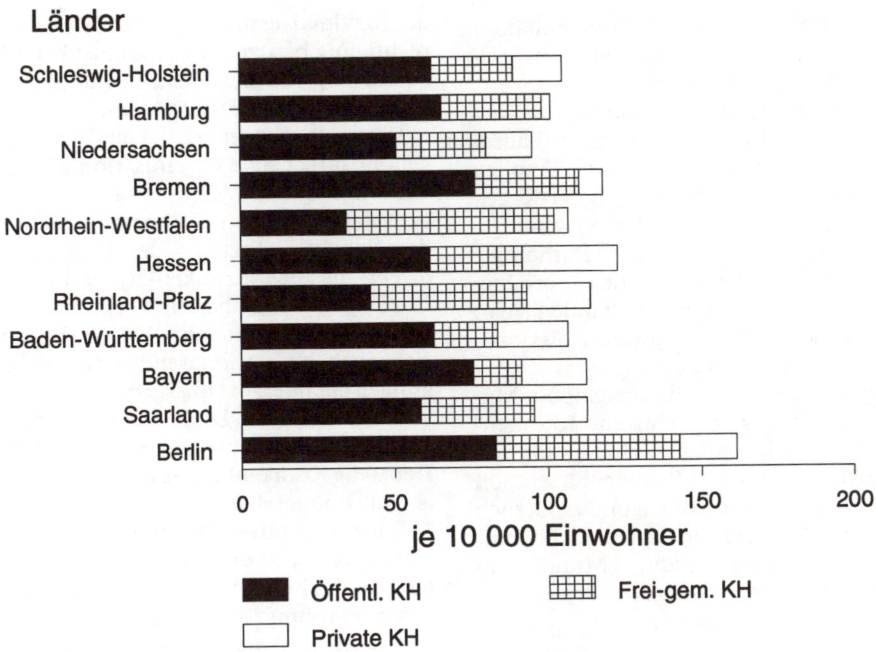

Abb. 9.4 Bettendichte nach Ländern und Krankenhausträgern

häuser überwiegend der Langzeitbehandlung. Zu ihnen zählen Fachkrankenhäuser für Psychiatrie, Neurologie, Tuberkulose, Rehabilitationskrankenhäuser, Kurkrankenhäuser, Geriatrische Krankenhäuser und solche für chronisch Kranke.

1988 gehörten von den 3 069 KH der Bundesrepublik 1 759 (57 %) zur Akutversorgung. Von den Sonderkrankenhäusern waren 139 (11 % der Sonderkrankenhäuser) Psychiatrische Kliniken und 631 (48 %) Kurkliniken.

Eine weitere Unterteilung der stationären Versorgung betrifft diejenige nach **Versorgungsstufen**. Dahinter steht die Vorstellung, daß es eine breite Palette einfacherer Erkrankungen gibt, die möglichst wohnortnah behandelt werden sollte, während speziellere Fälle zentral versorgt werden können. Versorgungsstufen charakterisieren somit die Krankenhäuser nach der Ausstattung mit Fachabteilungen. Die Aufteilung in Versorgungsstufen ist in den einzelnen Bundesländern nicht einheitlich geregelt, was teilweise auf die primäre Zuständigkeit der Länder für die stationäre Versorgung zurückzuführen ist, teilweise jedoch auch an unterschiedlichen Gegebenheiten der Länder liegt.

Über alle Länder hinweg können jedoch vier Versorgungsstufen unterscheiden werden.

Die unterste Stufe mit der häufigsten Anzahl von Krankenhäusern ist die Grund- und Ergänzungsversorgung. Krankenhäuser dieser Stufe sollen mit 100 – 250 Betten ausgestattet sein und über die Fachabteilungen Innere Medizin, Chirurgie, Gynäkologie und eventuell Hals-Nasen-Ohren- und Augenerkrankungen verfügen.

Die nächsthöhere Versorgungsstufe, die für größere Einheiten gedacht ist, ist die sogenannte Regelversorgung. Sie soll zusätzlich zu den Fachabteilungen der Grundversorgung noch Anästhesie, Radiologie, Unfallchirurgie, Neurologie sowie Urologie enthalten und eine interdisziplinäre Intensivstation beherbergen.

Die Größe dieser Krankenhäuser schwankt in den Planvorstellungen zwischen 250 und 900 Betten.

Für sehr große Einzugsbereiche sind dann als nächste Stufe Krankenhäuser der Zentralversorgung gedacht. Sie sollen zusätzlich zu den Abteilungen der Regelversorgung noch solche für Psychiatrie, Orthopädie, Pädiatrie und Pathologie aufweisen. Außerdem sollen verschiedene Intensivstationen vorhanden sein. Die Größenordnung schwankt hier zwischen 900 und 1 200 Betten.

Als letzte Stufe ist die sogenannte Maximalversorgung in einigen Krankenhausbedarfsplänen der Länder angegeben. Die Größe dieser Krankenhäuser soll über 1 000 Betten betragen und zusätzlich zur Zentralversorgung noch die Abteilungen Dermatologie, Zahn-, Mund- und Kiefer-Chirurgie, Neurochirurgie und Spezialgebiete umfassen.

Im allgemeinen gehören Universitätskliniken zu der Kategorie der Zentral- oder der Maximalversorgung. Da nur sie die Berechtigung besitzen, Polikliniken betreiben zu dürfen, sind diese der Zentral- bzw. Maximalversorgung zuzurechnen.

Eine den Kassenärztlichen Vereinigungen entsprechende Organisation gibt es in der stationären Versorgung nicht. Dies liegt daran, daß im Gegensatz zu den niedergelassenen Ärzten jedes Krankenhaus direkt mit den Krankenkassen bzw. der Landesregierung über die Vergütung seiner Leistungen verhandelt. Dennoch haben sich auch im stationären Sektor Vereinigungen gebildet, die übergeordnete Interessen wahrnehmen. Dies sind vor allem die **Landeskrankenhausgesellschaften** und die **Deutsche Krankenhausgesellschaft** als Verein auf Bundesebene.

Entsprechend den hohen Betreuungsnotwendigkeiten ist die stationäre Versorgung der **personalintensivste Sektor der Gesundheitsversorgung**. Er nahm auch bisher einen höheren Anteil an Ärzten auf als die ambulante Versorgung. Wie man Abb. 9.5 entnehmen kann, waren die Steigerungsra-

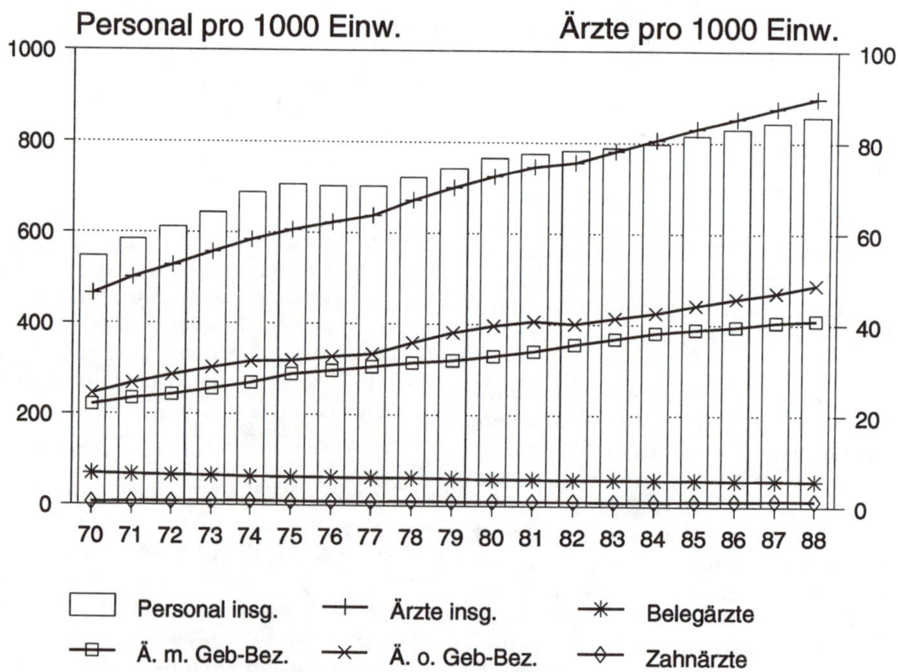

Abb. 9.5 Personalentwicklung im stationären Sektor (Eco-Sante, Augsburg)

ten des gesamten Personals mit 2,54 % durchschnittlich pro Jahr beträchtlich. Der Zuwachs an Ärzten lag mit 3,71 % noch darüber. Die Anzahl der Zahnärzte erhöhte sich ebenfalls stark, allerdings beginnend mit einem niedrigen Stand von 553 Personen 1970 auf 1 210 Personen 1988.

Zwischen dem stationären und dem ambulanten Sektor gibt es nur wenige Verbindungen. Dies wird insofern beklagt, als damit die Betreuungskontinuität des Patienten verloren geht. Zwei Verknüpfungen zwischen den beiden Sektoren werden in Abschn. 9.1.1 behandelt: die Poliklinik und die Praxisklinik. Zwei weitere Verbindungen sind das Belegarztsystem sowie die vorstationäre Diagnostik und nachstationäre Behandlung.

Das **Belegarztsystem** beruht darauf, daß niedergelassene Ärzte Patienten in Krankenhäusern behandeln. Sie können Betten mit Patienten aus ihrer ambulanten Versorgung belegen. Dadurch ist eine gleichbleibende Behandlung des Patienten durch den Arzt, der ihn kennt, gewährleistet.

Wie Abb. 9.5 verdeutlicht, haben die Belegärzte im Zeitverlauf mit −1,14 % durchschnittlich jährlich abgenommen. Auch hier dürften vielfältige Ursachen zugrunde liegen. Belegärzte haben eine doppelte Belastung: einerseits müssen sie ihre ambulanten Patienten adäquat betreuen, andererseits auch die notwendigen Leistungen im Krankenhaus einschließlich der Visiten erbringen. Diese Belastung kann bei vielen Patienten zu groß werden. Aus der Sicht des Krankenhauses ist der Belegarzt kein vollwertiger Ersatz für einen Krankenhausarzt, weil er zeitlich weniger disponibel ist. Daher wird der Krankenhausträger, wenn sich eine Belegabteilung ausweitet, danach trachten, eigene Ärzte einzustellen.

Die andere Verbindung zwischen ambulanter und stationärer Versorgung geht vom Krankenhaus aus. Untersuchungen zum Gesundheitszustand des Patienten können teilweise **vorstationär**, d. h. ohne Aufnahme als bettlägriger Patient, durchgeführt werden. Ebenso ist es teilweise möglich, die notwendige **Nachbetreuung** vorzunehmen, ohne den Patienten Tag und Nacht im Krankenhaus zu behalten. Beide Möglichkeiten hängen neben den medizinischen Gegebenheiten von der Compliance des Patienten ab.

Mit dem Gesundheitsstrukturgesetz 1992 wurde die Trennung zwischen ambulanter und stationärer Versorgung durchlässiger, Krankenhäuser dürfen jetzt auch begrenzt ambulante Leistungen erbringen und niedergelassene Ärzte ambulant operieren.

9.1.3 Der öffentliche Gesundheitsdienst

Die dritte Säule der Gesundheitsversorgung, der öffentliche Gesundheitsdienst (ÖGD), muß nach Bundes-, Landes- und Kreis- bzw. Gemeindeebene unterschieden werden, weil die jeweiligen Aufgaben des ÖGD sich auf verschieden große Regionen beziehen.

Auf Bundesebene gehören Institutionen mit Aufgaben für die gesamte Bundesrepublik zum öffentlichen Gesundheitsdienst. Dazu zählen: das Bundesgesundheitsamt, Berlin, die Bundeszentrale für gesundheitliche Aufklärung, Köln, das Deutsche Institut für medizinische Dokumentation und Information (DIMDI), Bielefeld sowie das Bundesamt für Sera und Impfstoffe (Paul-Ehrlich-Institut), Frankfurt. Die Institutionen sind dem Bundesministerium für Gesundheit unterstellt.

Das **Bundesgesundheitsamt**, welches 1952 gegründet wurde, hat im Zusammenhang mit dem Bereich der Sozialmedizin vor allem die Aufgaben, die Zulassung und Herstellung von Arzneimittelspezialitäten zu überwachen sowie die Bundes- und Landesbehörden in medizinischer Hinsicht zu beraten. Daneben führt das Bundesgesundheitsamt eigene Forschungen und Erhebungen auf den Gebieten der Medizinalstatistik, der Epidemiologie und Sozialmedizin sowie des öffentlichen Gesundheitswesens durch.

Zur Förderung der Information und Aufklärung der Bevölkerung über gesundes Verhalten und zur Beratung der Bundesregierung wurde die **Bundeszentrale für gesundheitliche Aufklärung** gegründet. Sie arbeitet Gesundheitsprogramme aus, hilft bei der Durchführung von Gesundheitsmaßnahmen und stellt Informationsschriften und Broschüren zur Verfügung.

Das **Deutsche Institut für medizinische Dokumentation und Information** (DIMDI) hat die Aufgabe, Literatur vor allem im Zusammenhang mit Medizin zu erfassen und Interessenten (kostenpflichtig) zugänglich zu machen. Mittlerweile gibt es von allen Universitäten aus eine direkte Anfrage- und Antwortmöglichkeit zum Institut per Datenverarbeitung.

Die Aufgabe des **Bundesamtes für Sera und Impfstoffe** besteht darin, zentral für das Bundesgebiet alle Impfstoffe und Sera zu prüfen. Die Prüfung umfaßt die Wirksamkeit dieser Arzneimittel, die Unschädlichkeit sowie die Herstellung. Impfstoffe, die nicht durch das Bundesamt freigegeben worden sind, dürfen nicht verwendet werden.

Äquivalent zur Bundesebene gibt es auf der Ebene der **Länder** Medizinaluntersuchungsämter sowie tierärztliche und chemische Untersuchungsämter. Die Länder haben außerdem einen weiten Spielraum zur eigenen Gestaltung des öffentlichen Gesundheitswesens.

Der größte Teil des ÖGD besteht aus den **Gesundheitsämtern**, welche entweder staatlich oder kommunal eingerichtet wurden. Sie sind diejenigen Ämter, mit denen die Bürger, aber auch Ärzte im allgemeinen Kontakt haben. Da die Gesundheitsämter den Ländern oder den Kreisen bzw. Gemeinden unterstellt sind, haben diese auch die Möglichkeit, die Schwerpunkte ihres Gesundheitsamtes nach den örtlichen Gegebenheiten festzulegen. Daher unterscheiden sich die Gesundheitsämter teilweise sehr stark voneinander. Dennoch gibt es Aufgabengebiete, die von allen Gesundheitsämtern wahrgenommen werden: hoheitliche, fürsorgliche und allgemeine Aufgaben.

Hoheitliche Aufgaben sind solche, für die das Gesundheitsamt eine amtliche Anordnungs- oder Feststellungsbefugnis hat. Zu diesen Aufgabenkreisen gehören Teile der primären Prävention, der Seuchenbekämpfung und der Aufsicht über das Gesundheitswesen.

Ein umfangreiches Arbeitsgebiet der Gesundheitsämter ist die **Umwelthygiene**. Hierunter fallen Mitwirkung bei Bauplänen, Bebauungsplänen und die Überprüfung derselben auf die Einhaltung hygienischer Vorschriften, die Überwachung von Wohnheimen, Massenunterkünften und Campingplätzen, die Prüfung von Badeanstalten und Gewässern, die Kontrolle der Entsorgung sowie die Lebensmittel- und Trinkwasserüberwachung.

Ebenfalls zu den hoheitlichen Aufgaben zählt die **Seuchenbekämpfung**. Die meisten Gesundheitsämter haben hierfür eine eigene Abteilung. Zu den Aufgaben dieser Abteilung gehören die Ermittlung der Art, Ursachen, Ansteckungsquellen und Ausbreitung bestimmter Krankheiten, die Durchführung von Umgebungsuntersuchungen, die Veranlassung und Durchführung von Schutzimpfungen etc. Auch Tätigkeitsverbote, z. B. in Kindergärten, werden von der Seuchenbekämpfungsabteilung der Gesundheitsämter ausgesprochen.

Auch die im Bundesseuchengesetz vorgeschriebenen Maßnahmen werden von der Abteilung Seuchenbekämpfung des Gesundheitsamtes durchgeführt und entsprechende Anordnungen kontrolliert. Dazu zählt die **Überwachung der meldepflichtigen Krankheiten**. Jeder Arzt, der eine dieser Krankheiten diagnostiziert, ist verpflichtet, dem Gesundheitsamt das Auftreten der Krankheit zu melden. Zweck der Meldungen ist es, die Inzidenz der Krankheiten zu überwachen und bei erkennbaren regionalen Häufungen Gegenmaßnahmen einzuleiten. Außerdem leitet das Gesundheitsamt die Meldungen an das zugehörige Statistische Landesamt für die Erstellung von Landes- und Bundesstatistiken weiter.

Zu den hoheitlichen Aufgaben zählen vereinzelt auch noch gerichtsmedizinische Tätigkeiten, für die dann eigene Abteilungen eingerichtet worden sind.

Die **Aufsicht über das Gesundheitswesen** ist ebenfalls eine hoheitliche Aufgabe. Das Gesundheitsamt führt z. B. eine Liste aller in seinem Gebiet an der Gesundheitsversorgung beteiligten Personen. Ärzte in eigenverantwortlicher oder abhängiger Stellung haben dem Gesundheitsamt ihre Tätigkeit anzuzeigen und ihre Berechtigung zur Ausübung nachzuweisen. Dadurch ist es jedem Bürger, aber auch Institutionen möglich, über das Gesundheitsamt nachzuprüfen, ob eine bestimmte Person für die Krankheitsheilung offiziell zugelassen ist.

Soweit der Gesundheitszustand einer Person durch den Amtsarzt zu dokumentieren ist, zählt dieser Aufgabenkreis ebenfalls zu den hoheitlichen Funktionen. Vor allem der öffentliche Dienst verlangt von neu einzustellenden Personen eine amtsärztliche Einstellungsuntersuchung.

Die fürsorglichen Aufgaben des Gesundheitsamtes umfassen zunächst den Kinder- und jugendärztlichen Dienst.

Hierzu zählen Mütterberatungen, Reihen- und Einzeluntersuchungen im Vorschul- und Schulalter, Sprechstunden für Risikokinder, Sonderberatungen für behinderte Kinder und chronisch Kranke, Betreuung geistig behinderter Kinder und Jugendlicher und Mitwirkung bei der Kindererholung, Gesundheitserziehung und das Pflegekindwesen. Diesen Teil der Aufgaben kann man zumindest teilweise noch der ambulanten Versorgung zurechnen, wenngleich der Schwerpunkt nicht auf der Behandlung, sondern auf Beratung und Vorsorge liegt.

Zu den fürsorglichen Aufgaben gehört weiterhin der Jugendzahnärztliche Dienst, der Reihenuntersuchungen und Gesundheitserziehung insbesondere an Schulen als Aufgabengebiet hat. Schließlich umfaßt die fürsorgliche Tätigkeit des Gesundheitsamtes auch die Fürsorge für Erwachsene, worunter Betreuung und Beratung von chronisch Kranken, Tuberkulösen, geistig und seelisch Behinderten, psychisch Kranken, Suchtkranken, Körperbehinderten und Geschlechtskranken fallen.

Das Gesundheitsamt hat darüber hinaus auch noch **allgemeine Aufgaben**. Sie bestehen darin, die gesundheitlichen Verhältnisse im Dienstbezirk generell zu überwachen sowie epidemiologisch-statistische Auswertungen der anfallenden bzw. zugänglichen Daten durchzuführen. Auch die Fachberatung von Behörden, insbesondere der Gesundheitsabteilung von Ministerien, zählt zu den allgemeinen Aufgaben.

9.1.4 Die medikamentöse Versorgung

Unter der medikamentösen Versorgung wird die Versorgung der Patienten, Ärzte und Krankenhäuser mit Medikamenten sowie Heil- und Hilfsmitteln verstanden. Medikamente sind rezeptpflichtige und nicht rezeptpflichtige zugelassene Arzneimittelspezialitäten in verschiedenen Darreichungsformen sowie nur registrierte Arzneien (Homöopathika). Zur Zulassung einer Arzneimittelspezialität muß der Hersteller deren Wirksamkeit sowie Gegenanzeigen, Nebenwirkungen usw. beim Bundesgesundheitsamt nachweisen (Stackelberg, 1984).

Aus Patientensicht besteht die medikamentöse Versorgung aus drei Bereichen: Medikamente mit und ohne Verschreibungspflicht sowie Medikamente aus Krankenhäusern. Für **verschreibungspflichtige Medikamente** sind Ärzte und Apotheken zuständig. Ärzte müssen mindestens den Wirkstoff des Arzneimittels verordnen und die Apotheken haben danach die Ausgabe vorzunehmen, wobei bei der Angabe von Wirkstoffen das preiswerteste Produkt in der kleinsten Menge abzugeben ist. **Medikamente ohne Verschreibungspflicht** können von den Bürgern in Apotheken, teilweise auch in Drogerien und anderen Verkaufsstellen erworben werden. **Krankenhäuser** haben ihre eigenen Apotheken und geben die Medikamente nach den Anweisungen der Krankenhausärzte ab.

Aus der Sicht der die Medikamente herstellenden Unternehmen zerfällt die medikamentöse Versorgung in den „Apothekenmarkt“, den „GKV-Markt“ und den „Selbstmedikations- oder Over The Counter (OTC) – Markt“ (Bundesverband der pharmazeutischen Industrie, 1992, S. 12). Der **Apothekenmarkt** umfaßt alle apothekenpflichtigen Medikamente, unabhängig davon, ob sie verschreibungspflichtig sind oder nicht. Der **GKV-Markt** umfaßt alle zu Lasten der GKV verordneten Arzneimittel und ist ein Teilbereich des Apothekenmarktes. Schließlich besteht der **OTC-Markt** aus den nichtverschreibungspflichtigen, jedoch apothekenpflichtigen Präparaten sowie aus den freiverkäuflichen Arzneimitteln. Diese Unterscheidung ist für Vergleiche der medikamentösen Versorgung national zwischen verschiedenen Jahren sowie international von Bedeutung.

Aus organisatorischer Sicht besteht die medizinische Versorgung aus den die Präparate herstellenden Unternehmen, den Großhandlungen und den Apotheken bzw. Verkaufsstellen.

Laut Informationen des Bundesverbandes der pharmazeutischen Industrie (BPI) gibt es in den alten Bundesländern ca. tausend **Arzneimittelhersteller**, von denen 1992 466 Mitglied des BPI waren. Die pharmazeutische Industrie beschäftigte rund 122 000 Mitarbeiter und produzierte Medikamente im Wert von 29,2 Mrd DM. In den neuen Bundesländern wurde das ehemalige Kombinat GERMED privatisiert. Eine Übersicht über die Anzahl der neu entstandenen Unternehmen fehlt jedoch. Die Produktion der Pharma-Industrie ist nicht nur für Deutschland gedacht, denn 41,3 % aller in der Bundesrepublik hergestellten Arzneimittel wurden exportiert. Die Pharma-Industrie besteht nicht nur aus deutschen Firmen, sondern im Rahmen der internationalen wirtschaftlichen Verflechtungen haben deutsche Firmen Tochtergesellschaften im Ausland und ausländische Firmen solche in Deutschland. 48 % des deutschen Umsatzes an Medikamenten entfallen auf ausländische Firmen, davon fast 19 % auf Unternehmen aus den USA.

Die Hersteller von Arzneimitteln liefern diese an **Großhändler**, welche dann die **Apotheken** versorgen. Es gibt ca. 48 pharmazeutische Großhandelsbetriebe und ca. 20 750 Apotheken, wobei letztere sich insbesondere auf Städte konzentrieren.

Es ist verhältnismäßig schwierig, die Anzahl der in Apotheken und anderen Verkaufsstellen erhältlichen Medikamente festzustellen, da viele Arzneien in den Wirkstoffen gleich, in der Darreichungsform jedoch unterschiedlich sind. Der BPI gibt für 1991 an, daß sich rund 60 000 Arzneimittel im Verkehr befinden. 8 262 Präparate sind in der Roten Liste, dem Verzeichnis der von den Mitgliedern des BPI hergestellten Arzneimitteln, enthalten. Im Jahr 1991 wurden rund 1 000 Fertigarzneimittel neu zugelassen. Für ein neues Medikament kann die pharmazeutische Industrie einen Patentschutz für maximal 20 Jahre beantragen. Danach kann das Medikament auch von anderen Firmen hergestellt werden **(Generika)**.

Die Entwicklung der Arzneiverordnungen auf dem GKV-Markt wird seit 1984 regelmäßig vom Wissenschaftlichen Institut der Ortskrankenkassen analysiert (Schwabe, Paffrath 1991). Danach umfassen die 15 verordnungsstärksten Indikationsgruppen bereits 64 % des gesamten Verordnungsvolumens. Der BPI gibt an, daß 1991 im Apothekenmarkt 90 % des Umsatzes auf 2 000 Arzneimittel entfielen, dabei hatten 500 Medikamente bereits ein Umsatzvolumen von 61,2 %.

Ebenso wie die ambulante und stationäre Versorgung ist auch die medikamentöse Versorgung durch verschiedene **gesetzliche Grundlagen** fixiert. Zur Zulassung von Arzneimitteln gibt es das Arzneimittelgesetz, die Festlegung der Verbraucherpreise wird durch die Arzneimittelpreisverordnung geregelt und das Gesundheitsreformgesetz hat ergänzend die Festpreisregelung eingeführt (vgl. Kapitel 10).

9.1.5 Die erweiterte Gesundheitsversorgung

An der praktischen Arbeit zum Schutz, zur Erhaltung, Wiederherstellung oder Besserung der Gesundheit sind nicht nur die bisher skizzierten Versorgungsbereiche beteiligt, sondern vor allem bei der Betreuung von Personen wirken zahlreiche andere Hilfesysteme mit. In der Literatur wird deshalb die Gesundheitsversorgung in das professionelle System und das Laiensystem unterteilt. Das professionelle System umfaßt die vier bisher dargestellten Versorgungsbereiche. Das Laiensystem beinhaltet die Leistungen, die in der Familie, durch Freunde und Verwandte und andere, nicht medizinisch ausgebildete Personen erbracht werden.

Die Abgrenzung der Gesundheitsversorgung in das professionelle System und das Laiensystem ist allerdings problematisch, da sie eine qualifizierte und eine weniger qualifizierte Behandlung und Betreuung suggeriert. Deshalb sollen hier unter dem Begriff **erweiterte Gesundheitsversorgung** alle bisher nicht genannten Bereiche der Hilfe zusammengefaßt werden. In gewisser Hinsicht ähnelt diese Abgrenzung der sogenannten „Gesundheitsversorgung in der Gemeinde" (Waller, 1991).

An der Behandlung und Betreuung der Bürger sind neben den Medizinern noch andere **Berufe** beteiligt, z. B. Psychologen, Krankengymnasten, Physiotherapeuten, Logopäden, Heilpraktiker usw. Darüber hinaus gibt es spezielle **Organisationen**, z. B. Pro Familia, Wohlfahrtsverbände oder die Kirchen. Schließlich beteiligen sich auch die Familien, Selbsthilfeorganisationen und Sozialstationen an der Betreuung.

Ein weitgehend mit dem Laiensystem gleichzusetzender Bereich der erweiterten Gesundheitsversorgung sind die **Familien**. Hier erfolgt vor allem Pflege, z. B. bei Kindern und Alten. Es wird geschätzt, daß ca. 80 % aller für Kranke oder Pflegebedürftige notwendige Pflege in den Familien geleistet wird.

Selbsthilfeorganisationen haben das Ziel, dem Bürger bei der Lebensbewältigung im Alltag trotz schwerer Krankheit zu unterstützen und sind primär an bestimmten Krankheitsbildern orientiert. Man schätzt die Anzahl der Selbsthilfegruppen zwischen 10 000 und 40 000 (Röhrig, 1989).

Seit über zehn Jahren sind in der Bundesrepublik **Sozialstationen** aufgebaut worden. Sie haben die Aufgabe, ambulante Sozial- und Gesundheitspflege durchzuführen, vor allem in den unterversorgten Bereichen häusliche Krankenpflege, ambulante Pflege und Familien- sowie Hauspflege. Häusliche Krankenpflege ist Grundpflege und Behandlungspflege (mit ärztlicher Anordnung und Überwachung), die zu Hause durchgeführt wird und einen Krankenhausaufenthalt ersparen soll. Ambulante Altenpflege umfaßt allgemeine Pflegeleistungen und Hilfen, z. B. beim Ankleiden. Familien- bzw. Hauspflege beinhaltet die vorübergehende Versorgung von Familien in Notsituationen, z. B. bei Krankheit einer Person des Haushalts und fehlenden Familienpflegemöglichkeiten.

Neben den Sozialstationen bieten vor allem **karitative Organisationen** ergänzende Gesundheitsversorgung an, vor allem für die ambulante Altenpflege und -versorgung, z. B. Essen auf Rädern, häuslicher Notrufdienst, Einkaufs- oder Haushaltshilfen. Ein großer Teil der Zivildienstleistenden ist in diesem Bereich tätig.

Der erweiterten Gesundheitsversorgung zurechenbar sind die **Landesärztekammern**, welche die Form von Körperschaften des öffentlichen Rechts haben. Jeder Arzt, unabhängig von seinem Tätigkeitsgebiet, ist nach gesetzlicher Festlegung Mitglied einer Ärztekammer. Die Kammern haben die Aufgaben, die Berufsinteressen zu vertreten und zu fördern, die Erfüllung der Berufspflichten der Ärzte zu überwachen, die Weiterbildung festzulegen und zu kontrollieren, die Fortbildung zu regeln und alle weiteren Angelegenheiten zu behandeln, die zum Arztberuf gehören. Die Landesärztekammern haben sich zur **Bundesärztekammer** zusammengeschlossen, die allerdings keine Körperschaft des öffentlichen Rechts, sondern ein Verein ist. Aufgabe der Bundesärztekammer mit den Organen Hauptversammlung (Deutscher Ärztetag) und Vorstand ist es, alle Angelegenheiten zu regeln, die über die Landesgrenzen hinausreichen.

9.2 Die Gesundheitssicherung als Teil der Sozialen Sicherung

Neben der Gesundheitsversorgung gehört als zweiter Teil die Gesundheitssicherung zum Gesundheitssystem der Bundesrepublik. Sie hat die Aufgabe, die zum Schutz, zur Erhaltung, Besserung oder Wiederherstellung der Gesundheit notwendigen Leistungen **zu finanzieren**.

Die Gesundheitssicherung ist ein Teilbereich der sozialen Sicherung in der Bundesrepublik, welche aus der individuellen Sicherung und der sozialen Sicherung be-

Übersicht 9.2 Gestaltungsprinzipien der sozialen Sicherung

Versicherungsprinzip	– Selbsthilfe mit dem Charakter der Gegenseitigkeit der Hilfe, – die zu versichernden Risiken müssen „gleichartig" sein, – der Geldbedarf, der zur Abdeckung eines Risikos notwendig ist, muß „zufällig" eintreten, – dieser Geldbedarf muß „schätzbar" sein, – der Geldbetrag wird über Beiträge zur Versicherung aufgebracht, – die Beitragszahlung führt zu einem Rechtsanspruch auf Leistungen.
Versorgungsprinzip	– Aufbringung der Geldmittel aus allgemeinen Haushaltsmitteln, – Rechtsansprüche auf Leistungen, die aber nicht aus Beitragszahlungen entstehen, – Leistungen in Gestalt von Festbeträgen, die eindeutig ohne Ansehen der Person definiert sind, – eine Bedürftigkeitsprüfung findet nicht statt.
Fürsorgeprinzip	– Aufbringung der Geldmittel aus allgemeinen Haushaltsmitteln, – Rechtsansprüche auf Leistungen, die aber nicht aus Beitragszahlungen entstehen, jedoch nicht auf eine bestimmte Art, einen bestimmten Umfang oder eine bestimmte Höhe der Leistungen, – Art, Umfang und Höhe der Leistungen bestimmen sich aufgrund einer Bedürftigkeitsprüfung.

steht. Die soziale Sicherung ist vom Staat eingerichtet worden, die individuelle Sicherung beruht dagegen auf Privatinitiativen. Die Zugehörigkeit zur **sozialen Sicherung** ist überwiegend in Gesetzen geregelt, früher in der Reichsversicherungsordnung (RVO), heute im Sozialgesetzbuch (SGB) (z. B. SGB I für allgemeine Regelungen, SGB V für die gesetzliche Krankenversicherung, SGB VI für die gesetzliche Rentenversicherung usw.). Über die Zugehörigkeit zur **individuellen Sicherung** kann jeder Bürger selbst entscheiden.

Die soziale Sicherung kann man nach verschiedenen Gestaltungs- und Wirkprinzipien festlegen (Reimers, 1987). Die **Gestaltungsprinzipien** definieren die Art und Weise, in der die soziale Sicherung im Gemeinwesen zur Verfügung gestellt wird. In diesem Zusammenhang sind drei Prinzipien von Bedeutung, das Versicherungs-, Versorgungs- und das Fürsorgeprinzip (Übersicht 9.2).

Ein wesentlicher Unterschied zwischen dem **Versicherungs**- und dem **Versorgungsprinzip** besteht darin, daß der Bürger beim Versicherungsprinzip Beiträge zur Erlangung von Leistungen zahlen muß, während dies beim Versorgungsprinzip nicht der Fall ist. Ein zweiter bedeutender Unterschied besteht in der Möglichkeit der Veränderung der Leistungen. Beim Versicherungsprinzip sind die versicherten Leistungen genau abgegrenzt. Reichen die Beiträge zur Deckung der Leistungen nicht aus, müssen sie entweder erhöht oder neue Versicherungsverträge vereinbart werden. Beim Versorgungsprinzip ist es dagegen ohne neuen Vertrag möglich, die Leistungen an die für die Versorgung vorgesehenen Finanzen anzupassen.

Das **Fürsorgeprinzip** unterscheidet sich vor allem auf der Leistungsseite von den beiden anderen Gestaltungsprinzipien. Während beim Versicherungs- und Versorgungssystem der Leistungsumfang inhaltlich genau festgelegt ist, besteht beim Fürsorgesystem nur ein Anspruch auf solche Leistungen, die durch eine individuelle Prüfung festgelegt wurden. Der Leistungsumfang pro Person ist also nicht gleich, sondern richtet sich nach dem Ergebnis der Prüfung.

Vom finanziellen Rahmen her gesehen hat die Sicherung nach dem **Versicherungsprinzip** (Kranken-, Renten, Unfall- und Arbeitslosenversicherung) die höchste Bedeutung mit 75 % der Sozialaufwendungen, danach folgt das **Versorgungsprinzip**, nach welchem Kindergeld, Pensionen, Beihilfen, Lastenausgleich und Wiedergutma-

Übersicht 9.3 Wirkprinzipien der sozialen Sicherung

Äquivalenzprinzip	– Der Leistungsumfang ist in der Regel wählbar. – Der Beitrag für die Leistungen richtet sich nach dem Umfang der Leistungen.
Solidaritätsprinzip	– Der Beitrag für die Leistungen richtet sich nach den individuellen Möglichkeiten des Bürgers. – Der Leistungsumfang richtet sich nach den Notwendigkeiten für den Bürger.
Subsidiaritätsprinzip	– Zunächst soll jede soziale Gruppe (Bürger, Gemeinde, Kreis, Land) sich selbst helfen. – Ist die Gruppe dazu nicht oder nicht mehr in der Lage, kann die übergeordnete soziale Gruppe in Anspruch genommen werden. – Die jeweils übergeordnete soziale Gruppe muß mit den notwendigen Gegebenheiten versehen werden, um die Hilfeleistungen erbringen zu können.

chungen strukturiert sind. Das **Fürsorgeprinzip** mit rund 10 % des finanziellen Aufwandes wird bei der Sozialhilfe, der Jugend- und Ausbildungshilfe und dem Wohngeld angewandt.

Innerhalb der Gestaltungsprinzipien kann die soziale Sicherung mit unterschiedlichen **Wirkprinzipien** (Übersicht 9.3) arbeiten, wobei sich diese überwiegend auf das Versicherungsprinzip beziehen.

Die Art und Weise, wie die Wirkprinzipien auf die Sicherung Einfluß nehmen, soll am Beispiel einer Freizeit-Unfallversicherung eines Bürgers verdeutlicht werden. Eine Unfallversicherung nach dem **Äquivalenzprinzip** bedeutet, daß die Freizeitgestaltung eines Bürgers nach Gefahrenklassen bewertet werden muß und danach die Versicherungsprämie berechnet wird. Skifahren oder Rennsport sind teurer als Wandern oder normales Autofahren. Je gefährlicher die Freizeitgestaltung ist, umso höher wird der Versicherungsbeitrag. Eine Versicherung nach dem Äquivalenzprinzip erfordert daher die Festsetzung von Äquivalenzstandards.

Der Abschluß einer Freizeit-Unfallversicherung nach dem **Solidaritätsprinzip** ist anders aufgebaut. Der Versicherungsnehmer zahlt einen Beitrag nach seinen Möglichkeiten. Je höher seine verfügbaren finanziellen Mittel sind, umso höher wird der Beitrag. Nach einem Schadensfall wird ihm dafür das ersetzt, was zu seiner Gesundung notwendig ist. Das Solidaritätsprinzip setzt also zwei externe Wertschätzungen voraus: Die Beurteilung der Möglichkeiten eines Versicherten und diejenige der Notwendigkeiten.

Nach dem **Subsidiaritätsprinzip** muß der unfallversicherte Bürger im Schadensfall zunächst seine eigenen Mittel zur Wiederherstellung der Gesundheit einsetzen. Erst wenn diese Mittel nicht mehr ausreichen, tritt die Versicherung in Kraft und übernimmt den Differenzbetrag.

Die **individuelle Sicherung**, die in diesem Zusammenhang vor allem die private Krankenversicherung umfaßt, ist nach dem Äquivalenzprinzip aufgebaut. Es werden krankheitsrisikoabhängige Beiträge für die private Krankenversicherung erhoben, die nach dem Alter und nach Vorerkrankungen berechnet werden. Dagegen ist die **gesetzliche Krankenversicherung** als soziale Sicherung nach dem Solidaritätsprinzip konstruiert.

Die Gesundheitssicherung ist nun nicht allein bei der Krankenversicherung angesiedelt, sondern zieht sich quer durch fast alle Teile der sozialen Sicherung.

9.3 Gliederung der Gesundheitssicherung

9.3.1 Allgemeiner Aufbau

Die hauptsächlich an der Gesundheitssicherung beteiligten Institutionen sind die gesetzliche Krankenversicherung, die gesetzliche Unfallversicherung und die gesetzliche Rentenversicherung. Das übergeordnete Ziel der Krankenversicherung und der Unfallversicherung lautet, die Gesundheit und die Erwerbsfähigkeit der Personen der Bundesrepublik zu erhalten, zu bessern und wieder herzustellen. Dagegen lautet das übergeordnete Ziel der Rentenversicherung und der Arbeitslosenversicherung bei berechtigter völliger oder teilweiser „Nichterwerbstätigkeit" von Personen die Einkommenssicherung vorzunehmen bzw. Lohnersatz zu bieten.

Die Versicherungsfälle, die bei den einzelnen Versicherungen versichert werden, lauten:

für die Krankenversicherung:	Krankheit, Entbindung, Tod;
für die Unfallversicherung:	Arbeitsunfall einschließlich Wegeunfall und Berufskrankheiten;
für die Rentenversicherung:	Berufsunfähigkeit, Erwerbsunfähigkeit, Alter und Tod;
für die Arbeitslosenversicherung:	Arbeitslosigkeit, Kurzarbeit und Betriebsstillegung.

Daneben sind andere Zweige der sozialen Sicherung für bestimmte Gruppen der Bevölkerung zuständig. **Beamte** z. B. erhalten vom Arbeitgeber eine Beihilfe, die rund 50 % der Krankheitskosten deckt. Sie gehören daher nicht der gesetzlichen Krankenversicherung an, sondern müssen sich für den Rest der Krankheitskosten privat versichern.

Arbeitslose Personen sind zwar in der gesetzlichen Krankenversicherung versichert, ihre Beiträge werden jedoch dann von der Arbeitslosenversicherung übernommen, wenn sie Arbeitslosengeld oder -hilfe erhalten.

Die Gesundheitssicherung bei **Sozialhilfeempfängern** ist unterschiedlich geregelt. Teilweise werden die Krankenversicherungsbeiträge vom Sozialamt übernommen, teilweise werden jedoch auch die direkten Behandlungskosten erstattet bzw. Berechtigungsscheine für die medizinische Behandlung ausgegeben.

Kriegs-, Gewalt- und Wehrdienstopfer haben Anspruch auf eine gesundheitliche Versorgung, deren Hinterbliebene auf Entschädigungsleistungen, die nicht durch die gesetzliche Krankenversicherung, sondern durch Versorgungsämter finanziert werden.

Daneben gibt es noch verschiedene Detailregelungen, auf die hier jedoch nicht weiter eingegangen werden kann.

9.3.2 Gesetzliche Krankenversicherung

Träger der gesetzlichen Krankenversicherung (GKV) in der Bundesrepublik sind acht verschiedene Kassenarten, von denen sechs als sogenannte **SGB**- oder **Pflichtkassen** zusammengefaßt werden, weil deren Aufbau, die Beiträge und die Leistungen detailliert im Sozialgesetzbuch V geregelt sind. Die SGB-Kassenarten umfassen (Zahlen für die alten Bundesländer des Jahres 1989, vgl. Bundesminister für Arbeit und Sozialordnung, 1991, S. 89):

1. **Ortskrankenkassen**. Man nennt sie auch allgemeine oder typische SGB-Kassen, da sie ursprünglich die Grundversorgung der Krankenversicherung im Deutschen Kaiserreich vornahmen. 1989 gab es ca. 266 einzelne Ortskrankenkassen mit einem Versichertenbestand von 22,9 Mill. Personen.
2. **Betriebskrankenkassen**. Dies sind Krankenkassen, die von größeren Betrieben für ihre Arbeitnehmer eingerichtet werden. Diese Kassen unterliegen genauso den gesetzlichen Bestimmungen wie die betriebsunabhängigen Ortskrankenkassen. Beispiele für Betriebskrankenkassen sind die Siemens-Krankenkasse oder die Krankenkasse der Bundesbahn bzw. Bundespost. 690 Betriebskrankenkassen in der Bundesrepublik versicherten 1989 12,3 Mill. Personen.
3. **Innungskrankenkassen**. Diese Krankenkassen wurden von Handwerksinnungen errichtet und sind handwerks-

spezifisch ausgerichtet. Auch sie unterliegen den gesetzlichen Bestimmungen. Es gab 1989 ca. 150 verschiedene Innungskrankenkassen mit einem Versicherungsbestand von 3,0 Mill. Personen.

4. **Landwirtschaftliche Krankenkassen**. Diese 19 Kassen in der Bundesrepublik sind für selbständige Landwirte und deren mithelfende Familienangehörige eingerichtet worden. Die ursprünglich in dieser Versicherung versicherten landwirtschaftlich tätigen Personen (Arbeiter oder Angestellte oder sonstige) sind inzwischen nicht mehr in der landwirtschaftlichen Krankenkasse versichert, sondern gehören zur Ortskrankenkasse. Die landwirtschaftlichen Krankenkassen hatten 1989 einen Versichertenbestand von ca. 1,4 Mill. Personen.
5. **See-Krankenkasse**. Es gibt eine See-Krankenkasse für die Bundesrepublik mit ca. 70000 Versicherten, die im wesentlichen Seeleute bzw. die bei Reedereien beschäftigten Mitarbeiter umfassen.
6. **Bundes-Knappschaftskasse**. Ebenso wurde für die Bergleute eine Kasse mit ca. 1,4 Mill. Versicherten eingerichtet, die die spezifischen Gesundheitsprobleme der in der Bergwirtschaft tätigen Personen versicherungsrechtlich regelt.

Hinzu kommen die Ersatzkassen, die bundesweit organisiert sind. Sie umfassen:

7. **Arbeiter-Ersatzkassen** mit acht verschiedenen Kassen und
8. **Angestellten-Ersatzkassen** mit sieben verschiedenen Kassen. Beide Kassenarten zusammen hatten 1989 etwa 19,1 Mill. Versicherte.

Mitgliedschaft und Versicherungspflicht in der Krankenversicherung

Die Regelung der Versicherungspflicht zur gesetzlichen Krankenversicherung ist detailliert durch das SGB sowie verschiedene Ausführungsverordnungen geregelt und relativ kompliziert. Für sozialmedizinische Zwecke reicht es aus, die folgenden Grundlinien zu kennen:

- Grundsätzlich sind alle erwerbstätigen Personen ab einem als Untergrenze festgelegten Erwerbseinkommen (Versicherungspflichtuntergrenze) bis zu einem als Obergrenze (Versicherungspflichtobergrenze = Beitragsbemessungsgrenze) jährlich festgelegten Erwerbseinkommen pflichtversichert.
- Ausgenommen von der Versicherungspflicht sind Beamte (da sie nach dem Versorgungsprinzip gesichert werden) sowie bestimmte Sondergruppen von Beschäftigten.
- Für nichterwerbstätige Personen gibt es Sonderregelungen, ob sie pflichtversichert sind oder nicht.
- Erwerbstätige, deren Erwerbseinkommen oberhalb der Versicherungspflichtobergrenze liegt, sind nicht mehr pflichtversichert. Sie können sich jedoch freiwillig in der gesetzlichen Krankenversicherung weiterversichern. Man bezeichnet sie dann als freiwillig versicherte Personen.
- Rentner und Rentnerinnen, die vor Eintritt des Ruhestandes in der gesetzlichen Krankenversicherung versichert waren, bleiben dort pflichtversichert. Man nennt sie rentnerversicherte Personen.

Pflichtversicherte, freiwillig versicherte und rentnerversicherte Personen, also alle, die an die Krankenversicherung einen Beitrag zahlen, bezeichnet man als **Mitglieder** der Krankenversicherung.

Innerhalb der gesetzlichen Krankenversicherung gilt das **Familienversicherungsprinzip**. Dies bedeutet, daß alle Familienangehörigen ersten Grades eines Mitglieds, die selbst kein oder nur ein geringes Erwerbseinkommen erzielen, kostenlos in der Krankenversicherung mitversichert sind. Sie erhalten die gleichen Leistungen wie die Mitglieder mit Ausnahme des Krankengeldes. Die Versicherten einer Krankenkasse setzen sich also aus den Mitgliedern und den familienversicherten Personen zusammen.

Gestaltungsprinzip und Beitragszahlung in der Krankenversicherung

In der gesetzlichen Krankenversicherung gilt das **Solidaritätsprinzip**. Um dieses wirksam werden lassen zu können, sind zwei Festlegungen notwendig: der Umfang der „notwendigen" Leistungen und der Umfang der „möglichen" Beiträge. Die **notwendigen Leistungen** für eine versicherte Person werden durch die Gesundheitsversorgung festgelegt. Der Umfang des **möglichen Beitrags** ist dadurch fixiert, daß der Beitrag zur Krankenversicherung als Prozentsatz vom Erwerbseinkommen erhoben wird. Dieser Beitragssatz wird pro Kasse im allgemeinen pro Jahr festgelegt und gilt dann im Prinzip für alle Erwerbstätigen dieser Kasse. Verdient bei einem (1991 durchschnittlichen) Beitragssatz von 12,9 % eine Person 1 000 DM, so muß für sie 129 DM Krankenversicherungsbeitrag bezahlt werden, eine Person mit einem Erwerbseinkommen von 4 000 DM hat eine Beitragsschuld von 516 DM. Beide Personen erhalten jedoch die gleichen Leistungen, mit Ausnahme des Krankengeldes.

Durch die Regelung, daß Personen ab der Versicherungspflichtobergrenze nicht mehr versicherungspflichtig sind, wird das Solidaritätsprinzip für diesen Personenkreis problematisch. Bleiben sie freiwillig in der GKV, dann müßten sie einen einkommensproportionalen Beitrag zahlen. Liegt die Versicherungspflichtobergrenze z. B. bei 6 000 DM pro Monat, so würde eine pflichtversicherte Person mit 6 000 DM Einkommen 774, eine freiwillig versicherte Person mit 10 000 DM Einkommen jedoch 1 290 DM pro Monat an Beitrag zahlen. Der Anreiz, die GKV zu verlassen und sich privat zu versichern, würde mit steigendem Einkommen größer werden. Deshalb hat man in der GKV die sogenannte **Beitragsbemessungsgrenze** (BBMG) eingeführt. Sie ist mit der Versicherungspflichtgrenze identisch und bedeutet, daß ab der BBMG nur noch der Beitrag für die Bemessungsgrenze zu bezahlen ist. 1991 betrug die BBMG 4 875 DM pro Monat. Im obigen Beispiel wären deshalb beide Personen freiwillig versichert und hätten eine Beitragsschuld von 12,9 % der BBMG, also 628,88 DM. Die BBMG beträgt 75 % der Beitragsbemessungsgrenze der Rentenversicherung, welche jährlich neu durch das Bundesministerium für Arbeit und Sozialordnung festgelegt wird.

In der GKV ist allerdings bezüglich der tatsächlichen Beitragszahlung eine **Aufteilung zwischen Arbeitgeber und Arbeitnehmer** festgelegt. 50 % des Beitrags hat der Arbeitgeber zu zahlen, die restlichen 50 % zahlt der Arbeitnehmer. Im obigen Beispiel beträgt der Arbeitnehmerbeitragssatz daher nur 6,45 %, er zahlt ab der Beitragsbemessungsgrenze nur 314,44 DM pro Monat.

Zugehörigkeit zu einer bestimmten Kasse der Krankenversicherung

Jede pflichtversicherte Person ist in der Kassenart versichert, die für ihre Branche vorgesehen ist. Es gibt allerdings eine Ausnahme der Versicherungspflicht in einer Kassenart: Angestellte können einen Ersatz für die Kassenart, der sie ursprünglich zugeordnet sind, wählen. Dieser Ersatz sind die **Ersatzkassen**. Man muß sich bei einer Ersatzkasse um die Aufnahme bewerben. Wird man aufgenommen (was von den Satzungen der Ersatzkassen abhängt), dann stellt die Ersatzkasse eine Bescheinigung über die Mitgliedschaft aus. Diese Bescheinigung befreit von der Pflichtmitgliedschaft in einer Pflichtkasse. Die Beitragsregelungen und das Solidaritätsprinzip gelten für die Ersatzkassen genau so wie für die Pflichtkassen. Es ist vorgesehen, eine allgemeine Wahlfreiheit der Kassenart für jeden pflicht- oder freiwillig versicherten Bürger einzuführen.

Die Selbstverwaltung in der Krankenversicherung

Jede Krankenkasse ist laut Gesetz eine Körperschaft des öffentlichen Rechts. Dies bedeutet, daß jede Kasse eine staatliche Institution mit eigener Entscheidungs- und Festsetzungsbefugnis ist und durch die sogenannte Selbstverwaltung verwaltet werden muß.

Die Selbstverwaltung setzt sich aus 2 Organen zusammen, der Vertreterversammlung und dem Vorstand. Alle 6 Jahre werden in der Bundesrepublik Sozialwahlen abgehalten, in denen die Personen gewählt werden, die zur **Vertreterversammlung** gehören sollen. Wahlberechtigt ist jeder Bürger, der der betreffenden Krankenkasse als Mitglied angehört, d. h. einen Beitrag zahlt. Da die Beitragszahlung zur Krankenversicherung gesplittet ist, setzt sich die Vertreterversammlung zu 50 % aus Arbeitnehmer- und zu 50 % aus Arbeitgebervertretern zusammen. Die Vertreterversammlung wählt aus ihrer Mitte den **Vorstand**, der handlungs- und weisungsbefugt gegenüber der Krankenkasse ist und ebenfalls zu je 50 % aus Arbeitgeber- und Arbeitnehmervertretern besteht. Die Angestellten der Kasse vom einfachen Sachbearbeiter bis hin zum Geschäftsführer unterstehen dem Vorstand. Die Vertreterversammlung und der Vorstand geben sich für ihre Arbeit eine Geschäftsordnung und der Kasse eine Satzung.

Leistungen der Krankenkassen

Die Leistungen, die die Krankenkassen der GKV finanzieren müssen, sind einerseits durch **gesetzliche Vorgaben**, andererseits durch die **Satzung** der Krankenkasse festgelegt (vgl. Buchholz, 1988). Über den Inhalt der Satzung, die nur noch wenig Spielraum gegenüber den gesetzlichen Leistungen hat, beschließen die Vertreterversammlung und der Vorstand der Krankenkasse.

Im SGB V sind die folgenden **Leistungskategorien** festgelegt:

- Leistungen zur Förderung der Gesundheit und zur Verhütung von Krankheiten,
- Leistungen bei Krankheit und
- Leistungen bei Schwerpflegebedürftigkeit.

Neu aufgenommen bzw. erweitert wurde im Rahmen des Gesundheitsreformgesetzes die Möglichkeit der Krankenkasse, Leistungen zur **Förderung der Gesundheit** zu gewähren. Hierzu zählen Leistungen zur Verhütung von Zahnerkrankungen auf Gruppen- und auf Individualbasis, Mitwirkung bei Leistungen zur Verhütung von arbeitsbedingten Erkrankungen sowie medizinische Vorsorgeleistungen. Diese Leistungen stehen allen Versicherten zu.

Die **Leistungen bei Krankheit** umfassen:

- ärztliche Behandlung,
- zahnärztliche Behandlung,
- Versorgung mit Arznei-, Verband-, Heil- und Hilfsmitteln,
- häusliche Krankenpflege und Haushaltshilfe,
- Krankenhausbehandlung,
- medizinische und ergänzende Leistungen zur Rehabilitation sowie Belastungserprobung und Arbeitstherapie und
- Krankengeld

Mit Ausnahme des Krankengeldes stehen diese Leistungen ebenfalls allen Versicherten zu. Während die Leistungen bei Krankheit sofort gewährt werden, erfolgt eine Zahlung des Krankengeldes an Mitglieder erst nach 6 Wochen Krankheit. Das Krankengeld ist ein Lohn- bzw. Gehaltsersatz. Seit 1970 wurde gesetzlich vereinbart, daß bei Krankheit der Arbeitgeber 6 Wochen lang den Lohn bzw. das Gehalt weiter zu zahlen hat.

Die Leistungen bei **Schwerpflegebedürftigkeit** sind mit dem Gesundheitsreformgesetz neu eingeführt und bereits weiter oben skizziert worden. Es handelt sich im wesentlichen um die Finanzierung einer häuslichen Pflegehilfe bis zu einer Grenze von 750 DM pro Monat. Allerdings sind die Anspruchsvoraussetzungen sehr eng gefaßt.

Die Beitragseinnahmen der Krankenkassen

Für jede Krankenversicherung beschließt der Vorstand bzw. die Vertreterversammlung den jeweiligen **Beitragssatz** der Krankenkasse. Er berechnet sich vereinfacht aus der Formel:

Beitragssatz = Leistungsausgaben : Erwerbseinkommen der Mitglieder.

Je höher also die Leistungsausgaben sind oder je niedriger das Erwerbseinkommen der Mitglieder ist, desto höher ist der Beitragssatz der Krankenkasse.

Zwischen den einzelnen Kassen und Kassenarten ist die Struktur der Mitglieder und

Familienangehörigen nicht gleichartig. Ortskrankenkassen haben in der Regel den höchsten Anteil an Rentnern, die geringere Beiträge zahlen und höhere Leistungen erhalten als der Durchschnitt. Darüber hinaus variieren die versicherungspflichtigen Einkommen der anderen Mitglieder je nach Wirtschaftsregion. Schließlich müssen Kassen in Großstädten Krankenpflege in Krankenhäusern der Maximalversorgung mit hohem Pflegesatz bezahlen. Solche Krankenhäuser gibt es in ländlichen Regionen jedoch nicht.

Da jede Pflichtkasse als Körperschaft des öffentlichen Rechts ihren eigenen Beitragssatz so bestimmen muß, daß die Einnahmen die Ausgaben decken, gibt es eine große Spannbreite unterschiedlicher Beitragssätze in Abhängigkeit der obigen und weiterer Faktoren. In der Praxis hat das die Auswirkungen, daß Arbeitgeber und Mitglieder bei identischem versicherungspflichtigen Einkommen unterschiedliche Beiträge bezahlen, je nachdem, in welcher Krankenkasse sie versichert sind. Um die damit verbundenen Nachteile für diejenigen, die höhere Beiträge zahlen müssen, zu verringern, werden demnächst **Finanzausgleichsmodelle** eingeführt, die dazu führen sollen, die Beitragssätze unterschiedlicher Krankenkassen und -arten stärker aneinander anzugleichen.

Überregionale Strukturen der Krankenversicherungen

Im Prinzip beschließt der Vorstand der jeweiligen Kasse auch die Vertragsgestaltung mit den Partnern der Krankenkasse, den Kassenärzten bzw. den kassenärztlichen Vereinigungen, den Krankenhäusern und anderen Berufsgruppen des Gesundheitswesens.

Viele dieser Verträge sind nur schwer auf örtlicher Ebene zu regeln. Daher haben sich die Kassen schon sehr früh zu **Verbänden** zusammengeschlossen. Man unterscheidet für die einzelnen Kassenarten Landesverbände und Bundesverbände. Die Orts-, Betriebs-, Innungskrankenkassen und die landwirtschaftlichen Krankenkassen haben jeweils **Landesverbände** gebildet. Diese sind ebenfalls Körperschaften des öffentlichen Rechts; in den Vertreterversammlungen und in den Vorständen sitzen Mitglieder der Vertreterversammlungen und der Vorstände der zugehörigen Kassen. Die Landesverbände regeln für das jeweilige Bundesland die wesentlichen Verträge mit den Partnern der Gesundheitsversorgung.

Zusätzlich schlossen sich die Landesverbände der Kassenarten zu je einem **Bundesverband** zusammen. Auch die Bundesverbände sind Körperschaften des öffentlichen Rechts. Dagegen haben die See-Krankenkasse und die Bundes-Knappschaftskasse keine eigenen Landes- und Bundesverbände.

Im Unterschied zu den Pflichtkassen sind die jeweiligen verschiedenen Ersatzkassenarten jeweils für das ganze Bundesgebiet zuständig. Die fünfzehn verschiedenen Kassen haben sich zum **Verband der Angestellten-Krankenkassen** und zum **Verband der Arbeiter-Krankenkassen** zusammengeschlossen, Landes- oder Bundesverbände gibt es bei diesen Kassen nicht. Außerdem sind die Verbände keine Körperschaften des öffentlichen Rechts und können damit keine rechtsverbindlichen Verträge für ihre Kassen abschließen. Es ist vorgesehen, auch für die Ersatzkassen eine regionale Struktur einzuführen, um damit die Wettbewerbschancen der Kassenarten anzugleichen.

Als **oberste Repräsentation der Krankenversicherung** kann man zur Zeit somit die Bundesverbände der Ortskrankenkassen, der Betriebskrankenkassen, der Innungskrankenkassen und der Landwirtschaftlichen Krankenkassen sowie die See-Krankenkasse, die Bundes-Knappschaft und die fünfzehn Ersatzkassen zusammenfassen.

9.3.3 Die Unfallversicherung

Obwohl die Unfallversicherung ähnliche Aufgaben wie die Krankenversicherung wahrzunehmen hat, weist sie eine differierende Struktur auf. Grundsätzlich gliedert sich die Unfallversicherung in der Bundesrepublik in drei Teile: **allgemeine Unfallversicherung, landwirtschaftliche Unfallversicherung** und **See-Unfallversicherung**. Für die allgemeine Unfallversicherung gibt es eine Unterteilung in sogenannte eigene

Versicherungsträger und in Berufsgenossenschaften.

Die **eigenen Versicherungsträger** sind der Bund, die Bundesanstalt für Arbeit, die Länder, Gemeinden über 500 000 Einwohner, die Bundesbahn, die Bundespost und sechs Feuerwehrunfallversicherungen. Für die meisten dieser Unfallversicherungen ist der Name eigentlich falsch: Sie arbeiten nicht nach dem Versicherungs-, sondern nach dem Versorgungsprinzip. Der Bund, die Länder und große Gemeinden zahlen nicht an sich selbst einen Beitrag zur Unfallversicherung, sondern sie sehen aus allgemeinen Haushaltsmitteln einen Betrag zur Deckung von Unfallfolgen vor.

Der **Bund** ist Unfallversicherungsträger für die Versicherten in seinen Unternehmen und für bestimmte, bezeichnete Unternehmen, die in selbständiger Rechtsform betrieben werden und an denen der Bund beteiligt ist. Außerdem ist der Bund zuständig für Versicherte bei den technischen Hilfswerken, für freiwillige Helfer des Bundesluftschutzverbandes, für Versicherte in den Bereitschaften des Deutschen Roten Kreuzes und andere Sonderfälle. Die **Bundesanstalt für Arbeit** ist Versicherungsträger für ihre eigenen Angestellten und Arbeiter, außerdem für Arbeitslose, die zur Erfüllung ihrer Meldepflicht das Arbeitsamt oder nach Aufforderung des Arbeitsamtes andere Stellen aufsuchen. Die Aufgaben des Bundes und der Bundesanstalt nimmt – mit Ausnahme der Unfallverhütung – die Bundesausführungsbehörde für Unfallversicherung in Wilhelmshaven wahr.

Die **Länder** sind Unfallversicherungsträger für Versicherte in ihren Unternehmen und für Versicherte in den von den zuständigen Landesministerien bezeichneten Unternehmen, die in selbständiger Rechtsform betrieben werden und an denen das Land überwiegend beteiligt ist. Außerdem sind die Länder Unfallversicherungsträger für Unternehmen zur Hilfe bei Unglücksfällen (Bergwacht), für überbehördlichen Luftschutzhilfsdienst, für Kinder in Kindergärten, Schüler an privaten und allgemeinbildenden Schulen und Studierende an Hochschulen.

Gemeinden über 0,5 Mill. Einwohner und **Gemeindeunfallversicherungsverbände** sind für die entsprechenden Unternehmen der Gemeinden und Gemeindeverbände (z. B. Stadttheater, Krankenhaus usw.) zuständig.

Alle anderen Versicherungsträger der allgemeinen Unfallversicherung, der landwirtschaftlichen Unfallversicherung und der See-Unfallversicherung sind genossenschaftlich organisiert und berufsbezogen gegliedert. In der allgemeinen Unfallversicherung sind z.Zt. 35 **Berufsgenossenschaften** für den Unfallversicherungsschutz zuständig. Beispielsweise zählen hierzu die Berufsgenossenschaften für Bergbau, Textil und Bekleidung oder für Eisen und Stahl. Die landwirtschaftliche Unfallversicherung wird von 19 Berufsgenossenschaften wahrgenommen, die See-Unfallversicherung von der See-Berufsgenossenschaft.

Die einzelnen Berufsgenossenschaften haben sich zu übergeordneten Verbänden zusammengeschlossen. Man unterscheidet den Hauptverband der gewerblichen Berufsgenossenschaften e.V., der den Zusammenschluß der 35 Berufsgenossenschaften der allgemeinen Unfallversicherung sowie die See-Unfallversicherung bildet und den Bundesverband der landwirtschaftlichen Berufsgenossenschaft. Beide Verbände sind jedoch keine Körperschaften des öffentlichen Rechts.

Mitgliederstruktur und Beiträge in der Unfallversicherung

In der Unfallversicherung ist automatisch jede arbeitende Person bzw. jede Person versichert, für die die Unfallversicherung eingerichtet wurde. Voraussetzung ist lediglich, daß der Arbeitgeber seine Arbeitsstätte bei der zuständigen Unfallversicherung angemeldet hat.

Für Betriebe und Unternehmen geschieht dies routinemäßig, lediglich Privatpersonen melden häufig nicht der Unfallversicherung, daß sie Personen, z. B. Putzhilfen, beschäftigen.

Die Unfallversicherung ist nicht nach dem Solidaritäts-, sondern nach dem **Äquivalenzprinzip** aufgebaut und erhebt in der Regel einmal pro Jahr einen Gesamtbeitrag für alle in einem Betrieb beschäftigten Personen. Jede Berufsgenossenschaft hat dabei ihre eigene Tarifstruktur, da jede Branche ihre eigene Gefahrenstruktur aufweist. Es ist also für den Arbeitgeber nicht notwendig, jede Person, die den Betrieb verläßt, abzumelden und jede Person, die neu beschäftigt wird, anzumelden. Allerdings müssen in der Jahresabrechnung zumindest die insgesamt beschäftigten Personen sowie die von diesen geleisteten Arbeitsstunden angegeben werden.

Die Beiträge für die Versicherten werden **ausschließlich vom Arbeitgeber** aufgebracht. Der Arbeitnehmer zahlt selbst keinen Beitrag zur gesetzlichen Unfallversicherung. Diese Regelung rührt daher, daß die Unfallversicherung ursprünglich eine Haftpflichtversicherung der Unternehmen gegen Schäden war, die der Arbeitnehmer im Betrieb erleiden konnte. Erst im Laufe der Zeit hat sich die Haftpflichtversicherung in eine Unfallversicherung gewandelt, die Beitragsregelung blieb jedoch bestehen.

Jede Berufsgenossenschaft ist eine **Körperschaft des öffentlichen Rechts**. Sie hat damit eigene Weisungs- und Festsetzungsbefugnis und muß per Selbstverwaltung geleitet werden. Da nur die Arbeitgeber einen Beitrag zur Unfallversicherung zahlen, sitzen in den Organen der Selbstverwaltung auch nur Arbeitgebervertreter.

Leistungen der Unfallversicherung

Im Prinzip gewährt die Unfallversicherung die gleichen Leistungen wie die GKV. Manche Leistungen sind jedoch etwas umfassender und setzen auch früher als bei der GKV ein. Wann Leistungen der Kranken- bzw. Unfallversicherung in Anspruch genommen werden können, ist kausal orientiert.

> Ist die Ursache der Krankheit bzw. Verletzung ein (Arbeits- oder Wege-) Unfall, so muß die Unfallversicherung aufkommen, ansonsten die Krankenversicherung. Deshalb ist es notwendig, daß jeder behandelnde Arzt seinen Patienten bei Verletzungen fragt, ob sie aufgrund eines Unfalles entstanden sind.

Die **Leistungen** der Unfallversicherung umfassen nach §547 der Reichsversicherungsordnung:

- Heilbehandlung,
- Verletztengeld oder Übergangsgeld,
- besondere Unterstützung,
- Wiederherstellung oder Erneuerung von Körperersatzstücken,
- Berufshilfe,
- Verletztenrente,
- Sterbegeld und
- Rente an Hinterbliebene.

Diese Leistungen werden bei einem Arbeitsunfall, einem Wegeunfall von und zur Arbeitsstätte und bei solchen Berufskrankheiten gewährt, die im Katalog der anerkannten Berufskrankheiten verzeichnet sind.

Das **Verletztengeld** hat die gleiche Funktion wie die Lohnfortzahlung bzw. das Krankengeld im Krankheitsfall: es soll das ausfallende Erwerbseinkommen ersetzen. Bei Unfällen braucht der Arbeitgeber keine Lohnfortzahlung zu zahlen, sondern es wird sofort Verletztengeld gewährt.

Eine weitere zusätzliche Leistung gegenüber der Krankenversicherung ist die **Verletztenrente**. Sie wird ab einem Grad der Behinderung von 20% als Teilrente gezahlt. Bei Berufsunfähigkeit beträgt die Verletztenrente 66,67% des letzten Jahresarbeitsverdienstes.

9.3.4 Die Rentenversicherung

> Primäres Ziel der gesetzlichen Rentenversicherung (GRV) ist nicht die Versorgung von Kranken, sondern die Gewährung von Ersatzleistungen für Erwerbseinkommen in der Form von Altersrenten oder Berufs- bzw. Erwerbsunfähigkeitsrenten.

Da die Rentenversicherung daran interessiert ist, möglichst lange die Erwerbsfähigkeit ihrer Versicherten zu erhalten, um erst möglichst spät zahlen zu müssen und möglichst lange Beiträge zu erhalten, finanziert sie Maßnahmen zur Besserung oder Wiederherstellung der Gesundheit.

Diese Maßnahmen sind überwiegend **Rehabilitationsleistungen** nach dem Motto: „Reha vor Rente". Deshalb gehören Teile der GRV mit zur Gesundheitssicherung.

Ähnlich wie die Unfallversicherung ist auch die Rentenversicherung verhältnismäßig einfach gegliedert. In der Bundesrepublik unterscheidet man verschiedene **Rentenversicherungsträger**: die Rentenversicherung der Arbeiter, der Angestellten, die knappschaftliche Rentenversicherung und sonstige Versicherungen. Die gesetzliche Rentenversicherung ist nach der **sozialen Stellung** der Versicherungspflichtigen gegliedert, während die Unfallversicherung nach Branchen aufgeteilt wurde. Für Beamte gibt es keine eigene Rentenversicherung, weil deren Alterssicherung nach dem Versorgungsprinzip gestaltet ist: Beamte erhalten Pensionen.

Die Rentenversicherung der Arbeiter ist aus historischen Gründen in 18, mit den neuen Bundesländern in 24 **Landesversicherungsanstalten** untergliedert. Die Altersversicherung der Angestellten wird von der **Bundesversicherungsanstalt für Angestellte** in Berlin für die gesamte Bundesrepublik vorgenommen. Ebenso ist die knappschaftliche Rentenversicherung bei der **Bundesknappschaft** in Bochum angesiedelt. Zu den sonstigen Rentenversicherungen zählen z. B. die Bundesbahn-Versicherungsanstalt und die Seekasse.

Die Landesversicherungsanstalten für Arbeiter und die Bundesversicherungsanstalt für Angestellte haben sich zum **Verband der Rentenversicherungsträger** in Frankfurt zusammengeschlossen, der privatrechtlich als eingetragener Verein organisiert ist.

10 Die Finanzierung des Gesundheitssystems

Der Begriff Finanzierung bedeutet im betriebswirtschaftlichen Zusammenhang, die für die Existenz eines Unternehmens oder die Durchführung einer Produktion notwendigen Geldmittel zur Verfügung zu stellen. In der volkswirtschaftlichen Diskussion ist der Begriff Finanzierung mit dem Staatswesen verknüpft. Er umfaßt hier die staatliche Einnahmen- und Ausgabenpolitik zum Zwecke des Haushaltsausgleiches.

Wenn man in der Gesundheitspolitik von Finanzierung spricht, dann ist damit dem Grundsatz nach ebenfalls ein **Ausgleich zwischen Einnahmen und Ausgaben** gemeint. Übersteigen die Ausgaben die Einnahmen, so sind entweder Einnahmenerhöhungen notwendig (Beitragserhöhungen), oder die Ausgaben müssen so reduziert werden, daß sie den Einnahmen entsprechen. Übersteigen die Einnahmen die Ausgaben, dann sind entweder Beitragsreduktionen denkbar, oder es können zusätzliche Leistungen in den Leistungskatalog aufgenommen werden.

10.1 Das Gesundheitssystem in der Volkswirtschaft

Die Balance zwischen Einnahmen und Ausgaben des Gesundheitssystems wird allerdings nicht nur von der Art und Höhe der Aufwendungen für Gesundheitsleistungen beeinflußt, sondern auch durch die **volkswirtschaftliche Entwicklung**. Von zentraler Bedeutung ist in diesem Zusammenhang, daß die Einnahmen der sozialen Sicherung vom volkswirtschaftlichen Kreislauf der Bundesrepublik abhängig sind. Die relevanten Beziehungen lassen sich anhand von Abb. 10.1 verdeutlichen.

Personen aus privaten Haushalten stellen ihre Arbeitskraft Unternehmen zur Verfügung. Mit dem Begriff private Haushalte sind dabei alle Ein- und Mehrpersonenhaushalte eines Landes gemeint. Unternehmen sind alle wirtschaftlich tätigen Organisationen oder Institutionen, auch solche, die Dienstleistungen erbringen. Die Unternehmen zahlen für die Arbeit der Personen aus privaten Haushalten Lohn bzw. Gehalt und stellen somit das Einkommen der privaten Haushalte zur Verfügung.

Nun zahlen die Unternehmen nicht das volle Arbeitsentgelt an die privaten Haushalte, sondern sie behalten im sogenannten Quellenabzugsverfahren, das heißt direkt bei der Einkommensentstehung, die direkten Steuern (die Lohnsteuer) und die Arbeitgeber- und Arbeitnehmerbeiträge für die Sozialversicherung ein und überweisen diese an das Finanzamt bzw. die Krankenversicherung.

Damit läßt sich ein grundsätzlicher Zusammenhang im volkswirtschaftlichen Kreislauf verdeutlichen:

> Die Beiträge für die Sozialversicherung sowie die Steuern entstehen aus dem Wirtschaftsprozeß einer Periode. Nur aus den erwirtschafteten Geldsummen können Steuerzahlungen und Beiträge geleistet werden.

Diese Finanzmittel werden zur Deckung von Ausgaben des Staates und der Sozialversicherungen herangezogen. Kurzfristig können zwar auch Ersparnisse oder Rückstellungen zur Finanzierung von nicht durch Beiträge gedeckten Ausgaben herangezogen werden, jedoch ist das kein solides Finanzierungskonzept. Ebenso stößt die Verwendung von Krediten für Ausgaben anstelle von Steuern und Beiträgen sehr schnell an Grenzen.

Der Staat finanziert aus den Steuereinnahmen den Unterhalt und die Investitionen für diejenigen Teile der Volkswirtschaft, die nicht einzelwirtschaftlichen Aktivitäten unterliegen. Dazu zählen z. B. das Bildungswesen, das Verkehrswesen, die

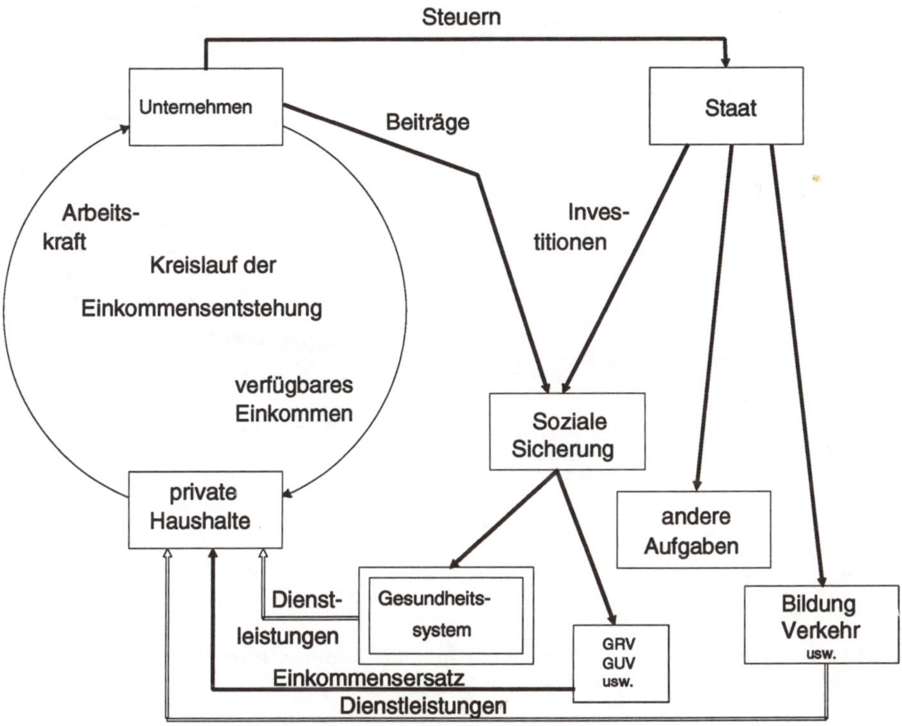

Abb. 10.1 Das Gesundheitssystem im volkswirtschaftlichen Kreislauf (ohne Ausland)

Verteidigung und vieles mehr. Der Staat übernimmt aber auch Investitionen im Gesundheitssystem (vgl. Abschn. 10.3). Die vom Staat finanzierten Bereiche stellen den Bürgern in aller Regel Dienstleistungen (z. B. Unterricht) oder Sachmittel (z. B. Schulgebäude, Straßen) zur Verfügung.

Aus diesem Zusammenhang läßt sich die zweite Prämisse ableiten:

In einer gegebenen Periode kann ein Teilsystem der Volkswirtschaft (z. B. das Gesundheitssystem) nur auf Kosten anderer Teile finanziell besser gestellt werden. Es muß eine Entscheidung im politischen Bereich getroffen werden, ob z. B. Gesundheitsinvestitionen oder Investitionen im Bildungsbereich eine höhere Priorität haben.

Da die Beitragseinnahmen der Sozialversicherungen vom gesamtwirtschaftlichen Einkommen abhängen, haben auch Prosperitäts- und Rezessionsphasen, also die konjunkturelle Entwicklung, einen Einfluß auf das Steuer- und Beitragsaufkommen. Zwar hat die Gesundheitssicherung durch ihre autonome Beitragsgestaltung die Möglichkeit, die Beiträge zu verändern, dies wirkt sich jedoch unmittelbar auf die verfügbaren Einkommen der privaten Haushalte aus. Schon heute wird der Beitrag für das Gesundheitssystem von über 20 % der Bevölkerung als zu hoch eingestuft (Dehlinger, Brennecke 1992).

10.2 Die Finanzierung der Gesundheitssicherung

Um die Finanzierung der Gesundheitssicherung aus politischer Sicht steuern zu können, ist ein Überblick über die Einnahmen und Ausgaben notwendig. Eine derartige Zusammenstellung ist jedoch nicht ein-

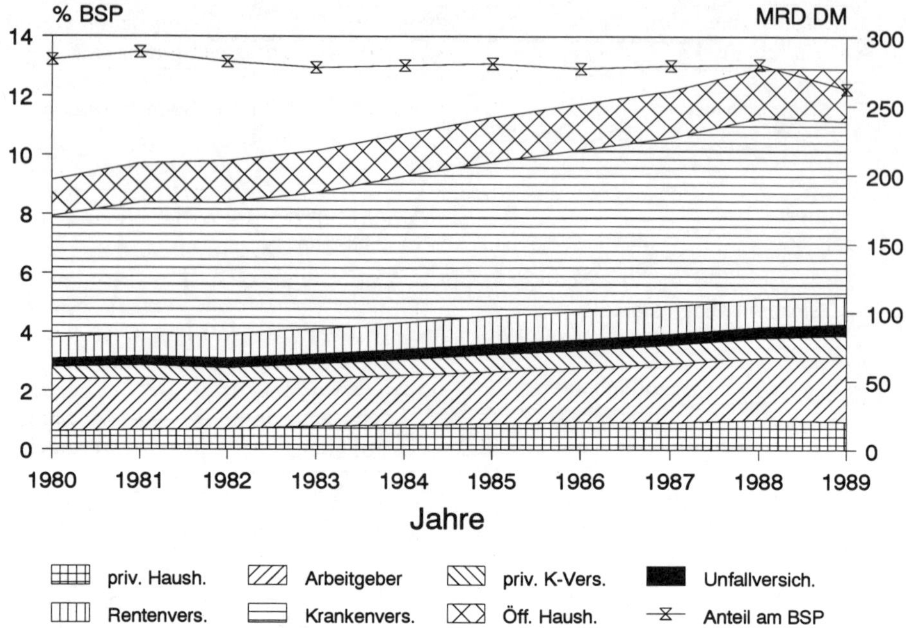

Abb. 10.2 Ausgaben für Gesundheit nach Ausgabenträgern (Stat. Bundesamt, FS 2, div. Jahrg.)

Tabelle 10.1 Ausgaben für Gesundheit 1988 und 1989

Institution	1988 Summe Mrd. DM	1988 An GK %	1988 W-R 80 %	1989 Summe Mrd. DM	1989 An GK %	1989 W-R 88 %
Öffentl. Haush.	35,6	12,9	35,6	37,9	13,7	6,5
gesetzl. Krankenv.	131,7	47,5	49,0	127,6	46,1	– 3,1
gesetzl. Rentenv.	20,0	7,2	30,8	19,6	7,1	– 2,0
gesetzl. Unfallv.	8,3	3,0	32,4	8,6	3,1	3,6
private Krankenv.	14,4	5,2	63,3	15,9	5,7	10,4
Arbeitgeber	45,3	16,4	19,9	46,9	16,9	3,5
private Haushalte	21,7	7,8	61,6	20,4	7,4	– 6,0
Ausgaben insgesamt	277,0	100,0	34,3	276,9	100,0	– 0,04
Bruttosozialp.	2121,0	13,06	35,9	2262,3	12,24	6,7

W-R 80 = Wachstumsrate 1980 – 1988
W-R 88 = Wachstumsrate 1988 – 1989
An GK = Anteil der Ausgaben an allen Gesundheitsausgaben.

fach zu erstellen, da sich viele Ausgabenträger an der Finanzierung beteiligen (vgl. Kapitel 9).

Das Statistische Bundesamt hat die Aufgabe übernommen, jährlich alle Ausgaben im Gesundheitssystem zusammenzustellen. Aus den Angaben der Institutionen der Gesundheitssicherung und aus sonstigen Quellen (zur Methodik vgl. Statistisches Bundesamt, 1978) werden die Ausgaben nach Ausgabenträgern und nach Leistungsarten berechnet. In Abb. 10.2 sind die Gesamtaufwendungen für Gesundheit der Jahre 1980 bis 1989 nach denjenigen Institutionen aufgeteilt, die die Gesundheitssicherung übernommen haben.

Nach wie vor wird der überwiegende Anteil der Ausgaben durch die gesetzliche

Krankenversicherung finanziert. Allerdings betrifft dies nur 47,5 % (1988) bzw. 46,1 % (1989) der Kosten. Wie aus Tabelle 10.1 zu entnehmen ist, sind weitere wichtige Ausgabenträger die Arbeitgeber, die öffentlichen Haushalte (Bund, Länder und Kommunen) und die privaten Haushalte. Wesentlich für das Verständnis von Abb. 10.2 und Tabelle 10.1 ist, daß die Aufwendungen der Arbeitgeber und der privaten Haushalte **zusätzlich** zu den Beitragsleistungen an die GKV erbracht wurden: einerseits werden ihnen die Beiträge und die Steuern abgezogen, mit denen die Institutionen der Gesundheitssicherung wirtschaften („äußere Finanzierung", nicht in Abb. 10.2 enthalten), andererseits finanzieren sie als Teil der Gesundheitssicherung ebenfalls Ausgaben der Gesundheitsversorgung („innere Finanzierung" nach Henke, 1992, in Abb. 10.2 enthalten).

Rechnet man diese zusätzlichen Aufwendungen sowie die Beitragsleistungen der Arbeitgeber und der privaten Haushalte zusammen, so ergibt sich für 1988 folgendes Bild: 35,6MrdDM der Gesundheitsausgaben (12,9 %) wurden von **öffentlichen Haushalten** aus Steuern finanziert, 129,45MrdDM (46,7 %) durch die **Arbeitgeber** (Beiträge und zusätzliche Leistungen) und 111,96MrdDM (40,4 %) durch die **privaten Haushalte** (Beiträge und zusätzliche Zahlungen bzw. Käufe).

Aus Abb. 10.2 und Tabelle 10.1 läßt sich entnehmen, daß die Ausgaben für Gesundheit in der Zeit von 1980 bis 1989 um 34,3 % angestiegen sind. Jedoch blieb der Anteil der Ausgaben für Gesundheit am Bruttosozialprodukt, die **Gesundheitsquote**, in etwa konstant, im Gegensatz zum Zeitraum 1970 bis 1979, in dem die Gesundheitsquote von 8,3 % auf 13,5 % stieg. Dennoch wurde in der öffentlichen Diskussion laufend von starken Steigerungen der Ausgaben für Gesundheit berichtet, und eine Intention des Gesundheitsreformgesetzes 1989 war es, diese Steigerungen zu bremsen.

Anhand von Tabelle 10.1 kann dieser vermeintliche Widerspruch geklärt werden. Das Bruttosozialprodukt sowie die Gesundheitsausgaben insgesamt weisen für 1980 bis 1988 nahezu gleiche Wachstumsraten auf. Diese Wachstumsraten verteilen sich jedoch nicht gleichmäßig auf diejenigen Institutionen, welche die Ausgaben tragen. Die höchste Wachstumsrate mit 29 Prozentpunkten über dem Durchschnitt von 34,3 % wiesen die privaten Krankenversicherungen, die niedrigste mit 14,4 Prozentpunkten die Arbeitgeberleistungen auf. Politisch relevant sind in erster Linie die **Wachstumsraten der Sozialversicherung**. Hier liegt die GKV um 14,7 Prozentpunkte über dem Durchschnitt. Die Beitragssätze der GKV reichten nicht aus, den hohen Ausgabenanstieg auszugleichen. Vielmehr mußten Beitragssatzerhöhungen durchgeführt werden. Dies führte zu einem überproportionalen Anstieg der Lohnnebenkosten der Arbeitgeber und zu einer überproportionalen Reduktion des verfügbaren Einkommens Erwerbstätiger, für die ohnehin schon die zweithöchsten Wachstumsraten der Gesundheitsausgaben zu verzeichnen sind. Wenn also von Kostensteigerungen im Gesundheitssystem gesprochen wird, dann sind damit zumeist diejenigen der GKV gemeint.

Ende 1989 unterschied sich die Ausgabenstruktur leicht von derjenigen des Vorjahres. Die Gesundheitsausgaben blieben nahezu konstant, wobei diejenigen der GKV und der privaten Haushalte prozentual die stärksten Rückgänge zu verzeichnen hatten. Man ist sich heute darüber einig, daß dieser Effekt mit einer Vorwegnahme von Behandlungen zu erklären ist und keine dauerhafte Bremsung des Wachstums der Gesundheitsausgaben darstellt. Zwar sind die Statistiken über die gesamten Ausgaben für Gesundheit der Jahre 1990 und später noch nicht verfügbar, jedoch weisen die Jahresrechnungsergebnisse der GKV Ausgabensteigerungen von 11,1 % für 1990 und 12,8 % für 1991 aus (AOK-Bundesverband 1992). Diese Entwicklung führte zum Gesundheitsstrukturgesetz 1992 und zu Änderungen des Sozialgesetzbuches V.

Die GKV ist keine einheitliche Institution, sondern setzt sich aus verschiedenen Kassenarten zusammen. Jede Kassenart hat ihr eigenes Klientel, ihre eigene Verwaltung usw. Daher unterscheiden sich die Ausgabenstruktur und deren Veränderungen zwischen den **Kassenarten** erheblich voneinander.

Da die einzelnen Kassenarten unterschiedlich viele Versicherte haben, könnte man die kassenspezifische Ausgabenstruktur mit dem Indikator **Ausgaben pro versicherter Person** vergleichen. Leider läßt sich dieser Indikator nicht problemlos bilden, da die GKV in der Vergangenheit ihren Versichertenbestand nicht genau kannte. Im Rahmen der Verwaltungshandlung der Kassen wurden zwar die beitragszahlenden Versicherten, die Mitglieder, genau erfaßt und es wurde ein jahresdurchschnittlicher Mitgliederbestand berechnet. Jedoch die Familienversicherten wurden lediglich im Oktober eines jeden Jahres stichprobenartig im Rahmen der Erstellung einer Statistik über den Versichertenbestand erfaßt. Erst mit der Einführung der Versichertenkarte ab 1995 wird sich diese Situation grundlegend ändern.

Als Hilfsindikator werden deshalb in Statistiken oft die **Ausgaben pro Mitglied** verwandt. Dieser Indikator hat im Zähler die Summe aller Ausgaben, also auch diejenigen der Familienangehörigen, im Nenner jedoch nur die Anzahl der Mitglieder. In Tabelle 10.2 ist der Indikator für das Jahr 1987 wiedergegeben.

Sowohl für Quervergleiche zwischen den Kassenarten als auch für Langzeitvergleiche ist dieser Indikator jedoch nur eingeschränkt aussagefähig. Im Langzeitvergleich berücksichtigt er Änderungen der Familienstruktur, z. B. den Trend zur Kleinfamilie, nicht. Im Quervergleich zwischen verschiedenen Kassenarten berücksichtigt er die mitversicherten Familienangehörigen im Nenner nicht. Wie Tabelle 10.2 zeigt, ist die Familienquote zwischen den einzelnen Kassenarten sehr heterogen. Ein Teil der Unterschiede der Ausgaben pro Mitglied zwischen den Kassenarten ist auf die Unterschiede dieser Quote zurückzuführen.

Auch auf der **Beitragsseite** gibt es deutliche Unterschiede zwischen den Krankenkassen. Einerseits sind in den einzelnen Kassenarten unterschiedlich viele Rentner versichert, wie die Rentnerquote in Tabelle 10.2 zeigt. Da für Rentner ein nicht kostendeckender Festprozentsatz der Renten als Krankenversicherungsbeitrag bezahlt wird, finanzieren die Mitglieder einen Teil der Ausgaben für die Rentner mit. Dies ist eine der Umverteilungswirkungen des Solidarprinzips. Andererseits kann sich auch die Mitgliederstruktur zwischen den Kassenarten unterscheiden. Dies gilt sowohl hinsichtlich der Morbidität als auch der Einkommen. So haben Ersatzkassen im Schnitt besser verdienende Mitglieder als die Ortskrankenkassen.

Diese Unterschiede, für die die Kassen nicht verantwortlich sind, haben immer wieder den Ruf nach **Finanzausgleichsmodellen** laut werden lassen. Bezüglich der unterschiedlichen Anzahl der Rentner in den Kassenarten gibt es seit längerer Zeit ein Fi-

Tabelle 10.2 Ausgaben der GKV pro Mitglied und pro versicherter Person[a] 1987

Kassenart	Mitglieder in Tsd.	Fam.-angeh. in Tsd.	Familienquote[b] %	Rentnerquote[c] %	Ausg. pro Mitgl. DM	Ausg. pro Vers. DM
Alle	36.954	18.144	49,10	47,49	3.215,76	2.156,79
OKK	16.221	7.216	44,49	57,02	3.311,26	2.291,76
BKK	4.272	2.509	58,74	60,42	3.386,60	2.133,43
IKK	1.938	1.172	60,47	26,73	2.661,74	1.658,69
LKK	767	712	92,79	96,78	3.337,59	1.731,18
SeeK	52	31	59,14	50,24	4.008,50	2.518,92
Knapp	954	489	51,22	292,03	4.651,25	3.075,76
E Arb	594	382	64,27	26,24	2.949,75	1.795,62
E Ang	12.156	5.634	46,35	28,19	3.005,77	2.053,88

[a] Mitglieder und Familienangehörige am 1. 10. 1987
[b] Familienangehörige dividiert durch Mitglider incl. Rentner
[c] Rentner incl. Familienangehörige dividiert durch Mitglider ohne Rentner
Quelle: Bundesarbeitsblatt 1988, eigene Berechnungen

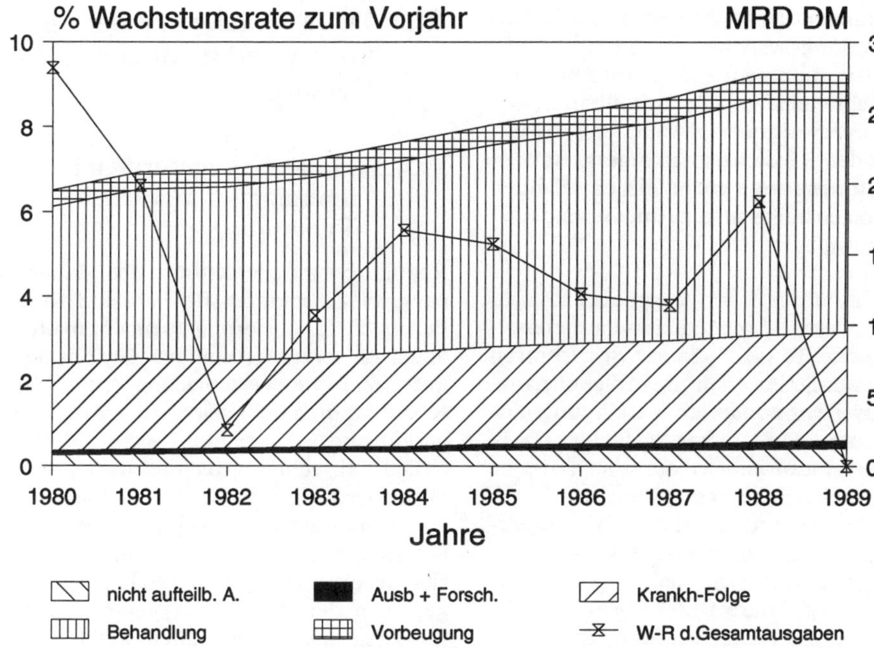

Abb. 10.3 Ausgaben für Gesundheit nach Leistungsarten (Stat. Bundesamt, FS 2, div. Jahrg.)

nanzausgleichsverfahren (zur Problematik vgl. Möller, 1988). Dieser Finanzausgleich reicht jedoch für eine Chancengleichheit der Kassen untereinander nicht aus (vgl. z. B. Brunkhorst, 1987, Brennecke, Zollmann 1990). Mit dem Gesundheitsstrukturgesetz von 1992 wurde deshalb ein allgemeiner Finanzausgleich für alle Kassen eingeführt, der Teile der oben dargestellten Unterschiede ausgleichen soll.

Darüber hinaus wird seit längerer Zeit über eine „Strukturreform" der gesetzlichen Krankenversicherung diskutiert (Deutscher Bundestag 1988, 1990; Dahlhoff, 1992), um die finanzielle Entwicklung der GKV langfristig zu sichern und dabei Strukturveränderungen in der Bevölkerung und der Gesundheitsversorgung zu berücksichtigen.

10.3 Die Gesamtfinanzierung der Gesundheitsversorgung

Der überwiegende Anteil der Gesundheitsausgaben (rund 60 %) wurde für die **medizinische Behandlung** ausgegeben, wie Abb. 10.3 ausweist, da die kurative Tätigkeit eine Hauptaufgabe der Gesundheitsversorgung ist. Für die zweite Hauptaufgabe, die **Prävention**, sind mit ca. 6 % der Ausgaben bedeutend weniger Mittel verwandt worden. Allerdings ist zu berücksichtigen, daß die **Krankheitsfolgeleistungen** (überwiegend Entgeltfortzahlung, Krankengeld, vorzeitige Renten und Pensionen) mit rund 28 % der Ausgaben auch Anteile zur Vorbeugung gegen Krankheit im Sinn der primären Prävention enthalten, die sich jedoch nicht quantifizieren lassen. In einigen statistischen Darstellungen wird dieser Ausgabenposten sogar völlig aus den Gesundheitsausgaben herausgerechnet, wodurch sich für 1989 eine Gesundheitsquote von rund 8,8 % ergeben würde.

Ebenfalls kann man sich darüber streiten, ob die zwei Prozent der Ausgaben für **Ausbildung und Forschung** voll den Gesundheitsausgaben zugerechnet werden sollten, da die Ausbildung von Pflegekräften, Ärzten und sonstigen im Gesundheitswesen tätigen Berufsgruppen einen Teil unseres Bildungssystems darstellt. Schließlich zeigen die mit einem Anteil von 5 % relativ gleichgebliebenen nicht aufteilbaren Ausgaben (Verwaltungsaufwand und Investitionen der Versicherungsträger), daß die **Verwaltungskosten** nicht die entscheidenden Kostensteigerungen im Gesundheitswesen ausmachten.

Der Hauptanteil der Gesundheitsausgaben, derjenige für medizinische Behandlung, verteilte sich 1988 auf die Sektoren der Gesundheitsversorgung folgendermaßen: in der ambulanten Versorgung entfielen rund 31 % dieser Ausgaben (18 % der Gesamtausgaben) auf die ärztliche und zahnärztliche Behandlung, rund 9 % (5 % der Gesamtausgaben) auf Zahnersatz und rund 24 % (16 % der Gesamtausgaben) auf Arzneien, Heil- und Hilfsmittel. Der stationäre Sektor beanspruchte rund 37 % der Ausgaben für medizinische Behandlung (21 % der Gesamtausgaben).

Die 1989 erzielten Einsparungen betrafen ausschließlich die medizinische Behandlung, die gegenüber 1988 einen Rückgang von 1,9 % aufweist. Die anderen Ausgaben wuchsen auch nach dem Gesundheitsreformgesetz: Vorbeugemaßnahmen um 3,5 %, Krankheitsfolgeleistungen um 1,4 %, Aufwendungen für die Ausbildung um 8 % und die nicht aufteilbaren Ausgaben um 5,9 %.

10.4 Die Finanzierung der ambulanten und medikamentösen Versorgung

10.4.1 Honorierungsformen in der ambulanten ärztlichen Versorgung

Regulationsmöglichkeiten der Finanzierung im ambulanten Bereich sind wesentlich an die **Honorierungsform der niedergelassenen Ärzte** gebunden. Grundsätzlich kann man vier verschiedene Arten unterscheiden, die in Übersicht 10.1 zusammengefaßt sind.

Die abrechnungstechnisch einfachste Honorierungsform ist das **Gehalt**. Diese Vergütungsart ist allerdings in der ambulanten Versorgung selten – in Ambulatorien arbeiten Ärzte auf Gehaltsbasis – dagegen in der stationären Versorgung und im öffentlichen Gesundheitswesen üblich. Die Vergütungsform hat verschiedene Vorteile: Die Ausgaben sind gut berechenbar, die Ärzte werden durch das Honorierungssystem nicht zu übermäßiger Leistungsausweitung verleitet und sie erhalten ihr Gehalt unabhängig von der Morbidität ihrer Patienten. Ein Nachteil liegt in der fehlenden Leistungsmotivation: ob viel oder wenig gearbeitet wird, schlägt sich nicht im Gehalt nieder.

Ähnliche Vorteile wie bei der Honorierung auf Gehaltsbasis treffen auch auf die

Übersicht 10.1 Honorierungsformen der ambulanten Versorgung

Gehalt:	Feste monatliche Vergütung, unabhängig von der Zahl der behandelten Patienten, den Krankheitsarten und dem Arbeitsumfang.
Kopfpauschale:	Für jeden bei einem Arzt eingeschriebenen Bürger wird ein fester Betrag pro festgelegter Zeit (monatlich, pro Quartal...) vergütet, unabhängig davon, ob der Bürger den Arzt aufsucht und unabhängig von den Krankheitsarten sowie dem Arbeitsumfang ärztlicher Leistungen.
Fallpauschale:	Für jeden definierten Krankheitsfall (abgegrenzt nach Diagnosegruppen und nach zeitlichen Kriterien) wird pro Patient eine Pauschale an den Arzt gezahlt, unabhängig vom individuell aufzuwendenden Arbeitsumfang ärztlicher Leistungen.
Einzelleistungsvergütung:	Für jede definierte und für einen Patienten erbrachte Leistung wird eine festgelegte Vergütung bezahlt. Die vergütbaren Leistungen sind in einem Katalog festgelegt.

Regelung nach dem System der **Kopfpauschale** zu. Hinzu kommt, daß dieses System den Arzt eher dazu anleitet, möglichst viele gesunde Menschen in seinem Patientenstamm zu haben: Je weniger Patienten krank sind, umso weniger Arbeit hat der Arzt und er kann sich besser denjenigen Patienten widmen, die intensiver Behandlung bedürfen. Allerdings werden diese Vorteile durch den Nachteil erkauft, daß zu wenig Patienten die Existenz des Arztes gefährden und, wie beim Gehalt, besondere Anstrengungen insbesondere bei chronisch kranken Patienten nicht honoriert werden. Auch Epidemien werden nicht gesondert vergütet, der Arzt hat in solchen Fällen jedoch übermäßige Arbeit.

Einen besseren Ausgleich zwischen Leistung und Vergütung schafft die **Fallpauschale**. Da jeder Krankheitsfall in einem bestimmten Zeitraum mit einer Pauschale vergütet wird, erhält der Arzt bei einem besonders hohen Krankenstand auch das entsprechende Honorar. Es ist bisher jedoch noch nicht gelungen, in der ambulanten Versorgung sinnvolle Fallgruppen zu bilden, weshalb diese Honorierungsart bisher nur einen theoretischen Wert hat.

Werden die Ärzte nach **Einzelleistungen** honoriert, so muß ein Katalog mit den möglichen Einzelleistungen für jede Gebietsbezeichnung sowie eine Bewertung jeder einzelnen Leistung, z. B. in DM, vorhanden sein. Der Arzt stellt seine Rechnung in der Art zusammen, daß er jede im Katalog definierte Leistung, die er erbracht hat, aufschreibt und die Bewertungen addiert. Daraus ergibt sich die ärztliche Rechnung pro Fall. Diese Form der Vergütung ist voll leistungsorientiert, verführt jedoch auch zu einer übermäßigen Leistungsausdehnung. Wie bei der Fallpauschale können Ärzte nur existieren, wenn kranke Personen da sind, je gesünder eine Bevölkerung ist, umso schlechter ist die Einkommenssituation der Ärzte.

In der Bundesrepublik wurde ab 1971 schrittweise die **Einzelleistungsvergütung** eingeführt und gilt seit vielen Jahren für das gesamte Gebiet. Allerdings sind alle vier Honorierungsformen immer wieder in der politischen Diskussion. Es ist vorgesehen, in Zukunft ein Mischsystem zu verwenden, in dem Ärzte der Primärversorgung eine Kopfpauschale und eine ergänzende Einzelleistungsvergütung erhalten sollen. Auf Einzelheiten kann hier jedoch nicht eingegangen werden.

10.4.2 Dienstleistungs- und Finanzströme in der ambulanten und medikamentösen Versorgung

Da es verfahrenstechnisch nicht sinnvoll ist, jeden niedergelassenen Arzt mit den vielen Krankenkassen seiner Patienten abrechnen zu lassen, übernehmen die **Kassenärztlichen Vereinigungen** diese Aufgabe. Kassenärztliche Vereinigungen sind auf Landesebene organisierte Körperschaften des öffentlichen Rechts, der alle Kassenärzte angehören müssen (s. Abschn. 9.1.1).

Die ambulante Versorgung der Bundesrepublik wird deshalb in ökonomisch-rechtlicher Hinsicht häufig durch einen Vierpol charakterisiert, der aus den niedergelassenen Ärzten, den Patienten, den Krankenkassen und den Kassenärztlichen Vereinigungen besteht. Für die Erläuterung der Zusammenhänge in diesem Abschnitt wird jedoch ein Fünf- bzw. Sechspol verwandt, da die private Krankenversicherung sowie die Unternehmen an der Finanzierung der ambulanten Versorgung beteiligt sind (vgl. Abb. 10.4).

Auf der **Leistungsseite** (dicke Pfeile in Abb. 10.4) beginnt der Kreislauf bei der Krankenkasse mit den Krankenscheinen, die die Versicherten erhalten. Der Patient gibt diesen Schein bei Behandlungsbeginn bei einem Arzt ab und weist damit seine Berechtigung zur Teilnahme an der kassenärztlichen Versorgung nach. Der Arzt notiert jede Verrichtung, die bei, mit oder an dem Patienten vorgenommen wurde, auf dem Krankenschein und reicht am Quartalsende alle Scheine an die Kassenärztliche Vereinigung (KV), der er angehört, weiter. Die KV ermittelt aus allen Krankenscheinen die Summe der Gesamtvergütung pro Krankenkasse, die sie diesen in Rechnung stellt. Die Krankenscheine werden gebündelt ebenfalls an die jeweiligen Kassen zurückgegeben. Damit ist der Krankenschein-

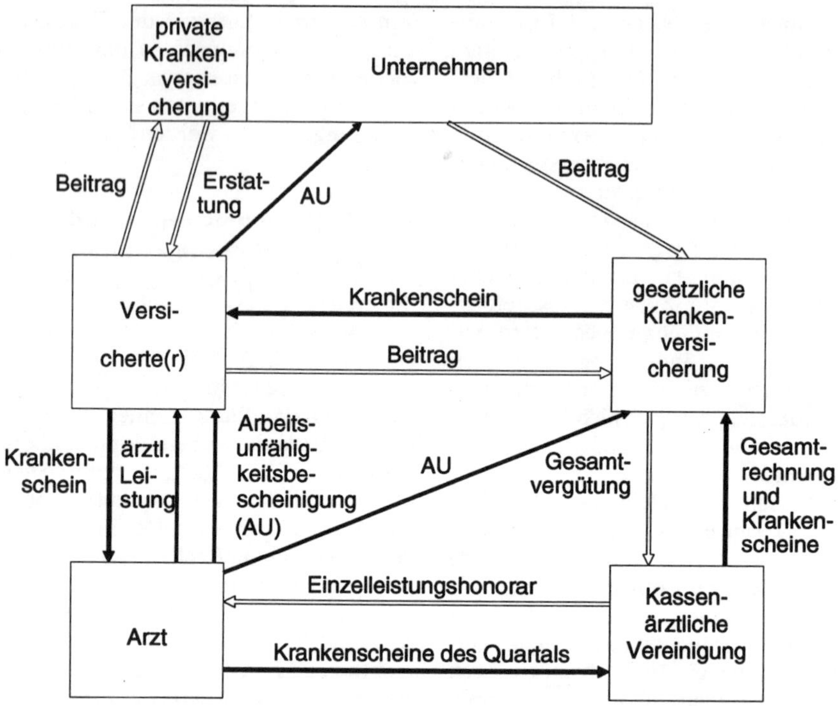

Abb. 10.4 Die Finanzierung der ambulanten Versorgung (Bundesarbeitsblatt, div. Jahrg.)

Kreislauf geschlossen. Hauptcharakteristikum dieses Kreislaufes ist, daß der Patient weder die auf dem Krankenschein notierten ärztlichen Leistungen noch die daraus resultierenden Kosten kennt und daß der Arzt -von Sonderfällen abgesehen- keinen Kontakt mit der Krankenkasse hat.

Auf der **Einnahmen- bzw. Beitragsseite** (gestrichelte Pfeile in Abb. 10.4) beginnt der Kreislauf bei den Versicherten und den Unternehmen. Das Mitglied und (bei Pflichtversicherten) sein Arbeitgeber zahlen einen Beitrag an die Krankenversicherung. Nach Anforderung bzw. Rechnungsstellung durch die Kassenärztliche Vereinigung zahlt jede Krankenkasse eine Gesamtvergütung an die KV und ist damit von ihren Leistungsverpflichtungen gegenüber den einzelnen Ärzten befreit. Die Kassenärztlichen Vereinigungen zahlen eine Vergütung an die einzelnen Ärzte, welche sich nach ihren Leistungen, die sie spezifiziert haben, richtet. Die Ärzte selbst erbringen im Rahmen der kassenärztlichen Versorgung damit ihre diagnostischen und therapeutischen Leistungen, ohne vom Patienten direkt eine Vergütung zu erhalten.

Seit längerer Zeit wird auf Landesebene zwischen den Krankenkassen und den Kassenärztlichen Vereinigungen über die Höhe der **Gesamtvergütung** eine vertragliche Vereinbarung getroffen. Die Kassen zahlen einen Festbetrag als Gesamtvergütung (Plafondierung), dessen Erhöhung Gegenstand immer wiederkehrender Verhandlungen ist. Lautet die Rechnung der KV an die Kasse über einen höheren Betrag, als vereinbart wurde, dann zahlt die Kasse nur den vereinbarten Betrag. Ist die Rechnung geringer, wird der Rechnungsbetrag bezahlt. Mit dem Gesundheitsstrukturgesetz 1992 ist die Gesamtvergütung für die Jahre 1993 bis 1995 sogar gesetzlich festgelegt.

Da der Gesamtbetrag der von allen Ärzten einer KV auf den Krankenscheinen vermerkten Einzelleistungen höher sein kann (und in der Regel auch ist) als die von den Kassen gezahlte Gesamtvergütung, muß die Lücke durch entsprechende Regelungen ausgeglichen werden. Dazu bedient man sich des **Punktsystems**. Die Einzelleistungen sind nicht mit festen Beträgen bewertet, sondern mit Punkten. Ursprünglich entsprach jeder Punkt zehn Pfennigen. Zur Ermittlung des tatsächlichen Punktwertes summiert die Kassenärztliche Vereinigung die Punkte aller Einzelleistungen auf und dividiert die erhaltene Gesamtvergütung durch die Summe der Punkte. Daraus ergibt sich der tatsächliche Punktwert. Jeder Arzt erhält dann als Vergütung den Betrag, der sich aus der Summe seiner Punkte, multipliziert mit dem Punktwert, ergibt.

Nimmt man beispielsweise an, daß eine KV aus zwei Ärzten besteht, von denen Arzt A einen Krankenschein mit 800 Punkten, Arzt B einen mit 200 Punkten einreicht, dann beträgt die Summe der Punkte 1 000. Die Gesamtrechnung der KV würde bei einem Punktwert von DM 0,10 hundert Mark betragen. Zahlt die Kasse nur 90 DM, dann beträgt der neue Punktwert 90 / 1 000 = 0,09. Arzt A erhält daher DM 72, Arzt B DM 18.

Es ist unmittelbar einleuchtend, daß eine Leistungsausweitung eines Arztes bei diesem System zu Lasten aller Ärzte geht: Steigt die Anzahl der Einzelleistungen und damit die Anzahl der Punkte, so sinkt der Punktwert. Auch Ärzte, die neu an der ambulanten Versorgung teilnehmen, „belasten“ zunächst ihre Kollegen, wenn sie bisher noch nicht erbrachte Leistungen einreichen. Allerdings hat die Kassenärztliche Vereinigung bei den nächsten Verhandlungen über eine Erhöhung der Gesamtvergütung eine starke Position, wenn sie nachweisen kann, daß das Leistungsvolumen erheblich gestiegen ist. Mit Ausnahme von Wirtschaftlichkeitsprüfungen (vgl. Kapitel 11) kann die Kasse einer höheren Honorarforderung aufgrund von gestiegenen Leistungen nur wenig entgegensetzen.

In Abb. 10.4 ist auch der Weg der **Arbeitsunfähigkeitsbescheinigungen** eingezeichnet. Wenn das Mitglied ein Attest benötigt, stellt der Arzt eine Arbeitsunfähigkeitsbescheinigung aus. Eine Durchschrift dieser Bescheinigung mit Diagnoseangabe ist vom Arzt direkt an die Krankenkasse zu senden. Daraus wird der Indikator **Krankenstand** als Anteil der Arbeitsunfähigkeitsbescheinigungen an allen Mitgliedern (ohne Rentner und ohne Familienangehörige) der jeweiligen Kasse berechnet. Eine weitere Durchschrift erhält der Versicherte und hat sie an das Unternehmen, bei dem er beschäftigt ist, weiterzureichen. Im Rahmen des Lohnfortzahlungsgesetzes erhält der Versicherte während der ersten 6 Wochen seiner Arbeitsunfähigkeit seinen normalen Lohn (bzw. sein Gehalt) weiter. Danach zahlt die Krankenkasse ein Krankengeld an den Versicherten, welches in etwa dem Nettolohn entspricht.

Anders sind die Regelungen bei der **privaten Krankenversicherung**. Hier kann der Bürger eine ihm genehm erscheinende Versicherung abschließen. Im Leistungsfall erhält er vom Arzt eine Rechnung und hat diese direkt an den Arzt zu begleichen. Von seiner Versicherung erhält er je nach Vertrag die Gesamtsumme oder Teilbeträge der Rechnung zurück, wenn er die Rechnung dort einreicht.

Verschriebene **Medikamente** werden ebenfalls von der GKV bezahlt. Dazu rechnet die Krankenversicherung direkt mit den Apotheken bzw. mit sogenannten Apothekensammelstellen ab. Allerdings gibt es für Arzneien sowie Heil- und Hilfsmittel vielfältige Zuzahlungsregelungen, z. B. die Rezeptgebühr.

Seit 1989 werden für verschiedene Medikamente Festpreise zwischen der pharmazeutischen Industrie und der GKV vereinbart. Solche Medikamente wurden von den Apotheken an die Versicherten ohne Zuzahlung abgegeben. Mit dem Gesundheitsstrukturgesetz von 1992 wurde allerdings auch für Medikamente mit Festpreisen wieder eine Zuzahlung des Patienten eingeführt.

Die Finanzierung der **kassenzahnärztlichen Versorgung** verläuft ähnlich wie diejenige der kassenärztlichen Versorgung.

10.4.3 Die Entwicklung der Ausgaben der GKV für die ambulante und medikamentöse Versorgung

Die **Ausgabenentwicklung** der ambulanten und medikamentösen Versorgung verlief

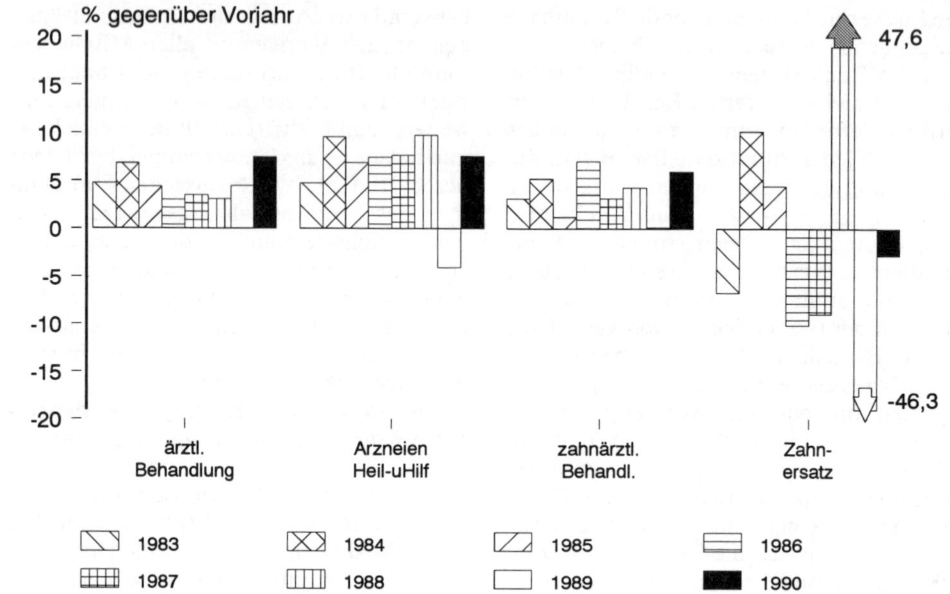

Abb. 10.5 Prozentuale Wachstumsraten von Ausgaben der GKV für die ambulante und medikamentöse Versorgung (Bundesarbeitsblatt, div. Jahrg., eigene Berechnungen)

sowohl für die einzelnen Kassenarten als auch für Teilbereiche der Versorgung unterschiedlich. Die höchsten Wachstumsraten traten in der Vergangenheit im Zeitraum von 1970 bis 1976 auf. Ab diesem Zeitpunkt sind zweistellige Wachstumsraten, wie Abb. 10.5 zeigt, nur noch selten.

Die Wachstumsraten der Kosten der **ärztlichen Behandlung** entsprachen zwar nicht genau denjenigen der Gesamtausgaben der GKV, jedoch verliefen sie im letzten Jahrzehnt in etwa gleichartig. Nachdem in der zahnärztlichen Versorgung stärkerer Wert auf konservierende Leistungen gelegt wurde, traf dieser Gleichklang der Entwicklung auch auf diesen Bereich zu. Damit läßt sich festhalten, daß zwar nach wie vor Wachsamkeit in bezug auf die Ausgabenentwicklung für ärztliche Leistungen notwendig ist, daß jedoch dieser Teil der Gesundheitsversorgung nicht die höchsten Wachstumsraten aufweist. Unterstrichen wird dies durch die Entwicklung des Anteils von Ausgaben für die ärztliche Versorgung an den Gesamtausgaben der GKV, der im Zeitraum von 1970 bis 1990 von 28,5 % auf 21 % zurückging.

Allerdings muß bei dieser Berechnungsform beachtet werden, daß nur die unmittelbar an niedergelassene Ärzte vergüteten Beträge berücksichtigt sind. Die Ärzte verursachen jedoch über ihre eigene Vergütung hinaus weitere Ausgaben: Durch Überweisungen ins Krankenhaus und durch die Verschreibung von Medikamenten. Eine Zurechnung der **verursachten Ausgaben** auf die Ärzte der ambulanten Versorgung ist aus den vorhandenen Statistiken nicht möglich, jedoch wird geschätzt, daß jeder Arzt das Doppelte bis Dreifache seiner Vergütung an Ausgaben verursacht. Dies ist eine Begründung, weshalb mit dem Gesundheitsstrukturgesetz 1992 eine Begrenzung der Kassenarztsitze eingeführt wurde.

Anders sieht die Situation in der **medikamentösen Versorgung** aus. In den Jahren 1980 bis 1990 waren die Wachstumsraten der Kosten der medikamentösen Versorgung sieben Mal höher und nur vier Mal niedriger als diejenigen der GKV. Insgesamt ergab sich daraus ein Unterschied von rund 17 Prozentpunkten, um die die Kosten der medikamentösen Versorgung stärker stiegen als die Gesamtausgaben der GKV.

Auch die 1989 eingeführte Festpreisregelung für Arzneimittelgruppen brachte nicht den erhofften Erfolg. Zwar wiesen die Ausgaben für Arzneien, Heil- und Hilfsmittel 1989 einen Rückgang gegenüber 1988 auf, jedoch betrug die Wachstumsrate dieser Ausgaben 1990 wieder 7,6 %.

Wenn man die Ausgaben der medikamentösen Versorgung steuern möchte, müssen die vier Einflußfaktoren beachtet werden, die hier relevant sind: der Mengen-, der Preis-, der Struktur- und der Verschreibungseffekt. Der **Mengeneffekt** besteht darin, daß die Packungsgröße vor allem für die kleinste Packung im Laufe der Zeit häufig verändert, d.h. in der Regel heraufgesetzt wurde. Inzwischen gibt es Vereinbarung über eine Normung der Pakkungsgröße, so daß dieser Effekt weniger zum Tragen kommt. Der zweite Einflußfaktor sind die von der pharmazeutischen Industrie festgesetzten bzw. veränderten **Preise der Medikamente**. Der **Struktureffekt** setzt sich aus einer Veränderung der Medikamente in ihrer therapeutischen Wirksamkeit oder – häufiger – in ihrer Kombinatorik zusammen. Monopräparate werden durch Kombinationspräparate ersetzt, die in aller Regel teurer sind. Schließlich liegt der **Verschreibungseffekt** der Ärzte darin, daß sie sowohl zu größeren Packungsgrößen in den Rezepten tendieren, als auch – insbesondere nach dem Ausschluß einiger „Bagatellarzneimittel" aus der kassenärztlichen Versorgung – auf teurere Präparate ausweichen können.

Das Wissenschaftliche Institut der Ortskrankenkassen (1980, 1985) hat die verschiedenen Effekte quantifiziert. Dabei hat sich herausgestellt, daß sich eine Erhöhung der Ausgaben für medikamentöse Versorgung um 10 % im Verlauf eines Jahres zusammensetzt aus einer Veränderung der Verschreibungsgewohnheiten um 4 %, einem Struktureffekt von 1 % und einem Mengen- sowie Preiseffekt von je 2,5 %. Nach wie vor sind also diejenigen, die am effizientesten sparen können, die Ärzte selbst in ihren Verschreibungsgewohnheiten.

Die **Festpreisregelung** setzt bei einem der vier Einflußfaktoren der medikamentösen Versorgung, der Preiskomponente, direkt an, ist jedoch bis heute nur für einen Teil der Medikamente gültig. Man erhoffte sich, im Laufe der Zeit ca. 90 % aller verschriebenen Medikamente mittels der Festpreisregelung erfassen zu können, was bisher jedoch noch nicht gelang. Außerdem erwartete man, daß mit der Festpreisregelung auch ein Einfluß der Patienten auf die Strukturkomponente der medizinischen Versorgung einhergehen würde: Da Medikamente mit Festpreisen keine Zuzahlung des Patienten erforderten, andererseits jedoch die Patienten für Medikamente, die teurer als der Festpreis sind, privat den Differenzbetrag tragen müssen, glaubte man, daß die Patenten auf eine Verschreibung der Festpreismedikamente drängen würden.

Mit dieser Regelung wird allerdings die Mengenkomponente nicht beeinflußt. Das weitere Wachstum der Ausgaben für die medikamentöse Versorgung in den Jahren 1990 und 1991 beruhte jedoch zum großen Teil auf einer Mengenausweitung. Deshalb wurde mit dem Gesundheitsstrukturgesetz von 1992 auch für Medikamente, die der Festpreisregelung unterliegen, eine mengenabhängige Zuzahlung des Patienten (wieder) eingeführt.

Einen grundsätzlich anderen Weg beschritt man bei der Regelung der Kosten für **Zahnersatz**. Hier wurden die Zuzahlungen für den Versicherten spürbar angehoben. Als Folge trat vor Einführung dieser Regelung eine „Sanierungswelle" im Jahre 1988 auf. Entsprechend sanken die Kosten 1989, aber auch 1990 auf ein Niveau von rund 70 % der Kosten von 1980. Der Nachteil dieser Regelung liegt darin, daß Zahnersatz für wenig oder gar nichts verdienende Versicherte sehr teuer geworden ist. Der erhoffte Vorteil einer Stabilisierung der Kosten trat langfristig jedoch nicht ein, bereits 1991 war wieder ein starker Anstieg dieser Kostenart zu verzeichnen.

10.5 Die Finanzierung der stationären Versorgung

Die Finanzierung der stationären Versorgung verläuft grundsätzlich anders als diejenige der ambulanten Versorgung. Dies liegt daran, daß neben den vielen kleineren, aus der Behandlung resultierenden Kosten auch seltenere, dann aber sehr hohe Kosten auftreten, vor allem die **Neubau- und Modernisierungsinvestitionen**. Ein Krankenhaus zu errichten oder umzubauen ist wesentlich teurer als entsprechende Maßnahmen für eine Arztpraxis.

10.5.1 Honorierungsformen in der stationären Versorgung

Aus diesem Grund ist es sinnvoll, in der stationären Versorgung zwischen Investitions- und Behandlungskosten zu unterscheiden. Werden die Investitionskosten auf die Behandlungskosten umgerechnet, dann spricht man von **monistischer Finanzierung** (Übersicht 10.2). Wenn jedoch die Investitionskosten von anderen Kostenträgern unabhängig von der Behandlung bezahlt, spricht man von **nicht monistischer Finanzierung**.

Diese Differenzierung resultiert aus Erfahrungen in den 60er Jahren und teilweise auch noch zu Beginn der 70er Jahre, in denen eine monistische Finanzierung der Krankenhäuser vorgeschrieben war. Die Situation der stationären Versorgung war damals durch zwei Tendenzen gekennzeichnet: eine Krankenhausstruktur, die nicht mehr auf dem neuesten hygienischen, technischen und arbeitsmäßigen Stand war, und relativ hohe Steigerungssätze der Ausgaben für stationäre Behandlung, da die notwendigen Investitionen aus den Einnahmen für die Behandlung finanziert werden mußten. Deshalb wurde 1972 ein **Krankenhausfinanzierungsgesetz** beschlossen, welches die monistische Finanzierung durch ein dualistisches System ersetzte. Fortan sollten die laufenden Behandlungskosten sowie die Kosten der laufenden Unterhaltung und der Wartung von Geräten in einem Pflegesatz nach der Bundespflegesatzverordnung berechnet und die Kosten von Investitionen sowie Ersatzbeschaffungen für langlebige technische Geräte durch den Bund, die Länder und Gemeinden finanziert werden. 1984 wurde das Krankenhausfinanzierungsgesetz novelliert, jedoch blieb das dualistische Finanzierungsprinzip bestehen.

Damit die Länder eine Planungsgrundlage für die Investitionen erhielten, wurden **Krankenhausbedarfspläne** mit weitgehenden Konsequenzen eingeführt. In diesen Plänen wird detailliert festgelegt, welche Krankenhäuser die stationäre Versorgung übernehmen sollen und welche Abteilungen und wie viele Betten jedes Krankenhaus haben soll. Nur Krankenhäuser, die im Krankenhausbedarfsplan enthalten sind, haben Anspruch auf Finanzierung von Investitionen. Der Krankenhausbedarfsplan hat jedoch noch eine weitere Konsequenz: In der Regel werden von den Krankenkassen die laufenden Kosten der Behandlung nur für solche Krankenhäuser bezahlt, die im Plan enthalten sind. Die Krankenhausbedarfspläne werden in größeren, unregelmäßigen Abständen aktualisiert.

Die **Honorierung** der Krankenhäuser für ihre Leistungen kann im Prinzip – unabhängig von einer monistischen oder dualistischen Finanzierung – nach den gleichen Formen wie in der ambulanten Versorgung erfolgen. Die Formen haben hier allerdings andere Bezeichnungen (Übersicht 10.3).

Übersicht 10.2 Finanzierungsarten der stationären Versorgung

Monistische Finanzierung:	Die für die Inanspruchnahme berechneten Kosten müssen die laufenden Unterhaltskosten sowie die Neu- und Ersatzinvestitionen decken.
Nicht monistische Finanzierung:	Die für die Inanspruchnahme berechneten Kosten müssen nur einen Teil der Gesamtkosten decken. Beispiel: dualistische Finanzierung: Neu- und Ersatzinvestitionen werden aus allgemeinen Steuermitteln, die laufenden Kosten aus den Rechnungen für die Inanspruchnahme finanziert.

Übersicht 10.3 Honorierungsformen der stationären Versorgung

Budget:	Fester Gesamtbetrag für eine Zeitperiode, aus der alle Aufwendungen finanziert werden müssen, unabhängig von der Zahl der behandelten Patienten, den Krankheitsarten und dem Arbeitsumfang.
Pflegesatz:	Für jeden Patienten wird pro Zeiteinheit ein fester Betrag erhoben, unabhängig von den Krankheitsarten sowie dem Arbeitsumfang.
Fallpauschale (DRG):	Für jeden definierten Krankheitsfall (abgegrenzt nach Diagnosegruppen und nach zeitlichen Kriterien) wird pro Patient ein Festbetrag an das Krankenhaus gezahlt, unabhängig vom individuell aufzuwendenden Arbeitsumfang (diagnostic related groups).
Einzelleistungsvergütung:	Für jede definierte und für einen Patienten erbrachte Leistung wird eine festgelegte Vergütung bezahlt. Die möglichen Leistungen sind in einem Katalog festgelegt.

Die **Budgetfinanzierung** der stationären Versorgung entspricht dem Gehalt in der ambulanten Versorgung. Diese Finanzierungsart wird im englischen Gesundheitssystem angewandt und war in der damaligen DDR gültig. Sie hat den Vorteil einer guten Kalkulierbarkeit der Kosten, jedoch den Nachteil der mangelnden Flexibilität.

Der **Pflegesatz**, die zur Zeit noch gültige Finanzierungsform der laufenden stationären Kosten, entspricht einer Kopfpauschale in der ambulanten Versorgung. Die Pflegesätze werden in Verhandlungen zwischen den Krankenkassen und jedem Krankenhaus für ein Jahr festgelegt und müssen dann alle laufenden Kosten decken.

Dabei kann man zwischen einem **vorschüssigen** und einem **nachkalkulierten Pflegesatz** unterscheiden. Letzterer galt bis 1986 für die Bundesrepublik: Am Ende eines Jahres berechneten die Krankenhäuser ihre Gesamtkosten für den laufenden Betrieb und teilten diesen Betrag durch die Anzahl der Pflegetage (mit Patienten belegte Betten pro Jahr). Überschritten die Gesamtkosten den Erlös aus den eingenommenen Pflegesätzen, mußten die Krankenkassen die Differenz nachbezahlen. Waren die Gesamtkosten niedriger als die Erlöse, erfolgte eine Rückerstattung (Selbstkostendeckungsprinzip). Der vorschüssig kalkulierte Pflegesatz gilt dagegen fest. Er wird auf der Grundlage der geplanten Auslastung und der geschätzten Kosten des Krankenhauses in einem Budget prospektiv vereinbart. Überschreiten die Ausgaben des Krankenhauses seine Einnahmen, muß es im nächsten Jahr selbst für einen Ausgleich sorgen, sind die Ausgaben jedoch geringer als die Einnahmen, dann kann der Differenzbetrag für Verbesserungen im Krankenhaus verwandt werden.

Die **Fallpauschale** hat im Gegensatz zur ambulanten in der stationären Versorgung unter dem Namen diagnostic related groups (DRG) eine Bedeutung im amerikanischen Gesundheitssystem. Für bestimmte Krankenhausleistungen, z. B. die Entfernung eines Blinddarmes, werden die dafür notwendigen Krankenhaustage sowie die Kosten kalkuliert und daraus ein Festpreis für diese Leistung festgelegt. Da ein großer Teil der Krankheitskosten im amerikanischen System privat bezahlt wird, kann sich der Patient, sofern er dazu in der Lage ist, über die Preise verschiedener Krankenhäuser informieren und dann ein Krankenhaus auswählen. Problematisch an dieser Finanzierungsart bleibt, daß sich die Diagnose des Falles ändern kann: Stellt sich z.B bei der Operation heraus, daß zusätzlich ein Tumor vorhanden ist, gelten hierfür völlig andere Preise. Auch in der Bundesrepublik gibt es in geringem Umfang eine Art von Fallpauschalen: Für bestimmte teure Leistungen (z. B. Herzoperationen) wurden Sonderentgelte zugelassen, deren Höhe jeweils verhandelt wird.

Schließlich wäre auch in der stationären Versorgung eine **Einzelleistungsvergütung** denkbar. Ihre Anwendung würde jedoch angesichts der vielfältigen täglichen Ar-

Tabelle 10.3 Ausgaben und Kennziffern der stationären Versorgung in den alten Bundesländern

Jahr	GKV Summe Mrd. DM	%	Anteil GKV %	KH-Quote p.c.	Verw.dauer Tage	Fallquote je 100
1980	25,345	9,0	29,57	3,57	19,7	18,83
1985	35,029	27,65	32,25	3,46	18,0	19,92
1989	40,891	14,34	33,17	3,39	16,2	21,56
1990	44,542	8,93	33,28			

W-R = Wachstumsrate; GKV = gesetzliche Krankenversicherung; p.c. = per capta; Fallquote = Krankenhausfälle je 100 Personen; KH-Quote = Krankenhaustage pro Kopf
Quellen: Bundesarbeitsblatt, versch. Jahrgänge, eigene Berechnungen

beiten für einen Patienten zu einem sehr großen Verwaltungs- und Kontrollaufwand führen.

Mit dem Gesundheitsstrukturgesetz 1992 wird die Finanzierung der Krankenhäuser schrittweise generell umgestellt. Die Behandlungsvergütung sieht Fallpauschalen, Sonderentgelte, Abteilungspflegesätze und Basispflegesätze vor, die in einer geänderten Bundespflegesatzverordnung konkretisiert werden sollen. Darüber hinaus soll das seit 1972 geltende duale Finanzierungssystem schrittweise wieder in ein monistisches System überführt werden.

10.5.2 Die Ausgabenentwicklung der GKV für die stationäre Versorgung

Die Ausgaben der GKV für die stationäre Versorgung waren 1970 noch etwas geringer als diejenigen für ambulante Versorgung, 1990 lagen sie jedoch um 37 % darüber. Entsprechend wuchs der Anteil der Ausgaben für Krankenhausbehandlung an allen Leistungsausgaben der GKV von 24 % in Jahre 1970 auf 33 % (Tabelle 10.3) im Jahre 1990.

> Die Wachstumsraten der Kosten der stationären Versorgung waren zum Teil erheblich höher als diejenigen des Bruttosozialproduktes, in vielen Jahren jedoch auch höher als diejenigen der gesamten Ausgaben der Gesetzlichen Krankenversicherung. Aus den Relationen wird deutlich, daß die Ausgabensituation der Gesetzlichen Krankenversicherung nach wie vor maßgeblich durch die Krankenhausversorgung bestimmt wird.

Betrachtet man die Jahre 1987 bis 1990, so liegt die durchschnittliche Wachstumsrate bei 4,47 % gegenüber 7,85 % der Jahre 1980 bis 1987. Es kann sein, daß die Einführung des vorschüssigen Pflegesatzes zu einer geringeren Steigerung der Ausgaben geführt hat. Wegen der Gesundheitsreform 1989 läßt sich genaueres allerdings erst sagen, wenn dieser Trend anhält.

Die Ursachen der Kostenentwicklung sind vielfältig. Sie kann durch Veränderungen der Kostenstruktur im Krankenhaus, durch Veränderung der Häufigkeit der Einweisungen, der Krankenhaustage pro Jahr und der Verweildauer beeinflußt sein.

Auch die **Krankenhausquote** (Anzahl der Krankenhaustage pro Kopf der Bevölkerung) blieb im betrachteten Zeitraum nahezu konstant. Trotz einer älter werdenden Bevölkerung sind die für die stationäre Versorgung notwendigen Tage nicht gestiegen.

Anders sieht die Entwicklung der **Fallquote** (Krankenhausfälle pro 100 Personen der Bevölkerung) aus. Sie ist im betrachteten Zeitraum deutlich gestiegen. Der Rückgang der Verweildauer wurde also voll durch den Anstieg der Fälle, d. h. durch eine steigende Einweisungsquote kompensiert. Einweisungen in ein Krankenhaus erfolgen immer durch einen Arzt, sei es durch einen niedergelassenen Arzt oder durch einen Unfallarzt am Krankenhaus selbst. Eine Ursache der Kostenentwicklung ist somit das veränderte **Einweisungsverhalten von Ärzten**, welches allerdings auch durch die Veränderung der Bevölkerungsstruktur mitverursacht sein kann.

Verkürzt sich die Verweildauer pro Fall bei in etwa gleichbleibender Auslastung des Krankenhauses, so muß dies zu einer Erhöhung des durchschnittlichen täglichen Pflegesatzes führen. Der Pflegesatz ist eine Mischkalkulation aus teuren ersten Tagen des Aufenthaltes und preiswerteren späteren Tagen. Werden die späteren Tage abgeschnitten, so können sie die Anfangskosten nicht mehr ausgleichen.

Unmittelbar mit der Höhe der durchschnittlichen Kosten pro Fall der stationären Behandlung hängen die Aufwendungen für die **Diagnostik** und die **Anwendung der Technik** zusammen. Es werden immer aufwendigere, aber auch teurere diagnostische Verfahren und immer teurere Geräte eingesetzt. Obwohl die Beschaffung vieler Geräte durch die dualistische Finanzierung Angelegenheit der Länder ist, müssen doch die laufenden Unterhaltskosten durch den Pflegesatz finanziert werden. Die medizinischen Veränderungen in Diagnostik und Therapie haben damit ebenfalls zur Kostenentwicklung beigetragen.

Schließlich ist ein weiterer wichtiger Kostenfaktor die erhebliche **Personalintensität** der Krankenhausleistungen. Die Personalkosten betragen im Durchschnitt rund 70 % der Gesamtkosten. Jede Tarifänderung schlägt dadurch unmittelbar zu Buche, ohne daß das Krankenhaus eine wirksame Kompensationsmöglichkeit hat. Wenn die Diskussion um die Unterbezahlung der Pflegekräfte zu einer Anhebung deren Tarife führt, dann wird dies den Pflegesatz ganz erheblich beeinflussen.

11 Wirtschaftlichkeit, Effektivität und Effizienz im Gesundheitssystem

In der Politik, der Fachöffentlichkeit und den Medien wird seit vielen Jahren immer wieder darüber diskutiert, wie das Gesundheitssystem weiterzuentwickeln ist, um seiner Aufgabe, dem Schutz, der Erhaltung, Besserung oder Wiederherstellung der Gesundheit, gerecht werden zu können oder zu bleiben. Zumeist entzündet sich diese Diskussion an den Kosten des Gesundheitssystems. Dabei geht es um zwei Fragenkomplexe: (1) Wie kann das Gesundheitssystem hinsichtlich seiner Kosten beurteilt werden? Und (2) wie kann man das System so steuern, daß es seine Zielsetzung kostengünstig erfüllt?

Zur Beurteilung der Kostensituation werden verschiedene Verfahren angewandt, die überblicksartig dargestellt werden sollen: die Wirtschaftlichkeitsprüfung, Effektivitäts- und Effizienzkontrollen sowie Bewertungsverfahren. Zur zweiten Frage nach der Steuerung des Systems wird eine kurze Einführung gegeben.

11.1 Das Wirtschaftlichkeitsgebot in der Gesundheitsversorgung

Weite Teile der Leistungsgewährung sind entweder gesetzlich oder durch die Satzungen der einzelnen Krankenkassen rechtsverbindlich festgelegt. Dazu gehört auch die Festlegung der Beurteilung, ob Leistungen in sachgerechter Weise gewährt wurden. Für die Krankenkassen bedeutet eine sachgerechte auch gleichzeitig immer eine kostengünstige Finanzierung. In aller Regel erfolgt jedoch keine ökonomische Beurteilung, sondern es wird auf die sogenannte **Wirtschaftlichkeit** geachtet.

Das Postulat der wirtschaftlichen Versorgung mit Gesundheitsleistungen ist nicht neu. Es wurde erstmalig 1930 durch Notverordnung in die damalige Reichsversicherungsordnung (RVO) eingebracht und 1932 mit der Einführung der kassenärztlichen Versorgung erweitert. Das Gesundheitsreformgesetz 1989 und – damit verbunden – die Neukodifizierung des Rechtes der Gesetzlichen Krankenversicherung aus der RVO in das Sozialgesetzbuch V haben eine deutliche Erweiterung der Vorschriften über die Wirtschaftlichkeit gebracht.

Grundsätzlich ist das Gebot der Wirtschaftlichkeit mit §12 in das SGB V eingeführt worden. Dort heißt es in Absatz 1: „Die Leistungen müssen ausreichend, zweckmäßig und wirtschaftlich sein, sie dürfen das Maß des Notwendigen nicht überschreiten. Leistungen, die nicht notwendig oder unwirtschaftlich sind, können Versicherte nicht beanspruchen, dürfen die Leistungserbringer nicht bewirken und die Krankenkassen nicht bewilligen."

Zentraler Begriff dieser Ausführungen ist die Wirtschaftlichkeit. Sie ist in diesem Zusammenhang unter juristischen und ökonomischen Gesichtspunkten zu erläutern. Juristisch handelt es sich bei der Forderung nach Wirtschaftlichkeit um einen sogenannten **unbestimmten Rechtsbegriff**. Das bedeutet, daß es in den einzelnen Gesetzen keine Ausführung darüber gibt, wann etwas als wirtschaftlich zu bezeichnen ist, sondern daß die Bewertung der Wirtschaftlichkeit immer wieder neu (z. B. durch die Krankenkasse, durch Gerichte) vorgenommen werden muß.

Eine Ausnahme ist im Gesetz enthalten. In §12 Absatz 2 heißt es: „Ist für eine Leistung ein Festbetrag festgesetzt, erfüllt die Krankenkasse ihre Leistungspflicht mit dem Festbetrag." Diese Festlegung bedeutet in bezug auf die Wirtschaftlichkeit, daß Leistungen, für die Festbeträge vereinbart wurden, juristisch wirtschaftlich sind.

Auch in der Ökonomie stellt der Begriff der Wirtschaftlichkeit keinen Fachbegriff dar, der mit bestimmten Methoden verbunden ist, sondern er wird als Erklärung verwandt. Wird „wirtschaftlich" mit „kostengünstig" übersetzt, so bedeutet dies in den Begriffen der Volkswirtschaft, daß das sogenannte **Ökonomische Prinzip** angewendet wird, welches in zwei Ausprägungen existiert:

1. Mit gegebenen Mitteln soll ein maximaler Erfolg erreicht werden. Beispiel: Für eine Hepatitis-B-Impfung werden einmalig 5 Mio DM zur Verfügung gestellt. Damit ist die Risikopopulation so zu impfen, daß die Krankheit sehr selten wird.
2. Ein gegebenes Ziel soll mit minimalem Aufwand erreicht werden. Beispiel: Die Behandlung und Heilung eines Beinbruches soll mit minimalen Kosten erreicht werden.

Ökonomisch ist es nicht möglich, mit einem Minimum an Aufwand ein Maximum an Ertrag zu erzielen, weil eine solche Formulierung einer Gleichung mit zwei Unbekannten (Minimum, Maximum) entspricht, die mathematisch nicht lösbar ist.

Die Anwendung des ökonomischen Prinzips im Gesundheitssystem verursacht einige Probleme. Formulierung 1 setzt voraus, daß die Höhe der Mittel bekannt ist. In unserem Gesundheitssystem wird weder dem einzelnen Arzt noch dem Krankenhaus ein festes Budget vorgegeben, mit dem ökonomisch zu verfahren ist. Im Gegenteil, auch aus ethischen Gründen wird eher das Prinzip vertreten, daß ein erhöhter Behandlungsbedarf auch durchführbar sein soll, ohne an finanziellen Barrieren zu scheitern.

Die Anwendung der Formulierung 2 des Ökonomischen Prinzips ist nur dann möglich, wenn das Ziel eindeutig feststeht. Im konkreten Behandlungsfall steht das Ziel dann fest, wenn eine sichere Diagnose gestellt werden kann. Auf das System der Gesundheitsversorgung bezogen gibt es jedoch nur die allgemeine Zielformulierung, den Erhalt, den Schutz, die Wiederherstellung oder Besserung der Gesundheit durchzuführen. Wollte man das Ökonomische Prinzip anwenden, müßte eindeutig feststellbar sein, wann eine Person gesund ist. Dieses ist bekanntermaßen außerordentlich schwierig.

Folglich werden in der Praxis andere Verfahren zur Überprüfung der Wirtschaftlichkeit angewandt, die im ambulanten Bereich umfangreicher ausgestaltet sind als in der stationären Versorgung.

11.1.1 Wirtschaftlichkeit in der ambulanten ärztlichen Versorgung

Für die ambulante Versorgung ist im SGB V in §83 verbindlich festgelegt, daß die Verträge zwischen den Krankenkassen und den kassenärztlichen Vereinigungen auch Verfahren zur **Prüfung der Rechtmäßigkeit der Abrechnungen** enthalten müssen. Dabei werden auch **Richtgrößen für das Volumen der Verordnungen** vereinbart (§84). Genauer ist die Prüfung der Wirtschaftlichkeit der kassenärztlichen Versorgung in §106 SGBV geregelt. Dort heißt es:

„1. Die Krankenkassen und die Kassenärztlichen Vereinigungen überwachen die Wirtschaftlichkeit der kassenärztlichen Versorgung.
2. Die Wirtschaftlichkeit der Versorgung wird geprüft durch
   1. arztbezogene Prüfung ärztlicher und ärztlich verordneter Leistungen nach Durchschnittswerten,
   2. arztbezogene Prüfung nach Überschreiten der Richtgrößen nach §84 und
   3. arztbezogene Prüfung ärztlicher und ärztlich verordneter Leistungen auf der Grundlage von arztbezogenen und versichertenbeziehbaren Stichproben, die 2 von Hundert der Ärzte je Quartal umfassen.

   Die Prüfungen nach Satz 1 Nr. 1 und 3 umfassen auch die Häufigkeit von Überweisungen, Krankenhauseinweisungen und Feststellungen der Arbeitsunfähigkeit (...)."

Nach dem Gesetz gibt es folglich drei Prüfungsverfahren. In der Praxis werden die Prüfungen nach Durchschnittswerten und die auf Einhaltung von Richtgrößen häufig gemeinsam durchgeführt.

Prüfung der Wirtschaftlichkeit nach Durchschnittswerten und nach Richtgrößen

Die Prüfung der ärztlichen Abrechnungen nach **Durchschnittswerten** wird von der Kassenärztlichen Vereinigung (KV) vorgenommen. Sie überträgt dazu alle auf den Krankenscheinen vermerkten Einzelleistungen aller Ärzte ihres Bezirkes in eine Datenverarbeitungsanlage, wobei jeder Krankenschein als ein Fall eines Arztes zählt. Pro Fall gibt es unterschiedlich viele Abrechnungspositionen.

Der nächste Schritt besteht in einer Prüfung auf **abrechnungsfähige Leistungen**. Bestimmte Kombinationen sind laut Gebührenordnung nicht zulässig, z. B. das gleichzeitige Abrechnen einer einfachen und einer ausführlichen Beratung. Nicht abrechnungsfähige Leistungen werden gestrichen. Danach werden aus den Einzelleistungen sogenannte **Leistungsgruppen** gebildet. Eine Leistungsgruppe sind z. B. die telephonischen, die einfachen und die ausführlichen Beratungen. Anschließend wird für jede Facharztgruppe die **durchschnittliche Fallzahl pro Leistungsgruppe** berechnet, indem alle Leistungen einer Leistungsgruppe addiert und durch die Anzahl der Krankenscheine dividiert werden. Sind z. B. in einem KV-Bezirk 100 Augenärzte tätig, von denen jeder 1 000 Krankenscheine einreicht, bei denen 500 einen und 500 zwei Beratungen aufweisen, dann beträgt die durchschnittliche Fallzahl der Leistungsgruppe Beratung 1,5.

Abschließend wird für jeden Arzt eine sogenannte **Frequenzstatistik** erstellt. Sie enthält die durchschnittlichen Fallzahlen jeder Leistungsgruppe der entsprechenden Facharztrichtung und die individuellen Falldurchschnitte des einzelnen Arztes. Diese Frequenzstatistik wird dem Prüfungsausschuß der KV vorgelegt, der aus Mitgliedern der KV und aus Mitarbeitern der Krankenkassen besteht.

Überschreiten die individuellen Falldurchschnitte eines Arztes bei der Prüfung nach Durchschnittswerten die durchschnittlichen Fallzahlen einer Leistungsgruppe um mehr als 40 % nach oben, kann der Prüfungsausschuß der Kassenärztliche Vereinigung eine Einzelprüfung des Arztes anordnen.

Der Arzt ist zu der Überschreitung der Durchschnitte anzuhören. Kann er sie plausibel erklären, z. B. mit einem überdurchschnittlichen Anteil chronisch kranker Patienten, dann ergeben sich für ihn keine Konsequenzen. Können die Überschreitungen nicht begründet werden, kann die KV **Sanktionen** verhängen, die von einer Ermahnung, einer Honorarkürzung, über einen Regress bis hin zum Entzug der kassenärztlichen Zulassung reichen.

Über die Ergebnisse der Wirtschaftlichkeitsprüfung liegen keine wissenschaftlichen Erkenntnisse vor (Molinaro, 1986). Jedoch wird der Umfang der insgesamt vorgenommenen Honorarkürzungen auf weniger als 1 % der Gesamtvergütung für ambulante Leistungen geschätzt.

Die Prüfung nach Durchschnitten ist jedoch keine selbstregulierende Wirtschaftlichkeitsprüfung. Erhöhen viele Ärzte ihre Leistungen in einer Leistungsgruppe von einem Quartal zum anderen, dann steigen die durchschnittlichen Fallzahlen entsprechend. Das ist gewollt, weil bei fixen Durchschnitten jede Epidemie oder jedes neue diagnostische Verfahren zu einem hohen Prüfungsaufwand bzw. zu langwierigen Verhandlungen über neue fixe Durchschnitte führen würde. Andererseits müssen dadurch auch solche Erhöhungen der Durchschnitte toleriert werden, die durch eine Leistungsausweitung und nicht durch Epidemien oder neue Diagnostiken entstanden sind.

Die Richtgrößenprüfung fußt auf Festlegungen: Zwischen den Krankenkassen und der kassenärztlichen Vereinigung eines Landes werden für bestimmte Leistungsgruppen sogenannte Richtgrößen vereinbart, die nicht überschritten werden sollen.

So kann beispielsweise vereinbart werden, daß die Arzneimittelausgaben pro Fall pro Quartal (d. h. pro Krankenschein) einen bestimmten Betrag nicht überschreiten dürfen oder daß pro Fall nur eine bestimmte Anzahl von Röntgenaufnahmen gemacht werden soll.

Zur Prüfung der **Richtgrößen** summiert die kassenärztliche Vereinigung alle Leistungen auf und ordnet sie den einzelnen Ärzten zu. Für das obige Beispiel würden die Kosten aller von den Ärzten ausgestellten Rezepte sowie alle Röntgenaufnahmen summiert und den verursachenden Ärzten zugeordnet. Die Gesamtzahlen pro Arzt werden dann durch die Anzahl der von diesem Arzt eingereichten Krankenscheine dividiert. Daraus ergibt sich der **Verordnungswert**. Er wird nun mit dem Richtwert verglichen. Auch hier kann man Überschreitungsgrenzen definieren, ab denen eine Einzelprüfung erfolgt.

Auch gesamtwirtschaftlich können Richtgrößen festgelegt werden. Mit dem Gesundheitsreformgesetz 1992 wurde beispielsweise eine **gesamtwirtschaftliche Richtgröße für Arzneimittel** eingeführt: Die Verordnungen der Ärzte dürfen 1993 insgesamt den Verordnungsbetrag von 1991 nicht überschreiten. Wird diese Richtgröße nicht eingehalten, müssen die Überschreitungen aus der Gesamtvergütung für ärztliche Leistungen finanziert werden.

Da die Richtgrößen keine in jedem Quartal neu ermittelten Durchschnittswerte aus den Verordnungen der Ärzte darstellen, sind sie sehr viel besser geeignet, die Kosten für die entsprechende Leistungsgruppe in Grenzen zu halten, als die Prüfung nach Durchschnitten. Einmal vereinbarte Richtgrößen bleiben solange gültig, bis neue Größen ausgehandelt werden. Der Arzt muß sich also darum bemühen, selbst für einen Ausgleich seiner Verordnungen innerhalb seines Patientenstammes zu sorgen.

Allerdings ist die Einführung von Richtgrößen auch mit einigen Problemen verbunden. Richtgrößen als Kontrollinstrument eignen sich besonders in solchen Bereichen, in denen die kassenärztliche Vereinigung keine direkte Kontrolle über das Ausmaß der erbrachten Leistungen hat. Dies trifft für Medikamente, Heil- und Hilfsmittel sowie für die Anzahl der Überweisungen zu. Wenn nun Richtgrößen eingeführt werden, dann wird gleichzeitig für den Arzt ein ziemlich kompliziertes Berechnungsverfahren notwendig, sofern er die Richtgrößen nicht überschreiten möchte. So müßte er beispielsweise selbst mit berechnen, wie hoch die Fallsumme seiner bisher verordneten Medikamente ist. Oder es ist eine eigene Überweisungs- bzw. Krankenhauseinweisungsstatistik zu führen. Dies erhöht den Arbeitsaufwand, ohne daß daraus therapeutischer Nutzen gezogen werden kann. Darüber hinaus sind die Richtgrößen bei solchen Leistungsgruppen problematisch, bei denen eine Festlegung in Geld erfolgt, die Preisfestlegung jedoch nicht in Händen der Ärzte bzw. kassenärztlichen Vereinigung ist. Die generelle Festlegung einer Richtgröße für Arzneien aus Apotheken hat beispielsweise den Nachteil, daß Preiserhöhungen bei festen Richtgrößen voll zu Lasten des Verordnungsvolumens der Ärzte gehen. Daher eignen sich Richtgrößen insbesondere für solche Leistungsgruppen, in denen zwischen den Krankenkassen und den Vertragspartnern Festpreise vereinbart wurden.

Prüfung der Wirtschaftlichkeit durch arztbezogene Prüfungen

Eine grundsätzlich andere Prüfungsart ist in § 106 SGB V mit der arztbezogenen Prüfung angesprochen. Sie kann auf verschiedene Art und Weise ausgestaltet werden. Grundlage ist für alle Formen, daß sämtliche Leistungen, die ein Arzt verursacht hat oder sämtliche Leistungen, die ein Patient erhielt, zusammengetragen werden.

Damit kann diese Prüfung nur in einer Kooperation zwischen den Krankenkassen und den kassenärztlichen Vereinigungen durchgeführt werden, da die kassenärztlichen Vereinigungen nicht alle Leistungen kennen, die Versicherte erhalten haben können.

In Übersicht 11.1 ist ein Beispiel einer patientenbezogenen Auflistung von Leistungen wiedergegeben. Führt man sie über ein ganzes Quartal, dann werden verschiedene Zusammenhänge deutlich, die dem einzelnen Arzt in der Regel verborgen bleiben: Die Inanspruchnahme mehrerer Ärzte, insbesondere solche ohne Überweisung, alle Verschreibungen für den Patienten usw. So kann durch eine derartige Übersicht bei-

Übersicht 11.1 Auszug einer Auflistung von Leistungen eines Quartals für einen Patienten (Schräder et al., 1987)

Arzt	Datum	Leistungen	Art	DM
Allg.	09. 6.	Bes	Dringender Besuch	35,00
		L	Injektion, intravenös	7,11
		Unt	Eingehende Untersuchung	11,24
		L	Injektion, subkutan	4,35
		Rp	Kliniomycin	28,98
	10. 6.	Bes	Besuch einschl. Beratung	26,51
		L	Injektion, intravenös	7,11
		L	Injektion, subkutan	4,35
		Rp	Euphyllin 0,24	8,62
		Rp	Solu Dexorin H 50 mg 1 ml	24,80
		Rp	Bisolvon 4 ml	18,65
	11. 6.	Bes	Besuch einschl. Beratung	26,51
		L	Einf. Unters. v. Körperflüssigk.	3,37
		L	Injektion, intravenös	7,11
		L	Injektion, subkutan	4,35
		L	Mikrosk. Unters. v. Harnsediment	5,26

spielsweise die Unverträglichkeit von Medikamenten aufgedeckt werden, die unterschiedliche Ärzte jeweils in Unkenntnis der Verordnung der Kollegen verschreiben.

Eine solche einzelne Zusammenstellung hat den Nachteil, daß sie jeweils nur einen Individualfall mit seinen spezifischen Ausprägungen beinhaltet. Um zu allgemeineren Aussagen zu kommen, muß das Leistungsspektrum für sehr viele Patienten eines Arztes zusammengestellt werden. Neben dem Problem, daß diese Zusammenstellung einen hohen Arbeitsaufwand verursacht, müssen Verfahren entwickelt werden, um eine Übersicht über das vielfältige Geschehen zu erhalten.

Eine andere Art der Zusammenstellung ist dann gegeben, wenn man die Leistungen eines Quartals **nur für einen Arzt ohne Überweisungsgeschehen** auflistet. Dies kann in der Form von Tagesübersichten geschehen, die den typischen Ablauf von Sprechstunden und Besuchen eines Tages wiedergeben oder in der Form von Patientenübersichten, die ähnlich wie bei der patientenbezogenen Prüfung die Leistungen enthalten, die ein Patient während des Quartals vom Arzt erhalten hat. Zwar sind auch hier relativ umfangreiche Datenmengen nach spezifischen Kriterien zu ordnen, dies kann jedoch mittels Computern von der kassenärztlichen Vereinigung allein durchgeführt werden.

Die Zusammenstellung der Tagesabläufe von Ärzten zeigt u.a., wieviel Zeit der Arzt dem einzelnen Patienten gewidmet hat. Bei der patientenbezogenen Zusammenstellung gewinnt man einen Überblick über die Behandlung unterschiedlicher Krankheiten. Zum Beispiel werden hier Fälle deutlich, in denen Patienten mit eher psychosomatischen Leiden ausschließlich medikamentös behandelt wurden. Beide Prüfungsarten enthalten damit auch die Beurteilung der **Qualität ärztlicher Leistungen**. Dieser Aspekt erscheint viel wichtiger als die ausschließliche Prüfung auf Wirtschaftlichkeit.

Deshalb sind solche Verfahren unter dem Namen **Transparenzprojekte** in der ambulanten Versorgung erprobt worden. Sie hatten das Ziel, dem einzelnen Arzt eine Übersicht über seinen Behandlungsverlauf und sein spezifisches Behandlungsgeschehen zu ermöglichen. Dem Arzt soll das, was in seiner Praxis vonstatten geht, transparent gemacht werden. Die Weiterentwicklung dieser Verfahren führte zu den „Qualitätszirkeln" (vgl. Abschn. 11.2).

11.1.2 Wirtschaftlichkeit in der stationären Versorgung

Die Prüfung der Wirtschaftlichkeit in der stationären Versorgung gestaltet sich völlig anders als in der ambulanten Versorgung. Für die stationäre Versorgung gibt es kein Äquivalent zu der kassenärztlichen Vereinigung. Insofern müssen die erforderlichen Daten zur Beurteilung der Wirtschaftlichkeit von den Krankenhäusern selbst, den Krankenkassen oder von den Landesministerien gesammelt werden. Darüber hinaus erfolgt die Leistungsvergütung im Krankenhaus nicht nach Einzelleistungen, sondern nach Pflegesätzen.

Entsprechend sind die **gesetzlichen Vorgaben** der Wirtschaftlichkeitsprüfung unspezifischer formuliert. In §113 SGBV heißt es:

„1. Die Landesverbände der Krankenkassen, die Verbände der Ersatzkassen und der Landesausschuß des Verbandes der privaten Krankenversicherung können gemeinsam die Wirtschaftlichkeit, Leistungsfähigkeit und Qualität der Krankenhausbehandlung eines zugelassenen Krankenhauses durch einvernehmlich mit dem Krankenhausträger bestellte Prüfer untersuchen lassen. Kommt eine Einigung über den Prüfer nicht zustande, wird dieser auf Antrag von der Landesschiedsstelle nach §114 Abs. 1 bestimmt. Der Prüfer ist bei der Durchführung seines Auftrags an Weisungen nicht gebunden.
2. Die Krankenhäuser und ihre Mitarbeiter sind verpflichtet, dem Prüfer und seinen Beauftragten auf Verlangen die für die Wahrnehmung ihrer Aufgaben notwendigen Unterlagen vorzulegen und Auskünfte zu erteilen.
3. Das Prüfungsergebnis ist, unabhängig von den sich daraus ergebenden Folgerungen für eine Kündigung des Versorgungsvertrages nach §110, in der nächstmöglichen Pflegesatzvereinbarung mit Wirkung für die Zukunft zu berücksichtigen. Die Vorschriften über die Wirtschaftlichkeitsprüfungen nach der Bundespflegesatzverordnung bleiben unberührt."

Die gesetzliche Vorgabe schreibt fest, daß die Krankenkassen die Wirtschaftlichkeit eines Krankenhauses durch Prüfer feststellen lassen können. Nach welchen Kriterien die Prüfer die Wirtschaftlichkeit bestimmen, ist nicht vorgegeben.

Im Sozialgesetzbuch wird ausdrücklich festgelegt, daß neben den in diesem Buch enthaltenen Vorschriften auch diejenigen über die Wirtschaftlichkeitsprüfung nach der Bundespflegesatzverordnung zu beachten sind. Sieht man diese Verordnung durch, dann ergeben sich in der momentan gültigen Fassung allerdings keine neuen Hinweise. Zwar wird in der Bundespflegesatzverordnung relativ detailliert festgelegt, wie die Pflegesätze und das Budget eines Krankenhauses zu berechnen sind (vgl. Abschn. 10.5.1), es fehlen jedoch Hinweise auf eine Bestimmung der Wirtschaftlichkeit.

Eine solche Beurteilung ist im Krankenhaus nur in Grenzen möglich. Ein Grund ist die hohe **Personalintensität** der Leistungen des Krankenhauses. Es fallen ärztliche, pflegerische und betreuende Leistungen an. Ungefähr 70% der Kosten der stationären Versorgung sind deshalb Personalkosten, wobei ein Großteil des Personals nach tariflichen Regelungen eingestellt ist.

Ein Aspekt der Wirtschaftlichkeitsprüfung eines Krankenhauses könnte die unter ökonomischen Gesichtspunkten zu treffende **tarifliche Eingruppierung** der Stellen sein. Hierbei steht das Krankenhaus teilweise in Konkurrenz mit dem Angebot anderer Bereiche der Wirtschaft. Insbesondere in Großstädten können die tariflichen Eingruppierungen außerhalb des Krankenhauses attraktiver sein, was zur Zeit mit ein Grund des sogenannten Pflegenotstandes ist.

Ein weiterer Aspekt der Wirtschaftlichkeit ist die **Betreuungsintensität**. Wie viele Ärzte, Pfleger usw. benötigt man pro Bett in den jeweiligen Abteilungen? Dazu gab es über 15 Jahre lang immer wieder Versuche, sogenannte Anhaltszahlen festzulegen, die Auskunft darüber geben sollen, welche Arzt- und Pflegerelation pro Bett in den unterschiedlichen Abteilungen unter normalen Umständen ausreichend ist. Weil über eine verbindliche Festlegung von Anhaltszahlen keine Einigung erreicht werden konnte, wurden mit dem Gesundheitsstrukturgesetz 1992 (GSG) verbindliche Anhaltszahlen eingeführt, die nach der Pflegeintensität der Patienten sowie nach Leistungsgruppen differenziert sind.

Für eine externe Wirtschaftlichkeitsprüfung von Krankenhäusern bleiben somit in erster Linie die restlichen 30% der Kosten übrig, die die Unterbringung und Verpflegung der Patienten, die Technik, die Verwaltung usw. umfassen. In zweiter Linie kann man einen Vergleich zwischen gleichen Abteilungen unterschiedlicher Krankenhäuser in Analogie zur Durchschnittsprüfung in der ambulanten Versorgung vornehmen, was mit dem GSG 1992 explizit eingeführt wird. Dieses Verfahren weist jedoch die schon skizzierten Probleme auf.

Zusammenfassend ist es keineswegs erstaunlich, daß nur vereinzelt gesetzliche Vorgaben der Wirtschaftlichkeitsprüfung in der stationären Versorgung formuliert wurden. Bis heute gibt es noch keine externe Prüfmethode, die bei gleichbleibender Qualität der Versorgung eine Feststellung gestattet, wann Krankenhausleistungen wirtschaftlich sind. Mit der im GSG vorgeschriebenen Umstellung der Finanzierung der Krankenhausleistungen auf Fallpauschalen werden sich neue Probleme der Wirtschaftlichkeitsprüfung ergeben, die noch nicht abzusehen sind.

11.1.3 Wirtschaftlichkeit in der Arzneimittelversorgung

Die Prüfung der Wirtschaftlichkeit der Arzneimittelversorgung betrifft theoretisch drei Aspekte: die Wirtschaftlichkeit der Herstellung, der Verschreibung und der Verwendung von Arzneimitteln.

Ökonomisch könnte man argumentieren, daß die Wirtschaftlichkeit der **Herstellung von Arzneimitteln** über den „Markt“ geregelt wird. Dies gilt jedoch nur, wenn viele Anbieter des gleichen Produktes vorhanden sind und keine sonstigen Wettbewerbsverzerrungen vorliegen. Solche sind jedoch z. B. durch den Patentschutz, den Warenmusterschutz sowie die Konzentration der Herstellung von einigen Arzneimitteln auf große Firmen gegeben.

Der **Patentschutz** bewirkt, daß ein neu entdecktes Medikament nicht von anderen Firmen hergestellt werden darf, wenn ein Patent dafür angemeldet wurde. Das Unternehmen mit dem Patent hat dadurch eine Monopolstellung und kann den Preis für das Arzneimittel beliebig festlegen.

Der **Warenmuster-** oder **Handelswarenschutz** schützt den Namen des Medikamentes. Sofern kein Patent vorhanden ist, dürfen andere Firmen die Arznei mit Warenmusterschutz zwar auch produzieren, sie jedoch nicht unter dem gleichen Namen verkaufen. Wenn z. B. durch Werbung ein therapeutischer Effekt mit dem Namen eines bestimmten Medikamentes in Verbindung gebracht wird, wirkt dies für andere Firmen u. U. verkaufs- und wettbewerbshindernd.

Schließlich gibt es Arzneispezialitäten, deren Herstellung so aufwendig und dadurch teuer ist, daß diese nur durch große Firmen durchgeführt werden kann. Auch dadurch kann ein Quasimonopol entstehen, welches einen weiten Spielraum bei der Preisfestlegung läßt.

Auf diese Gegebenheiten hat die Gesundheitssicherung nur einen geringen Einfluß. Deshalb wurde mit dem Gesundheitsreformgesetz 1989 Festpreise für Wirkstoffgruppen eingeführt. Medikamente, die der Festpreisregelung unterliegen, gelten als wirtschaftlich.

Eine Problematik dieser **Festpreisregelung** zur Erlangung von mehr Wirtschaftlichkeit liegt darin, daß nur für sich im Wettbewerb befindende Arzneimittel Festpreise ausgehandelt werden können. Es müssen verschiedene Angebote für die jeweiligen Medikamente vorliegen, um die Spannweite der Preisdifferenzen ausloten zu können. Firmen, die die ausgehandelte Wirkstoffgruppe preiswerter anbieten könnten, profitieren. Firmen, die dies nicht können, aber andere, nicht der Festpreisregelung unterliegende Medikamente herstellen, können den Mindererlös bei den Festpreis-Medikamenten auf die Kosten der anderen Arzneimittel aufschlagen. Mittelfristig führt deshalb die Festpreisregelung nicht zu einer wirtschaftlicheren, sondern zu einer unwirtschaftlicheren medikamentösen Versorgung.

Ein weiterer Ansatzpunkt der Wirtschaftlichkeit der medikamentösen Versorgung sind die **Verschreibungsgewohnheiten der Ärzte**. Dies betrifft sowohl die Art als auch die Menge der Verschreibung. Hier sind drei Steuerungsmechanismen zur Erlangung von mehr Wirtschaftlichkeit vorgegeben: die oben bereits dargestellte Richtgrößenfestlegung der Verschreibung, der Erlaß der Rezeptgebühren bei Festpreismedikamenten bzw. die mengenabhängige Zuzahlung des Patienten sowie der Ausschluß von Medikamenten von der kassenärztlichen Versorgung

Für Medikamente, die der Festpreisregelung unterliegen, brauchte der Patient bis Ende 1992 keine Rezeptgebühr zu bezahlen. Bekam er eine Arznei, die in die Festpreisregelung fällt, aber teurer als der Festpreis ist, dann mußte der Patient die Differenz bezahlen. Man erhoffte sich von dieser Regelung, daß die Patienten von sich aus auf eine Verschreibung von Medikamenten drängen würden, die der Festpreisregelung unterliegen. Die Wirkung dieser Regelung ist jedoch, abgesehen von einem Anfangserfolg, fraglich. In den Wirkstoffgruppen, die der Festpreisregelung unterliegen, gibt es kaum noch ein Medikament, welches teurer ist. Hat der Patient jedoch eine Krankheit, die eine Behandlung mit nicht der Festpreisregelung unterliegenden Medikamenten bedarf, ist eine Einflußnahme zur Verschreibung anderer Medikamente kontraproduktiv.

Mit dem GSG 1992 wurde die Befreiung von der Zuzahlung bei Festpreisarzneien aufgehoben. stattdessen soll eine **mengenabhängige Zuzahlung für jedes Medikament** eingeführt werden. Diese Regelung könnte dann zur Reduktion der Verschreibung von Arzneien und damit zu mehr Wirtschaftlichkeit beitragen, wenn die Zuzahlungen hoch genug sind (vgl. Abschn. 11.3). Andererseits belastet diese Form der Zuzahlung chronisch Kranke und Multimorbide besonders stark. Insbesondere Ältere, die nicht mehr über ein Arbeitseinkommen, sondern über eine Rente verfügen, sind chronisch krank. Damit wirkt diese Form der Einführung von mehr Wirtschaftlichkeit dem Solidaritätsprinzip entgegen (vgl. Kapitel 9).

Die dritte Regelung, der **Ausschluß von Medikamenten**, ist in §34 SGB V festgelegt. Dort heißt es:

„1. Für Versicherte, die das 18. Lebensjahr vollendet haben, sind von der Versorgung nach §31 folgende Arzneimittel bei Verordnung in den genannten Anwendungsgebieten ausgeschlossen:
   1. Arzneimittel zur Anwendung bei Erkältungskrankheiten und grippalen Infekten einschließlich der bei diesen Krankheiten anzuwendenden Schnupfenmittel, Schmerzmittel, hustendämpfenden und hustenlösenden Mittel,
   2. Mund- und Rachentherapeutika, ausgenommen bei Pilzinfektionen,
   3. Abführmittel,
   4. Arzneimittel gegen Reisekrankheit.
2. (...)
3. Der Bundesminister für Arbeit und Sozialordnung kann im Einvernehmen mit dem Bundesminister für Gesundheit und dem Bundesminister für Wirtschaft durch Rechtsverordnung mit Zustimmung des Bundesrates von der Versorgung nach §31 unwirtschaftliche Arzneimittel ausschließen. Als unwirtschaftlich sind insbesondere Arzneimittel anzusehen, die für das Therapieziel oder zur Minderung von Risiken nicht erforderliche Bestandteile enthalten oder deren Wirkungen wegen der Vielzahl der enthaltenen Wirkstoffe nicht mit ausreichender Sicherheit beurteilt werden können oder deren therapeutischer Nutzen nicht nachgewiesen ist."

Diese Festlegung beinhaltet insoweit eine Prüfung der Wirtschaftlichkeit, als Rezepte daraufhin durchgesehen werden müssen, ob sie Verschreibungen enthalten, die von der kassenärztlichen Versorgung ausgeschlossen sind. Allerdings gibt es auch für diese Medikamente eine gegenläufige Tendenz: Es besteht die Möglichkeit, anstelle von Medikamenten, die ausgeschlossen wurden, ähnliche zu verschreiben, die nicht ausgeschlossen sind, selbst dann, wenn sie eigentlich nicht notwendig wären. Ob diese Tendenz zu einer der Wirtschaftlichkeit entgegengesetzten Wirkung führt, müßte in der Praxis empirisch überprüft werden.

Mit dem GSG 1992 wurde auch hier eine Änderung projektiert: Über ein neu zu schaffendes Arzneimittelinstitut soll eine Positivliste erarbeitet werden, d. h. eine Liste der auf Kosten der gesetzlichen Krankenkasse verordnungsfähigen Arzneimittel. Diese Liste soll bis 1996 erstellt und in das Leistungsrecht der GKV eingefügt werden. Damit entfällt dann die Negativliste.

Als letzter Bereich bleibt noch die Prüfung der **Verwendung von Medikamenten bei den Patienten** übrig. Hier hat die Gesundheitssicherung jedoch keinerlei Einflußmöglichkeiten.

Zusammengefaßt stehen der Gesundheitssicherung auch in der Arzneimittelversorgung nur eingeschränkte Möglichkeiten der Prüfung der Wirtschaftlichkeit zur Verfügung. Von den hier insgesamt besprochenen Methoden scheint eine der wirksamsten Prüfungen die für die ambulante Versorgung vorgeschriebene Stichprobenprüfung arztbezogener Leistungen zu sein, wenn hier auch alle verschriebenen Medikamente aufgelistet werden.

11.2 Effektivität, Qualitätssicherung, Effizienz und Evaluation im Gesundheitswesen

Das Hauptproblem der bisher dargestellten Formen der Wirtschaftlichkeitsprüfungen besteht darin, daß sie mit wenigen Ausnahmen die **Qualität der Gesundheitsversorgung** außer acht lassen. Erst mit der Kodifizierung der Reichsversicherungsordnung in das Sozialgesetzbuch V wurde auch die Qualitätssicherung und damit die Effektivität gesetzlich verankert.

Der Begriff Effektivität bezeichnet die Wirksamkeit, also die Erzielung des gewünschten Erfolges.

Zur Bestimmung der **Effektivität** benötigt man somit die Festlegung des Erfolges (das Ziel) und die Prüfung der Mittel zur Erreichung des Zieles. Im deutschen Sprachgebrauch wird nicht zwischen der effiacy und der effectiveness unterschieden. „Effiacy" bezeichnet die theoretisch erzielbare, „effectiveness" die praktisch erlangbare Wirksamkeit (Schwartz, 1992). Beide sind nicht immer deckungsgleich.

Die Wirksamkeit einer Therapie ist zunächst Grundvoraussetzung aller weiteren Untersuchungen. Schon hier ergeben sich erhebliche Probleme. Wie bestimmt man die Wirksamkeit? Muß man zwischen kurz- und langfristiger Wirksamkeit unterscheiden? Wie sind Nebenwirkungen bei Medikamenten einzuordnen? Wie ist die Arzt-Patient-Beziehung einzubeziehen? Ist z. B. eine Therapie, die an sich wirksam sein könnte, auch dann noch als effektiv zu beurteilen, wenn der Patient Teile der Therapieanweisungen nicht befolgt oder ohne Wissen des Arztes Paralleltherapien, eventuell auch medikamentöse, durchführen läßt?

Der Gesetzgeber hat jedoch nicht den Begriff der Effektivität verwandt, sondern in §135 SGB V festgelegt, daß neue Untersuchungs- und Behandlungsmethoden nur dann in der kassen(zahn)ärztlichen Versorgung abgerechnet werden, wenn der diagnostische oder therapeutische „Nutzen" anerkannt und weitere Bedingungen erfüllt sind. Ähnliches gilt für neue Heil- und Hilfsmittel (§138 und 139 SGB V).

Bisher gibt es jedoch noch kein allgemeines Konzept, welches die Überprüfung der Effektivität in der ambulanten oder stationären Versorgung ermöglichen würde. Für Medikamente gibt es derartige Richtlinien bei der Arzneimittelzulassung. Für Heil- und Hilfsmitteln sollen laut §139 SGB V Qualitätsstandards entwickelt werden.

Ist erst einmal die Effektivität eines therapeutischen oder diagnostischen Mittels festgestellt, kommt es darauf an, die Wirksamkeit auf die Dauer zu erhalten. Dazu dienen **Qualitätskontrollen**, die vom Gesetzgeber ebenfalls vorgeschrieben sind.

In §136 SGB V ist festgelegt, daß „die Kassenärztlichen Vereinigungen (...) die Qualität der in der kassen- und vertragsärztlichen Versorgung erbrachten Leistungen einschließlich der belegärztlichen Leistungen im Einzelfall durch Stichproben (prüfen), deren Auswahl, Umfang und

Verfahren im Benehmen mit den Landesverbänden der Krankenkassen sowie den Verbänden der Ersatzkassen festgelegt wird." Nach der gleichen Art sollen auch ambulant im Krankenhaus erbrachte Leistungen geprüft werden.

Für die stationäre Versorgung sind keine Einzelvorschriften erlassen. Hier heißt es in §137 SGB V, daß die Krankenhäuser verpflichtet sind, „sich an Maßnahmen zur Qualitätssicherung zu beteiligen. Die Maßnahmen sind auf die Qualität der Behandlung, der Versorgungsabläufe und der Behandlungsergebnisse zu erstrecken. Sie sind so zu gestalten, daß vergleichende Prüfungen ermöglicht werden."

Maßnahmen der Qualitätssicherung befinden sich in Deutschland erst im Aufbau. In der ambulanten Versorgung scheinen sich **„Qualitätszirkel"** durchzusetzen. Solche Zirkel sind Treffen auf freiwilliger Basis von mehreren Ärzten derselben Fachrichtung. Sie erarbeiten für bestimmte Versorgungsprobleme Leitlinien einer guten medizinischen Versorgung und bewerten ihre eigene Tätigkeit und ihre Praxis anhand dieser Leitlinien (Häussler, 1992). Für die **stationäre Versorgung** gibt es Pilotstudien der Qualitätssicherung, z. B. solche in der operativen Gynäkologie (Eichhorn et. al. 1989) oder der Chirurgie (Schega, 1984).

Neben der Effektivität und der Qualitätssicherung besteht ein Ziel der Gesundheitssicherung darin, die Leistungen möglichst effizient, also kostengünstig zu erbringen.

Der Begriff Effizienz bezeichnet in der Medizin in Anlehnung an das englische Wort „efficiency" den Wirkungsgrad oder das Ausmaß des gewünschten Erfolges unter Bezugnahme auf die Kosten.

Voraussetzung zur Bestimmung der **Effizienz** ist die gleiche Effektivität alternativ untersuchter Maßnahmen. In der Ökonomie ist der Begriff der Effizienz mit dem ökonomischen Prinzip identisch (vgl. Abschn. 11.1) und bedeutet entweder bei festgelegtem Output kostengünstigste Produktion (Verfahren und Input) oder bei festgelegten Kosten diejenige Produktion (Verfahren, Input), die den höchsten Output erbringt.

Im wesentlichen haben sich drei Verfahren der **Effizienzkontrolle** herausgebildet, die je nach Untersuchungsgegenstand verschiedenartig aufgebaut sind und hier nicht im einzelnen erläutert werden können (vgl. jedoch z. B. Horisberger, van Eimeren 1986):

- **Kosten-Produktivitäts-Analyse**: Für vorgegebene Leistungen (Output) werden die kostengünstigsten Erbringungsformen (Produktion) und Mittel (Ressourcen) festgestellt.
- **Kosten-Effektivitäts-Analyse**: Für verschiedene, gleich effektive Leistungen (Output) werden die je Leistung kostengünstigsten Erbringungsformen und ihre Mittel vergleichend gegenübergestellt.
- **Kosten-Nutzen-Analyse**: Für bewertete Nutzen verschiedener, gleich effektiver Leistungen (Output) werden die je Leistung kostengünstigsten Erbringungsformen und ihre Mittel vergleichend gegenübergestellt.

Diese Verfahren beinhalten bereits umfangreiche Bewertungen. Sie werden deshalb auch teilweise bei der Diskussion der „Evaluation" im Gesundheitswesen genannt.

Die **Evaluation** oder Bewertung im Gesundheitssystem hat stets Effektivitäts- oder Effizienzaspekte als Grundlage. Im engeren medizinischen Sinn versteht man unter Evaluation die Überprüfung der Wirksamkeit medizinischer Maßnahmen mit Bezug auf objektiv meßbare Veränderungen der Gesundheit. Es handelt sich hier also um eine Überprüfung der Effektivität.

In der Epidemiologie versteht man unter Evaluation die Überprüfung von Effektivität und Effizienz in Bezug auf gewünschte Veränderungen des Gesundheitszustandes einer Bevölkerung oder Bevölkerungsgruppe.

Nach Schwartz (1992, S. 11) kann man unter Evaluation eine „umfassende, wissenschaftliche Beurteilung des Nutzens, der Kosten und sonstiger interner und externer Wirkungen von Produkten, Verfahren, Projekten, Modellen, Einrichtungen oder Programmen des Gesundheitswesens“ verstehen.

Evaluation geht damit über die Qualitätssicherung weit hinaus. Während letztere vor allem das Ziel hat, feststehende Standards bzw. übereinstimmende Ansichten der Durchführung von Behandlungen zu sichern, bewertet man bei der Evaluation das Behandlungsergebnis mit Nutzenaspekten.

Ebenso ist die Evaluation nicht mit Begleitforschungen zu Programmen oder Maßnahmen identisch. **Begleitforschungen** sollen ein Projekt oder eine Maßnahme in der Hinsicht begleiten, daß Qualitätsstandards gesichert oder Veränderungen der Durchführung in Angriff genommen werden können. Zwar gibt es auch Evaluationsarten, die begleitend durchgeführt werden müssen, jedoch bleibt bei der reinen Begleitforschung die Nutzenkomponente außer Betracht.

Man kann verschiedene Arten der Evaluation unterscheiden: die Struktur- (Input-, Verlaufs-), Prozeß- und Ergebnisevaluation. Sie differieren bezüglich des Ansatzpunktes der Bewertung. Bei der **Strukturevaluation** werden z. B. die Qualifikation des Personals oder die Infrastruktur von Gesundheitseinrichtungen im Hinblick auf die Verbesserung des Gesundheitszustandes von Personen bewertet. Die **Prozeßevaluation** bewertet beispielsweise Diagnose-, Therapie- und Pflegeabläufe. **Ergebnisevaluation** bedeutet, die Heilung oder Besserung von Krankheitszuständen zu beurteilen, auch zwischen verschiedenen Gesundheitssystemen. Beispiele für Evaluationsverfahren sind in Brennecke (1992) sowie Häussler et al. (1992) enthalten.

11.3 Die Steuerung der Gesundheitsversorgung

Die Beurteilung der Wirtschaftlichkeit des Gesundheitssystems ist eine Notwendigkeit, um es kostengünstig zu (er)halten. Sofern Unwirtschaftlichkeit entdeckt wird, müssen **Steuerungsmechanismen** angewandt werden, die dafür Sorge tragen, daß die Versorgung zweckmäßig und kostengünstig ist.

Die Grundsätze der Steuerung eines Gesundheitssystems hängen entscheidend von den Elementen des Gesundheitssystems ab, mit denen es gestaltet wurde. Buchholz (1985) unterscheidet hier drei Typen: **Individualvorsorge**, **Gruppenvorsorge**, z. B. durch Genossenschaften oder Versicherungen und **Staatsvorsorge**. Staatsvorsorge wird über eine zentralwirtschaftliche Steuerung, Gruppen- bzw. Individualvorsorge per marktwirtschaftlicher Steuerung geregelt.

In der Gesundheitssicherung der Bundesrepublik läßt zwar der Staat der Gruppenvorsorge über private Versicherungen noch Raum, ist jedoch Hauptträger der Sicherung. Infolgedessen wird das System überwiegend zentralwirtschaftlich gesteuert (vgl. Reiners, 1987).

Einige grundsätzliche Kriterien der **zentralwirtschaftlichen Steuerung** lauten:

- Es muß zentral, d. h. von der höchsten zuständigen Instanz eine Bedarfsberechnung für die zu planende Periode aufgestellt werden.
- Für Investitionsgüter (z. B. ein neues Krankenhaus) und langlebige Gebrauchsgüter (z. B. Computertomograph) muß der Neu- und Ersatzbedarf bestimmt werden.
- Für alle von der zentralwirtschaftlichen Steuerung betroffenen Güter muß das Produktionsverfahren, für alle Dienstleistungen die Art und der Umfang festgelegt werden.
- Aus diesen Festlegungen muß ein Plan für die benötigten Produktionsfaktoren (Arbeitskräfte, Materialien, Gelder) erstellt werden.
- Der Plan muß vollständig sein.

Aus diesen Kriterien ist zu entnehmen, daß eine zentralwirtschaftliche Steuerung relativ **unflexibel** ist. Treten Änderungsnotwendigkeiten ein, muß der gesamte Plan revidiert werden, was zeit- und kostenintensiv ist. Im Gesundheitssystem der Bundesrepublik werden deshalb die Ausgaben nur teilweise zentral gesteuert, z. B. die

Ausgaben für Neu- und Ersatzinvestitionen der Krankenhäuser.

Zu dem grundsätzlichen zentralwirtschaftlichen Steuerungsmodell gibt es spezifische Formen der Vereinbarung: Festsetzungen (Budgetierungen), Kontingentierungen und Bedarfsplanungen.

Festsetzungen betreffen vor allem monetäre, zum Teil auch personelle Gegebenheiten. So wird beim Neubau eines Krankenhauses die gesamte Bausumme festgesetzt und kann dann nur noch über eine Neufestsetzung geändert werden. Ebenso wird in Gesundheitsämtern die personelle Ausstattung festgesetzt und ist dann nur über einen neuen Stellenplan änderbar. Im Gesundheitsstrukturgesetz 1992 wurden sehr viele neue Festsetzungen getroffen, die z. B. die Gesamtvergütung der niedergelassenen Ärzte und die Pflegesätze der Krankenhäuser betreffen.

Dem Vorteil einer sehr guten Planbarkeit von Festsetzungen steht der Nachteil gegenüber, daß sie aus einem momentanen Erkenntnisstand getroffen werden und dann neuen Gegebenheiten nur schwer angepaßt werden können.

Eine Sonderform der Festsetzungen ist die **Bedarfsplanung**. Hier wird aufgrund der Schätzung des Bedarfs eine Festsetzung getroffen. Beispiele sind die Krankenhausbedarfspläne der Länder oder die kassenärztliche Bedarfsplanung. Beide führen zu einer Festsetzung, einmal der förderungswürdigen Krankenhäuser und deren Planbetten, zum anderen der Anzahl der Kassenarztsitze in einem Kassenarztbezirk für die verschiedenen Fachrichtungen.

Bedarfspläne können bei entsprechender Gestaltung den Vorteil haben, daß die Festsetzungen bei einer Bedarfsänderung schnell angepaßt werden können. Ansonsten weisen sie die gleichen Vor- und Nachteile wie die Festsetzungen auf. Das Gesundheitsreformgesetz 1992 hat für die kassenärztliche Bedarfsplanung Festlegungen getroffen, die ab 1999 praktisch kaum noch neue Niederlassungen erlauben.

Kontingentierungen sind mengenmäßige Festlegungen und damit ein typisches zentralwirtschaftliches Steuerungsinstrument. Im Gesundheitssystem von Großbritannien werden z. B. die Mittel für die stationäre Versorgung festgelegt.

Wegen der Schwerfälligkeit dieser Steuerungsformen ist ein zentralwirtschaftliches System selten effizient. Deshalb wird als Alternative für das deutsche Gesundheitssystem „mehr Marktwirtschaft" gefordert.

Im Prinzip enthält die **marktwirtschaftliche** bzw. **wettbewerbsorientierte Steuerung** (vgl. Geigant, Oberender, 1985) eine automatische Effizienzregelung der Kosten. Der Einfachheit halber soll hier nur die marktwirtschaftliche Steuerung durch Wettbewerb unter vollständiger Konkurrenz skizziert werden.

Die wichtigsten Kriterien des Wettbewerbs unter vollständigen Konkurrenz lauten:

- Nachfrager bezahlen die Güter, die sie kaufen, Anbieter produzieren oder handeln die Güter, die sie verkaufen.
- Die Güter und Dienstleistungen einer Kategorie sind zwischen unterschiedlichen Anbietern identisch.
- Die Nachfrager haben vollständige Marktübersicht.
- Die Nachfrager kennen das Gut, das sie kaufen wollen.
- Es gibt viele Nachfrager und viele Anbieter (atomistische Konkurrenz).

Da nach diesen Kriterien die Käufer eines Gutes die Übersicht haben, welcher Preis bei welchem Anbieter verlangt wird, wird dort gekauft, wo der Preis am niedrigsten ist. Für den Anbieter bedeutet dieses Modell: Senkt er seinen Preis, erhöht er die Nachfrage. Nimmt die Nachfrage ab, ohne daß der Anbieter seinen Preis verändert hat, dann hat ein anderer den Preis für das Gut gesenkt. Der Anbieter muß ebenfalls den Preis senken, andernfalls kann er nichts mehr verkaufen. Liegt der Preis des angebotenen Gutes so niedrig, daß er seine eigenen Kosten nicht mehr decken kann, muß der Anbieter aus dem Markt ausscheiden.

Nach der Wettbewerbstheorie gleichen sich bei vollständiger Konkurrenz die Nachfrage nach Gesundheitsgütern und -dienstleistungen und das Angebot dieser Leistungen aus. Es stellt sich ein **Gleichgewichtspreis** für jedes Gut und jede Dienstleistung ein. Kein Anbieter kann seinen Preis erhöhen, ohne gleichzeitig einen Rückgang der Nachfrage in Kauf nehmen zu müssen. Durch den Wettbewerb ergibt sich also eine Steuerung hin zu einem Gleichgewichtspreis, der auch bewirkt, daß „unwirtschaftlich" arbeitende Anbieter aus dem Markt ausscheiden müssen. Es kann allerdings nichts darüber gesagt werden, wie hoch der Gleichgewichtspreis für ein Gut ist.

Die marktwirtschaftliche Steuerung hat den unbestreitbaren Vorteil, daß unter den gesetzten Annahmen keine Unwirtschaftlichkeit im Sinne von überhöhten Preisen auftreten kann. Jeder Anbieter mit überhöhten Preisen kann seine Produkte nicht mehr verkaufen. Ein weiterer Vorteil ist die Vielfältigkeit der Anbieter. Dadurch können Produktvariationen erdacht und angeboten werden, was die Innovation und die Weiterentwicklung des technischen Fortschritts stark fördert (vgl. Oberender 1992, S. 164). Nachteile der marktwirtschaftlichen Steuerung liegen darin, daß die obigen Kriterien nahezu vollständig erfüllt sein müssen, damit diese Steuerungsart funktioniert. Vor allem müssen die Bürger die Güter, die sie kaufen wollen, kennen und vergleichen können.

Man kann das an einem einfachen Beispiel verdeutlichen. Ein Bürger hat nach einer unglücklichen Körperdrehung Schmerzen im Lendenwirbelbereich mit leichter Taubheit und leichtem Kribbeln in beiden Beinen. Er will deshalb Produkte oder Dienstleistungen zur Gesundung kaufen. Zur Wahl stehen Schmerzmittel aus der Apotheke, eine orthopädische oder neurologische Behandlung bei niedergelassenen Ärzten oder eine Krankenhausbehandlung. Weiß der Bürger, welches „Produkt" er kaufen muß? Kennt der Bürger die Wahlmöglichkeiten und kann er sie vergleichen?

Dies mag mit ein Grund dafür sein, warum im Gesundheitswesen der Bundesrepublik nur in Teilbereichen marktwirtschaftliche Ansätze vorhanden sind. Es gibt sie bei Arznei- sowie Heil- und Hilfsmitteln. Aber auch hier sind die Kriterien der vollständigen Konkurrenz nicht vollständig erfüllt, z. T. stehen sogar gesetzliche Regelungen dagegen wie beispielsweise der Patentschutz.

Als **spezifische Steuerungsformen** der Marktwirtschaft können Verträge und die Selbstbeteiligung genannt werden. Allerdings sind die Trennlinien nicht scharf, es lassen sich auch die dem einen System zurechenbaren Vereinbarungsformen im anderen System finden.

Verträge legen für einen abgegrenzten Zeitraum fest, warum und wie Zahlungen und Dienstleistungen zu erfolgen haben. Beispiele sind ein Vertrag über die privatwirtschaftliche Reinigung eines Krankenhauses oder die Verträge zur Gesamtvergütung in der kassenärztlichen Vereinigung sowie die Verträge über die Pflegesätze der Krankenhäuser. Verträge sind ein flexibles Steuerungsinstrument, da sie an die Gegebenheiten der Vertragspartner angepaßt werden können und vielfältige Möglichkeiten der Strukturierung bieten.

Ein weiteres Steuerungsinstrument ist die **Selbstbeteiligung** (Internationale Gesellschaft für Gesundheitsökonomie 1980). Man geht dabei davon aus, daß die einzelnen Personen im Rahmen ihrer Mittel eine Abwägung vornehmen, ob sie ein Gut mit Selbstbeteiligung „kaufen" sollen oder nicht. Nur wenn es eine unabweisbare Notwendigkeit gibt oder wenn der individuelle Nutzen hoch ist, wird ein Gut mit hoher Selbstbeteiligung gekauft. Dadurch soll eine nicht notwendige Inanspruchnahme von Gütern oder Dienstleistungen vermieden werden. Dies verstärkt die Wirtschaftlichkeit in dem Bereich, in dem die Selbstbeteiligung gilt.

Beispiele der Selbstbeteiligung sind die Zuzahlungen bei vielen Hilfsmitteln (Brillen, Hörgeräte, Rollstühle usw.), bei Kuren, Arzneien und beim Zahnersatz. In der Literatur werden sehr unterschiedliche Formen der Selbstbeteiligung diskutiert, auf die hier nicht eingegangen werden kann (vgl. jedoch Schulz et al., 1985).

Ein Nachteil der Selbstbeteiligung liegt darin, daß sie nur dann wirkt, wenn sie „spürbar" ist. Spürbar ist für Personen mit geringem Einkommen schon ein geringer, für solche mit hohem Einkommen jedoch erst ein hoher Betrag. Setzt man die Selbstbeteiligung niedrig an, werden Personen mit hohem Einkommen kaum tangiert (wie z. B. bei der Rezeptgebühr) und die Selbstbeteiligung wirkt nicht oder nur eingeschränkt. Setzt man sie dagegen hoch an, werden Personen mit geringem Einkommen stark belastet

Neben den grundsätzlichen Typen der zentral- und der marktwirtschaftlichen Steuerung gibt es noch ein drittes Modell: diejenige auf der **„mittleren Ebene“** (vgl. Herder-Dorneich, 1980). Damit ist die Steuerung durch die Selbstverwaltung, z. B. der Krankenkassen und kassenärztlichen Vereinigungen gemeint (vgl. Kapitel 10). Die Selbstverwaltung kennt insbesondere auf der Ebene der einzelnen Kassen und KVen die Steuerungsprobleme vor Ort gut und kann durch spezifische Vereinbarungen darauf einwirken. Theoretisch handelt es sich bei der Steuerung auf der Verbandsebene um eine Abwandlung einer Zentralsteuerung, die aber einige Nachteile dieser Steuerungsart vermeidet. Da das Gebiet, in welchem gesteuert werden muß, kleiner ist, kann die Planung flexibler und den Problemen adäquater vorgenommen werden. Außerdem braucht der Plan nicht vollständig zu sein, so lange in kurzen Abständen neu geplant und umgesetzt werden kann.

Problematisch an dieser Form der Steuerung sind die außerordentlich kleinen Spielräume, die die Selbstverwaltung hat. Der überwiegende Teil der Leistungen ist gesetzlich festgelegt, so daß nur der Umfang der (zugelassenen!) Mehrleistungen von der Selbstverwaltung bestimmt werden kann. Auch im Beitragsgeschehen ist die Selbstverwaltung durch gesetzliche Vorgaben und die Festlegung gebunden, daß die Beiträge die Ausgaben decken müssen. Als weiterer Nachteil wird in der Literatur die mangelnde Innovationsfähigkeit der Selbstverwaltung genannt.

Zusammengefaßt zeigt sich, daß das Gesundheitssystem der Bundesrepublik aus einer Mischform von Steuerungsmodellen besteht, welches weitgehend die Nachteile der „reinen“ Modelle vermeidet. Als Konsequenz müssen jedoch laufend Anpassungen vorgenommen werden, die immer wieder neue Diskussionen auslösen.

Literatur

Abholz, H.-H., D. Borgers, W. Karmaus, J. Korporal (Hg.) (1982): Risikofaktorenmedizin. Konzept und Kontroverse. Verlag Walter de Gruyter, Berlin, New York.

Ackermann-Liebrich, U., F. Gutzwiller, U. Keil, M. Kunze (1986): Epidemiologie. Meducation Foundation, Wien.

Ahlbohm, A., S. Norell (1984): Introduction to modern epidemiology. Epidemiology Resources, Chestnut Hill, 2. Aufl., USA, MA.

Alber, Jens (1992): Das Gesundheitswesen der Bundesrepublik Deutschland. Entwicklung, Struktur und Funktionsweise. Campus Verlag, Frankfurt, New York.

Ames, B. N., L. S. Gold (1990): Falsche Annahmen über die Zusammenhänge zwischen der Umweltverschmutzung und der Entstehung von Krebs. Angew Chem, 102/1990, S. 1233 – 1246.

Andersen, H. H., K.-D. Henke, J.-M. Graf v. d. Schulenburg (Hg.) (1992): Basiswissen Gesundheitsökonomie. Band 1: Einführende Texte. Edition Sigma, Berlin.

Anderson D. W., D. G. Schoenberg (1991): Neuroepidemiology. CRC Press, Boca Raton, Ann Arbor, Boston.

Annuß, R. (1992): Das Modellprogramm „Hab' ein Herz für Dein Herz" – Evaluationsbericht zum Abschluß der Pilotphase des betrieblichen Gesundheitsförderungsprogramms. In: G. Murza, U. Laaser (Hg.) (1992): Gesundheitsförderung, Band 4, Idis-Institut, Bielefeld, S. 7 – 65.

AOK-Bundesverband (1992): Statistische Informationen, Reihe 2.5: Einnahmen und Ausgaben, Jahresrechnungsergebnisse, GKV-Ergebnisse. Eigenverlag, Bonn.

Armitage, P. (1971): Statistical methods in medical research. Wiley, New York.

Armstrong, B., R. Doll (1975): Environmental factors and cancer incidence and mortality in different countries, with special reference to dietary practices. Int J Cancer, 15/1975, S. 617 – 631.

Aschenbeck, R. D., H. Bethmann, H. Cramer, R. Ebert, G. Görtemaker, U. Laschert, K. Neubert (1987): Schwerbehindertenrecht. Aktuelle Fragen des Schwerbehindertenrechts. In: Bundesarbeitsgemeinschaft für Rehabilitation (Hg.): Rehabilitation, Herausforderung an alle, Kongreßbericht, Eigenverlag, S. 241 – 243.

Assmann, G. (1990): Nationale Cholesterin-Initiative. Deutsches Ärzteblatt, Jg. 87, 17/1990, S. 846 – 862.

Bailar, J. C., Smith, E. M. (1986): Progress against cancer? N Engl J Med, 314, S. 1226 – 1232.

Bangma, B. D. (1992): Grußwort. In: Rehabilitation – Zukunft 2000, Kongreßbericht des Bundeskongresses für Rehabilitation 1991. Bundesarbeitsgemeinschaft für Rehabilitation, Frankfurt.

Barton, R. (1989): Alcohol promotion on television. World Health Forum 10, S. 181 – 185.

Bayer, R. (1991): Public health policy and the AIDS epidemic. An end to HIV exceptionalism? New Engl J Med 324, S. 1500 – 1504.

Becker, N., E. M. Smith, J. Wahrendorf (1989): Time trends in cancer mortality in the Federal Republic of Germany: Progress against cancer? Int J Cancer, 43/1989, S. 245 – 249.

Bengel, J., U. Koch (1988): Gesundheitsberatung durch Ärzte. Deutscher Ärzte Verlag, Köln.

Blohmke, M (1986): Sozialmedizin, 2. neu bearb. Auflage, Ferdinand Enke Verlag, Stuttgart.

Blohmke, M. (1979): Ökologischer Kurs: Teil Sozialmedizin, Ferdinand Enke Verlag, Stuttgart.

Blossfeld, H.-P., A. Hamerle, K. U. Mayer (1986): Ereignisanalyse. Statistische Theorie und Anwendung in den Wirtschafts- und Sozialwissenschaften. Campus Verlag, Frankfurt, New York.

Bray, G. A. (1989): Classification and evaluation of the obesities. Med Clin North Amer, 73/1989, S. 161 – 184.

Breitbart, E. W. (1992): Ziele und Ergebnisse der Hautkrebskampagne. Dt Ärztebl, S. C683 – 685.

Brennan, T. A. (1991): Transmission of the human immunodeficiency virus in the health care setting – time for action. New Engl J Med 324, S. 1504 – 1509.

Brennecke, R. (Hg.) (1992): Sozialmedizinische Ansätze der Evaluation im Gesundheitswesen. Band I: Grundlagen und Versorgungsforschung. Springer Verlag, Berlin, Heidelberg, New York, London, Paris, Tokyo, Hong Kong, Barcelona, Budapest.

Brennecke, R. (1981): Mikrozensuserhebungen. In: R. Brennecke, E. Greiser, H. A. Paul, E. Schach: Datenquellen für Sozialmedizin und Epidemiologie. Springer Verlag, Berlin, Heidelberg, New York, S. 100 – 124.

Brennecke, R. (1989): Erfahrungen mit dem Mikrozensus in der Gesundheitsforschung und künftiger Erhebungsbedarf. In: Statistisches Bundesamt (Hg.): Inhaltliche Fragen bevölkerungsbezogener Stichproben am Beispiel des Mikrozensus, Schriftenreihe Heft 10, S. 199 – 218.

Brennecke, R., P. Zollmann (1990): Finanzausgleich und Beitragssatzentwicklung in der gesetzlichen Krankenversicherung. In: Die Sozialversicherung, Jg. 45, 4/1990, S. 92 – 96.

Breslow, N. E., N. E. Day (1987): Statistical methods in cancer research. Volume II – The design and analysis of cohort studies. IARC Scientific Publications No. 82, Lyon, S. 13 – 15.

Brunkhorst, J. (1987): Zur Problematik unterschiedlicher Risikostrukturen und ihres Ausgleichs in der Sozialversicherung, insbesondere in der GKV. In: Schriften zum Sozial- und Arbeitsrecht, Band 82.

Buchholz, E. H. (Hg.) (1988): Das Gesundheitswesen in der Bundesrepublik Deutschland. Vorgestellt von Repräsentanten seiner wichtigsten Einrichtungen. Springer Verlag, Berlin, Heidelberg, New York, London, Paris, Tokyo.

Buchholz, E. H. (1985): Prinzipien, Grundelemente und Steuerungsinstrumente in der sozialen Sicherung. In: Wissenschaftliches Institut der Ortskrankenkassen, Ch. v. Ferber, U. E. Reinhardt, H. Schäfer, T. Thiemeyer (Hg.): Kosten und Effizienz im Gesundheitswesen. R. Oldenbourg Verlag, München, S. 457 – 475.

Bundesarbeitsgemeinschaft für Rehabilitation (1984): Die Rehabilitation Behinderter. Wegweiser für Ärzte. Deutscher Ärzte Verlag, Köln.

Bundesministerium für Arbeit und Sozialordnung (Hg.) (1991): Übersicht über die soziale Sicherheit, 2. Auflage, Eigenverlag, Bonn.

Bundesministerium für Arbeit und Sozialordnung (1983): Anhaltspunkte für die ärztliche Gutachtertätigkeit im sozialen Entschädigungsrecht und nach dem Schwerbehindertengesetz, Köln, Bonn.

Bundesverband der pharmazeutischen Industrie (Hg.) (1992): Pharma-Daten '92. Gutenberg Druck und Verlag, Hofheim.

Bundesversicherungsanstalt für Angestellte (1982): Fremdwort Rehabilitation. 100 Begriffe verständlich gemacht. 3. Aufl, Eigenverlag.

Carroll, K. K., K. T. Khor (1975): Dietary fat in relation to tumorigenesis. Prog Biochem Pharmacol, 10/1975, S. 308 – 353.

Chapman, S., J. Richardson (1992): Tobacco excise and declining tobacco consumption: The case of Papua New Guinea. Am.J.Publ.Hlth. 80/1192, S. 537 – 539.

Clausing, P., G. Wille (1992): Möglichkeiten ambulanter und teilstationärer Rehabilitation. In: Die Angestelltenversicherung, 10/1992, S. 369 – 373.

Colditz, G. A. et al. (1987): Menopause and the risk of coronary heart disease in women. New Engl J Med, 18/1987, S. 1105 – 1110.

Committee on passiv smoking of the national research council (1986): Exposure to environmental tobacco smoke and lung cancer. In: Environmental tobacco smoke. Measuring exposure and assessing health effects. Washington DC, National Academy Press, 1986, S. 223.

Dalhoff, M. (1992): Modelle und Entwicklungsperspektiven für die gesetzliche Krankenversicherung. In: Arbeit und Sozialpolitik, 3 – 4/1992, S. 15 – 28.

Daten des Gesundheitswesen (1987): Kohlhammer Verlag, Stuttgart, Berlin, Köln, Mainz.

Davis, N. (1977): Early signs of alcoholism. JAMA 238, S. 161 – 162.

Dawber, T. R. (1980): The Framingham Study – The epidemiology of atherosclerotic disease. Harvard University Press.

Day, N. E., N. Munoz (1982): Esophagus. In: Cancer epidemiology and prevention. D. Schottenfeld, J. Fraumeni (ed). W. B. Saunders Comp. Philadelphia, S. 596 – 623.

Dehlinger, E., R. Brennecke (1992): Die Akzeptanz der sozialen Sicherung in der Bundesrepublik Deutschland. In: Das Gesundheitswesen, Jg. 54, 5/1992, S. 229 – 243.

Der Minister für Arbeit, Gesundheit und Soziales des Landes NRW (Hg.) (1990): Der öffentliche Gesundheitsdienst der Zukunft. Dokumentation über das Symposium ÖGD 2000. Eigenverlag.

Deutsche Gesellschaft für Ernährung (Hg.) (1991): Empfehlungen für die Nährstoffzufuhr, 5. Überarbeitung. Umschau Verlag, Frankfurt.

Deutscher Bundestag (1988): Zwischenbericht der Enquéte-Kommission „Strukturreform der gesetzlichen Krankenversicherung", Drucksache 11/3267, Heger Verlag, Bonn.

Deutscher Bundestag (1990): Endbericht der Enquéte-Kommission „Strukturreform der gesetzlichen Krankenversicherung“, Drucksache 11/6380, Heger Verlag, Bonn.

Deutsches Krebsforschungszentrum (1989): Europa gegen den Krebs. Heidelberg.

Diesfeld, F.-P. Schelp (1991): Hygiene unter besonderen Bedingungen. In: K. O. Gundermann, H. Rüden, H.-G. Sonntag, (Hg.) Lehrbuch der Hygiene. Gustav Fischer Verlag, Stuttgart, New York.

Di Franza, J. R., J. W. Richards, P. M. Paulman, N. Wolf-Gillespie, C. Fletcher, R. D. Jaffe, D. Murray, D. (1991): Nabisco's cartoon camel promotes camel cigarettes to children. JAMA 266, S. 3149 – 3153.

Doll, R., R. Peto (1981): The causes of cancer. Quantitative estimates of avoidable risks of cancer in the United States today. JNCI, 61/1981, S. 1192 – 1308.

Dunne, F. J., JAM. Schipperheijn (1989): Alcohol and the young. Alcohol and Alcoholism, 24/1989, S. 213 – 215.

Eaker, E. D. et al. (1988): Coronary heart disease in women. Sozial- und Präventivmedizin, 33/1988, S. 10 – 16.

Eaker, E. D., W. P. Castelli (1988): Type A behavior and mortality from coronary disease in the Framingham Study. New Engl J Med, 319(22), S. 1480 – 1481.

Eddy, D. M. (1986): Secondary prevention of cancer: an overview. Bull Wld Hlth Org, 64/1986, S. 421 – 429.

Editor (1989): Low cholesterol and increased risk. Lancet, June 24, S. 1423 – 1425.

Editorial (1991): Potential years of life lost before age 65, 1988 and 1989. Weekly Epidemiological Record, S. 14 – 95.

Eichhorn, S., H. Koester, H.-K. Selbmann (1989): Qualitätssicherung in der operativen Gynäkologie. Ergebnisse der „Pilotstudie 1984“. Materialien und Berichte der Robert Bosch Stiftung, Band 31, Bleicher Verlag, Gerlingen.

Elkeles, T., J.-U. Niehoff, R. Rosenbrock, F. Schneider (1991): Prävention und Prophylaxe. Edition Sigma, Rainer Bohn Verlag, Berlin.

Epps, R. P., M. W. Manley (1992): The clinician's role in preventing smoking initiation. Med. Clin. North America 76/1992, S. 439 – 449.

Evans, A. S. (1976): Causation and disease: The Henle-Koch postulates revisited. Yale J Biol. Med, S. 175 – 195.

Eysenck, H. J., R. Grossarth-Maticek (1991): Creative novation behaviour therapy as a prophylactic treatment for cancer and coronary heart disease: Part II – effects of treatment. Behav Res Ther, 29/1991, S. 17 – 31.

Feachem, R. G., D. J. Bradley, H. Garelick, D. D. Mara (1983): Sanitation and disease. Health aspects of excreta and wastewater management. John Wiley & Sons, Chichester, New York, Brisbane, Toronto, Singapore.

Fischer, P. M., M. P. Schwartz, J. W. Richards, A. O. Goldstein, T. H. Rojas (1991): Brand logo recognition by children aged 3 to 6 years. Mickey mouse and old joe the camel. JAMA 266, S. 3145 – 3148.

Fischer-Homberger, E. (1977): Geschichte der Medizin. Springer Verlag, Berlin, Heidelberg, New York.

Flay, B. R. (1985): Psychosocial approaches to smoking prevention. A review of findings. Health Psychol. 4/1985, S. 449 – 488.

Fletcher, R. H., F. W. Fletcher, E. H. Wagner (1988): Clinical Epidemology, The Essentials, 2. Ed. Williams and Wilkins, Baltimore, London, Hong Kong, Sidney.

Foy, H., A. Kondi (1984): The vulnerable esophagus: Riboflavin deficiency and squamous cell dysplasia of the skin and the esophagus. JNCL, 72/1984, S. 941 – 948.

Franks, L. M. (1954): Latent carcinoma of the prostate. J Pathol Biol, 68/1954, S. 603.

Friedman, M. (1988): Type A behavior diagnosis often inaccurate. Am Heart J, Jg. 115, 4/1988, S. 930 – 936.

Funke, W. (1987): Hat der typologische Ansatz im Alkoholismusbereich eine Zukunft? Ernährungs-Umschau 34/1987, S. 303 – 307.

Garrow, J. S., J. Webster (1985): Quetelet's index (W/H_2) as a measure of fatness. Int J Obes, 9/1985, S. 147 – 153.

Geigant, F., P. Oberender (Hg.) (1985): Möglichkeiten und Grenzen einer Marktsteuerung im Gesundheitswesen der Bundesrepublik Deutschland. Band 8 der Beiträge zur Gesundheitsökonomie der Robert Bosch Stiftung. Bleicher Verlag, Gerlingen.

Gerkes, K., H. Grigoleit (1992): Ambulante wohnortnahe Rehabilitation für Koronarkranke – eine Perspektive für die Zukunft. In: Die Ersatzkasse, 1/1992, S. 21 – 27.

Glantz, S. A., W. W. (1991): Parmley Passive smoking and heart disease. Epidemiology, physiology and biochemistry. Circulation 83/1991, S. 1 – 12.

Goldman, L., E. F. Cook (1984): The decline in ischemic heart disease mortality rates: An analysis of the comparative effects of medical interventions and changes in lifestyle. Ann Intern Med, Jg. 101, 6/1984, S. 825 – 836.

Graham, S., J. Marshall, B. Haughey, J. Brasure, et al. (1990): Nutritional epidemiology of cancer of the esophagus. Am J Epidemiol, 131/1990, S. 454 – 467.

Gray, D. S. (1989): Diagnosis and prevalence of obesity. Med Clin North Amer, 73/1989, S. 1 – 13.

Gray, J. A. Muir, Godfrey Fowler (1984): Essentials of Preventive Medicine. Blackwell Scientific Publications, Oxford, London, Edinburgh, Boston, Palo Alto Melbourne.

Greim, H., U. Andrae, W. Göggelmann, L. Schwarz, K. H. Summer (1987): Validity of short-term tests to detect carcinogenic chemicals. In: Bannasch, P.(ed): Cancer risks. Strategies for elimination. Springer Verlag, Berlin, S. 33 – 46.

Greiser, E. (1981): Epidemiologische Grundbegriffe und Methoden. In: H. Viefhues (Hg.): Lehrbuch Sozialmedizin, Kohlhammer Verlag, Stuttgart, Berlin, Köln, Mainz, S. 1 – 28.

Grossarth-Maticek, R., H. J. Eysenck (1991): Creative novation behaviour therapy as a prophylatic treatment for cancer and coronary heart disease, Part I – description of treatment. Behav Res Ther, 29/1991, S. 1 – 16.

Haenszel, W.(1982): Migrant studies. In: D. Schottenfeld, J. Fraumeni (ed): Cancer epidemiology and prevention. W. B. Saunders Comp. Philadelphia, S. 194 – 207.

Hakulinen, T. (1992): Was man mit einem guten Krebsregister erreichen kann. Dt. Ärztebl, 89/1992, S. C1178 – 1182.

Harris, W. S. (1989): Fish oils and plasma lipid and lipoprotein metabolism in humans: a critical review. J Lipid Research, 30/1989, S. 785 – 807.

Häussler, B., F. Schliehe, R. Brennecke, H. Weber-Falkensammer (Hg.) (1992): Sozialmedizinische Ansätze der Evaluation im Gesundheitswesen. Band 2: Qualitätssicherung in der ambulanten Versorgung und medizinischen Rehabilitation. Springer Verlag, Berlin, Heidelberg, New York, London, Paris, Tokyo, Hong Kong, Barcelona, Budapest.

Häussler, B. (1992): Methodische Ansätze zur Qualitätssicherung in der ambulanten medizinischen Versorgung. In: B. Häussler et. al., S. 97 – 106.

Häussler, B. (1992): Zur Zukunft der Qualitätssicherung in der ambulanten Versorgung. In: Arbeit und Sozialpolitik, 7 – 8/1992, S. 25 – 28.

Helmert, U. et al.(1989): Social class and risk factors for coronary heart disease in the Federal Republic of Germany. Results of the baseline survey of the German Cardiovascular Prevention Study (GCP). J Epidem and Community Hlth, 43/1989, S. 37 – 42.

Helmert, U., E. Greiser (1988): Soziale Schicht und Risikofaktoren für koronare Herzkrankheiten – Resultate der regionalen DHP-Gesundheitssurveys. Sozial- u. Präventivmedizin, 33/1988, S. 233 – 240.

Henke, K.-D. (1992): Die Finanzierung von Gesundheitsleistungen. In: Andersen u. a., 1992, S. 135 – 152.

Herausgeber (1991): Umwelt und Krebs. Dt Ärzteblatt (C), 88/1991, S. 1097.

Herder-Dorneich, P. (1980): Gesundheitsökonomik. Systemsteuerung und Ordnungspolitik im Gesundheitswesen. Enke Verlag, Stuttgart.

Heyden, S. (1988): Hypertonie: Ernährung, Medikament, Verhalten. Aktuelles Wissen Hoechst.

Hiatt, R. A., B. H. Fireman (1986): Serum cholesterol and the incidence of cancer in a large cohort. J Chron Dis, Jg. 39, 11/1986, S. 861 – 870.

Higgins, M., T. Thom (1989): Trends in CHD in the United States. Inter J Epidem, 18/1989, S. 58 – 66.

Hirayama, T. (1981): Non-smoking wives of heavy smokers have a higher risk of lung cancer: A study from apan. Br. med. J. 282, S. 183.

Hoffman, D., N. J. Haley, K. D. Brunneman et al. (1992): Cigarette sidestream smoke. Formation, abalysis and model studies on the uptake by nonsmokers. Presented at the US-Japan meeting on new etiology of lung cancer, Honolulu, March 1983; zitiert nach: Byrd, JC. Environmental tobacco smoke. Medical and legal issues. Med. Clin. North America 76/1992, S. 377 – 398.

Hoffmeister, H. et al. (1991): Zusammenhang zwischen Herz-Kreislauf-Mortalität und Risikofaktoren in der Hessen-Studie. Bundesgesundheitsamt Sonderdruck, 3/1991, S. 95 – 100.

Hoffmeister, H. (1992): Gesünder leben – Herzenssache. Bericht über die Interventionsmaßnahmen der Deutschen Herzkreislauf-Präventionsstudie (DHP) und der Evaluation in der Teilstudie Berlin-Spandau 1984 – 1991. Institut für Sozialmedizin und Epidemiologie des Bundesgesundheitsamtes. Berlin, 10/1992.

Hoffmeister, H. (1989): Ernährungsepidemiologie. Bundesgesundheitsbl, 1/1989.

Holland, W. W., B. Fitzsimons (1991): Smoking in children. Arch. Dis. Childh. 66/1991, S. 1269 – 1274.

Horisberger, B., W. v. Eimeren (Hg.) (1986): Die Kosten-Nutzen-Analyse. Methodik und Anwendung am Beispiel von Medikamenten.

Springer Verlag, Berlin, Heidelberg, New York, London, Paris, Tokyo, Hong Kong, Barcelona, Budapest.

Humburger, B. (1991): Tabakwerbung zielt auf die Jugendlichen. Dt. Ärztebl. 88/1991, S. C2278 – 2279.

Hurt, R. D., L. C. Dale, F. L. McClain, K. M. Eberman, K. P. Offord, B. K. Bruce, G. G. Lauger (1992): A comprehensive model for the treatment of nicotine dependence in a medical setting. Med. Clin North America 76/1992, S. 495 – 514.

Illich, I. (1981): Die Nemesis der Medizin, Rowohlt, Reinbeck.

Internationale Gesellschaft für Gesundheitsökonomie (1980): Selbstbeteiligung im Gesundheitswesen. Gustav Fischer Verlag, Stuttgart.

Ipsen, J., P. Feigl (1970): Bancroft's introduction to biostatistics. 2 Ed. Harper & Row, Publishers, Inc.

Isles, C. G. et al. (1989): Plasma cholesterol, coronary heart disease, and cancer in the Renfrew and Paisley survey. Br Med J, 298, S. 920 – 924.

Jacobi, C. (1987): Mythen im Alkoholismuskonzept. Ernährungs-Umschau 34/1987, S. 262 – 266.

Jellinek, E. M. (1952): Phases of alcohol adiction. Quarterly Journal of Studies on Alcohol 13/1952, S. 673 – 684.

Jensen, O. M. (1985): The cancer registry as a tool for detecting industrial risks. In: D. M. Parkin, G. Wagner, C. S. Muir, (ed.): The role of the registry in cancer control. International Agency for Research on Cancer, Lyon, S. 65 – 73.

Jochheim, K.-A., J. F. Scholz (1975): Rehabilitation, Bände I bis III, Georg Thieme Verlag, Stuttgart.

Jung, E. G. (1992): Sonne, Pigment und Melanome. Dt Ärztebl, 89/1992, S. C584 – 588.

Junge, B. (1991a): Kinder als Passivraucher. Kinderarzt 22, S. 2017 – 2021.

Junge, B. (1991): Rauchen und Passivrauchen in der Bundesrepublik Deutschland. Natur- und Ganzheitsmedizin 4/1991, S. 639 – 644.

Junge, B., M. Tiefelsdorf, L. Arab-Kohlmeier (1989): Tabakkonsum in der Bundesrepublik Deutschland. Strukturveränderungen in drei Jahrzehnten. Prävention 12/1989, S. 35 – 40.

Junge, B., M. Tiefelsdorf, U. v. Maltzan (1991): Alkoholkonsum in der Bundesrepublik Deutschland. Bundesgesundheitsblatt 1290. Zitiert nach BGA: Bundesbürger trinken zuviel Alkohol. Arbeitsmed. Sozialmed. Präventivmed. 26/1991, S. 174.

Kaiserman, M. J., B. Rogers (1991): Tobacco consumption declining faster in Canada than in the USA. Am. J. Publ. Hlth. 81/1991, S. 902 – 904.

Kannel, W. B. (1988): Contributions of the Framingham Study to the conquest of coronary artery disease. Amer J Cardiology, 62/1988, S. 1109 – 1112.

Keaven, M. et al. (1987): Cholesterol and Mortality. 30 Years of Follow-up from the Framingham Study. JAMA, 257(16), S. 2176 – 2180.

Keil, U. (1986): Sozialmedizinische Probleme der Krankheitsverhütung. In: M. Blohmke (Hg.), 1986, S. 89 – 102.

Keys, A., F. Fidanza, M. J. Karvonen, N. Kimura, H. L. Taylor, (1972): Indices of relative weight and obesity. J Chron Dis, 25/1972, S. 329 – 343.

Klingenfuß, A., R. Schiller (1988): Alternative Ernährungsformen. Hrsg: Deutsche Gesellschaft für Ernährung (DGE), Frankfurt/Main.

Knudson, A. G. Jr. (1979): Persons at high risk of cancer. New Engl J Med, 301, S. 606 – 607.

Koch, E. R. (1981): Krebswelt – Krankheit als Industrieprodukt. Kiepenheuer & Witsch, Köln.

Kolata, G. (1985): Is the war on cancer being won? Science, 229, S. 543 – 544.

Krbek, F. (1985): Die psychischen Reaktionstypen „A“ und „B“ – ihre Bedeutung bei der Gesundheitsberatung von Führungskräften. Arbeitsmed. Sozialmed. Präventivmed, 20/1985, S. 13 – 15.

Kultusministerkonferenz (1992): Zur Situation der Gesundheitserziehung in der Schule. Sekretariat der Ständigen Konferenz der Kultusminister der Länder in der Bundesrepublik Deutschland, Broschüre, November 1992.

Kumanyika, S. (1990): Diet and chronic disease issues for minority populations. J Nutr Educ, 22/1990, S. 89 – 86.

Laaser, U. (1981): Prävention: Gesunderhaltung und Krankheitsverhütung. In: H. Viefhues (Hg.), 1981, S. 117 – 151.

Last, J. M. (1988): A dictionary of epidemiology, 2. Ed. Inter Epidem Assoc. Oxford University Press.

Lausser, A., R. Bess, W. Thiele, B. Schneider (1986): Alkoholkonsum und Prävention in der Arbeitswelt. BASIG-Schriftenreihe Nr. 17, Technische Universität Berlin.

Lemke-Goliasch, P., J. v. Troschke, A. Geiger (Hg.) (1992): Gesund leben in der Gemeinde. Erfahrungen aus der Deutschen Herz-Kreislauf-Präventionsstudie, Asgard Verlag, St. Augustin.

Lieber, C. S. (1984): To drink (moderately) or not to drink? New Engl.J.Med. 310, S. 846–848.

Lipid Research Clinics Coronary Primary Prevention Trial (1984): Results. 1. Reduction in incidence of coronary heart disease. II. The relationship of reduction in incidence of coronary heart disease to the cholesterol lowering. JAMA, 251, S. 351–374.

Maier, H., H. K. Seitz (1991): Chronischer Alkoholkonsum: Krebsrisiko. Dt Ärztebl, 88/1991, S. C2353–2354.

Manley, M. W., R. P. Epps, T. J. Glynn (1992): The clinician's role in promoting smoking cessation among clinic patients. Med. Clin. North America 76/1992, S. 477–494.

Marx, H. H. (1992): Medizinische Begutachtung, Grundlagen und Praxis. Thieme Verlag, Stuttgart, New York.

Marx, J. (1991): Zeroing in on individual cancer risk. Science, 253, S. 612–616.

McBride, P. E. (1992): The health consequences of smoking. Cardiovaskular diseases. Med. Clin. North America 76/1992, S. 333–353.

McKeown, T. (1982): Die Bedeutung der Medizin. Traum, Trugbild oder Nemesis? Suhrkamp, Frankfurt/M.

Metropolitan Life Insurance Company (1983): Metropolitan height and weight tables. Stat Bull Metropol Life Insur, 64/1983, S. 2–9.

Mettlin, C., F. Lee, J. Drago, G. P. Murphy (1991): The American cancer society prostate cancer detection project. In: Cancer, 67/1991, S. 2949–2958.

Molinaro, R. (1986): Gesundheitswesen und Kostendämpfung in der Bundesrepublik. Springer Verlag, Berlin, Heidelberg, New York, Tokyo.

Möller, D. (1988): Belastungsausgleich in der Krankenversicherung der Rentner (KVdR) – quo vadis? Gedanken zur Ausgleichsfähigkeit der KVdR-Aufwendungen. In: Soziale Sicherheit, Jg. 37, 2/1988, S. 50–60.

Müller, W., H. Müntefering (1992): Wie sicher sind die Befunde der ärztlichen Leichenschau? Eine vergleichende Analyse der Daten in den Leichenschauscheinen und den Obduktionsbefunden von Sterbefällen aus dem Stadtgebiet Wiesbaden. In: R. Brennecke (Hg.), 1992, S. 75–84.

Multiple Risk Factor Intervention Trial Research Group (1990): Mortality rates after 10.5 years for participants in the Multiple Risk Factor Intervention Trial. JAMA, 1990; 263(13), S. 1795–1801 u. 263(23), S. 3151.

Multiple Risk Factor Intervention Trial Research Group (1982): Multiple Risk Factor Intervention Trial: risk factor changes and mortality results. JAMA, 248, S. 1465–1477.

NAKOS: Nationale Kontakt- und Informationsstelle zur Anregung und Unterstützuung von Selbsthilfegruppen, Albrecht Achilles Str. 65, 10709 Berlin.

Nationale Verzehrstudie (1991): Ergebnisse der Basisauswertung. Materialien zur Gesundheitsforschung, Band 18. Schriftenreihe zum Programm der Bundesregierung „Forschung und Technologie im Dienst der Gesundheit", Bonn.

Newcomb, P. A., P. P. Carbone (1992): The health consequences of smoking. Cancer. Med. Clin. North America 76/1992, S. 305–331.

NIH Development Conference (1985): Health implication of obesity. Ann Int Med, 103/1985 (Suppl. Part 2) S. 977–1077.

Nutrilog. Gesellschaft für interdisziplinäre Verhaltenswissenschaft mbH (GiV). Göttingen.

Oberender, P. (1992): Ordnungspolitik und Steuerung im Gesundheitswesen. In: H. H. Andersen u. a., 1992, S. 153–172.

Oeser, H. (1979): Krebs: Schicksal oder Verschulden ? Georg Thieme Verlag, Stuttgart.

Opitz, K. (1992): Nicotinsubstitution. Arbeitsmed. Sozialmed. Präventivmed. Sonderheft 19, S. 13–17.

Paul, H. (1981): Rehabilitation. In: H. Viefhues (Hg.), 1981, S. 152–210.

Pearson, T. A. (1989): Influences on CHD incidence and case fatality: Medical management of risk factors. Inter J Epidem, Jg. 18, 3/1989, S. 217-S222.

Pelosi, A. J., L. Appleby (1992): Psychological influences on cancer and ischaemic heart disease. BMJ, 304, S. 1295–1298.

Piechowiak, H. (1985): Religionsspezifische Lebensweisen und Häufigkeit von Krebserkrankungen. Eine Übersicht epidemiologischer Daten. Dt Ärztebl, 82B/1985, S. 105–114.

Pierce J. P., P. Macaskill, D. Hill (1990): Longterm effectiveness of mass media led antismoking campains in Australia. Am.J.Publ.Hlth. 80/1990, S. 565–569.

Pierce, J. P., E. Gilpin, D. M. Burns, E. Whalen, B. Rosbrook, D. Shopland, M. Johnson (1991): Does tobacco advertising target young people to start smoking. JAME 266, S. 3154–3158.

Pocock, S. J. et al. (1987): Social class differences in ischaemic heart disease in British men. Lancet, July 25, S. 197–201.

Puska, P. et al. (1985): Ten years of the North Karelia project. Acta Med Scand, 701(S), S. 66–71.

Ragland, D. R., R. J. Brand (1988): Type A behavior and mortality from coronary heart disease. N Engl J Med, 318, 9–65.

Raw, M. (1990): Worldwide moves against tobacco promotion. Br. Med. J. 301, S. 458–459.

Regan, T. J. (1990): Alcohol and the cardiovascular System. JAMA 264, S. 377–381.

Reha-Kommission (1992): Abschlußbericht. Verband deutscher Rentenversicherungsträger. Eigenverlag, Frankfurt.

Reimers, H. (1987): Ordnungspolitik im Gesundheitswesen. Ausgangspunkte und Konzepte. WIdO-Materialien, Band 30. Eigenverlag, Bonn.

Röhrig, P. (1989): Kooperation von Ärzten mit Selbsthilfegruppen. Hansa-Druck Schaaf, Köln.

Rommelspacher, H., K. Wanke, D. Caspari, H. Topel (1989): Alkoholismusforschung im internationalen Vergleich. Dt. Ärztebl. 43/1989, S. C1919-C1923.

Rose, D. P., A. P. Boyar, E. L. Wynder (1986): International comparisons of mortality rates for cancer of the breast, ovary, prostate, and colon and per capita food consumption. Cancer, 58/1986, S. 2363–2371.

Rosen, G. (1975): Die Entwicklung der sozialen Medizin. In: H.-U. Deppe, M. Regus (Hg.): Seminar: Medizin, Gesellschaft, Geschichte. Suhrkamp Verlag, S. 74–131.

Rosenman, R. H. et al. (1975): Coronary heart disease in the Western Collaborative Group Study: final follow-up experience of 8 1/2 years. JAMA, 233, S. 872–877.

Rosenman, R. H. et al.(1976): Multivariate prediction of coronary heart disease during 8.5 year follow-up in the Western Collaborative Group Study. Am J Cardiol, 37/1976, S. 903–910.

Saunders, J. B. (1987): Alcohol. An important cause of hypertension. Br.Med.J. 294, S. 1045–1046.

Schäfer, H., M. Blohmke (1978): Sozialmedizin. Einführung in die Ergebnisse und Probleme der Medizin-Soziologie und Sozialmedizin. Thieme Verlag, Stuttgart.

Schäfer, T., Grüger, J. (1991): Gesundheitsökonomische Aspekte der Früherkennung von Herz-Kreislauf-Krankheiten. Materialien zur Gesundheitsforschung, Band 20. Forschung im Dienste der Gesundheit (FDG), Bonn.

Schatzkin, A. et al. (1987): Serum cholesterol and cancer in the Nhanes I Epidemiologic Follow-up Study. Lancet, August 8, S. 298–301.

Schatzkin, A., P. Greenwald, D. P. Byar, C. K. Clifford (1989): The dietary fat – breast cancer hypothesis is alive. JAMA, 261, S. 3284–3287.

Schega, W. (1984): Qualitätssicherung in der Chirurgie. In: H.-K. Selbmann (Hg.): Beiträge zur Gesundheitsökonomie. Band 16: Qualitätssicherung ärztlichen Handelns. Robert Bosch Stiftung. Bleicher Verlag, Gerlingen.

Schelp, F. P. (1992): Kurative kontra präventive Medizin. In: A. Schuller, N. Heim, G. Halusa (Hg.) Medizinsoziologie. Ein Studienbuch. Kohlhammer, Stuttgart, Berlin, Köln, S. 126–135.

Schettler, G. (1990): Neue zelluläre Aspekte der Atherosklerose. Deutsches Ärzteblatt, Jg. 87, 17/1990, S. 844–845.

Scheuermann, W., U. Gerber, A. Wiesemann, K. Fay, N. Henckel, H. Spandl (1992): Gesundheitserziehung in Schulen. In: P. Lemke-Goliasch, J. v. Troschke, A. Geiger (Hg.), S. 120–126.

Schmähl, D., R. Preussmann, M. R. Berger (1989): Causes of cancer – an alternative view to Doll and Peto (1981). Klin Wochenschr, 67/1989, S. 1169–1173.

Schön, D., J. Bertz, H. Hoffmeister (1989): Bevölkerungsbezogene Krebsregister in der Bundesrepublik Deutschland, Band 2. BGA Schriften. Institut für Sozialmedizin und Epidemiologie des Bundesgesundheitsamtes. MMV Medizin Verlag, München.

Schräder, W. F., R. Neuhaus, R. Paquet (1987): Modellversuche zur Leistungs- und Kostentransparenz in der Gesetzlichen Krankenversicherung. Bericht zum Abschluß der 2. Phase. IGES-Papier Nr. 87–36, August 1987, Berlin.

Schulz, W., F. Ederer, A. Rühl (1985): Selbstbeteiligungsmodelle im Gesundheitswesen. In: Wirtschaftswissenschaftliches Studium, 14. Jg., 2/1985, S. 63–68.

Schwabe, U., D. Paffrath (Hg.) (1991): Arzneiverordnungsreport '91. Gustav Fischer Verlag, Stuttgart, Jena.

Schwandt, P. (1990): Stellungnahme zur Beziehung zwischen Cholesterin und koronarer Herzkrankheit. Aus der Arbeit des VDD. Ernährungs-Umschau, 37/1990, S. 116–118.

Schwartz, F. W. (1992): Schwerpunkte einer Evaluation im Gesundheitswesen. In: R. Brennecke 1992, S. 9–25.

Shanks, J. (1990): Alcohol and youth. World Health Forum 11, S. 235–241.

Shapiro, S. et al. (1982): Ten- to fourteen-year effect of screening on breast cancer mortality. J Nat Cancer Inst, 69/1982, S. 349–355.

Sherman, C. B. (1992): The health consequences of cigarette smoking. Pulmonary diseases.

Med. Clin. North America 76/1992, S. 355 – 375.

Smart, C. (1990): Screening and early cancer detection. Seminars Oncol, 17/1990, S. 456 – 462.

Special Report (1985): Lowering blood cholesterol to prevent heart disease. Nutri Rev, 43/1985, S. 283 – 291.

Speitling, A., G. Schlierf, L. Arab, K. D. Henke, C. Behrens (1988): Die Kosten ernährungsbedingter Krankheiten. Ernährungs-Umschau, 35/1988, S. 107 – 115.

Stackelberg, J.-M. v. (1984): Der europäische Arzneimittelmarkt: Bundesrepublik Deutschland. In: Wissenschaftliches Institut der Ortskrankenkassen (Hg.) 1984: Der europäische Arzneimittelmarkt, WIdO-Schriftenreihe Band 6, Eigenverlag, Bonn, S. 101 – 117.

Statistische Information für das Jahr 1990/91. Bundesanstalt für Arbeitschutz, AZ:12502, April 1992.

Statistisches Bundesamt (1978): Die Struktur der Ausgaben im Gesundheitsbereich und ihre Entwicklung seit 1970. Vertiefende Untersuchung zur Aussagefähigkeit der amtlichen Statistik. Forschungsbericht Gesundheitsforschung des Bundesministeriums für Arbeit und Sozialordnung, Nr. 7. Eigenverlag, Bonn.

Steuer, W. (1982): Sozialhygiene, Öffentliches Gesundheitswesen. Georg Thieme Verlag, Stuttgart, New York, 2. Aufl.

Swan, A. V., R. Cresser, M. Murray: When and why children first start to smoke. Int. J. Epid. 19, S. 323 – 330.

Tiedt, G. (1991): Die Empfehlungsvereinbarung Ambulante Rehabilitation Sucht – Ein weiterer Schritt zur Umsetzung des Gesamtkonzepts der Renten- und Krankenversicherung. In: Deutsche Rentenversicherung, 6/1991, S. 399 – 416.

Toellner, R. (Hg.) (1986): Illustrierte Geschichte der Medizin. Band II, Andreas u. Andreas. Verlagsbuchhandel, Salzburg, S. 719.

Tölle, R. (1992): Nicotinabhängigkeit. Arbeitsmed. Sozialmed. Präventivmed. Sonderheft 19, S. 18 – 21.

Törnberg, S. A. et al (1986): Risks of cancer of the colon and rectum in relation to serum cholesterol and beta-lipoprotein. New Engl J Med, 315(26), S. 1630 – 1633.

Trichopoulos, D., A. Kalandidi, L. Spanos et al (1981): Lung cancer and passive smoking. Int. J. Cancer 27, S. 1 – 4.

Troschke, J. v. (1987): Grundlagen der Prävention. In: K. Jork (Hg.) 1987: Gesundheitsberatung. Einführung und Leitfaden für Ärzte und Studierende der Medizin, Springer Verlag, Berlin Heidelberg, New York, London, Paris, Tokyo, S. 9 – 27.

Troschke, J. v. (1991): Organisation und Praxis der Prävention in der Bundesrepublik Deutschland. In: Elkeles u. a., 1991.

Upton, G. V. (1990): Lipids, cardiovascular disease, and oral contraceptives: a practical perspective. Fertility and Sterility, Jg. 53, 1/1990, S. 1 – 12.

Viefhues, H. (Hg.) (1981): Lehrbuch Sozialmedizin, Kohlhammer Verlag, Stuttgart.

Waller, H. (1991): Sozialmedizin. Grundlagen und Praxis für psychosoziale und pädagogische Berufe. Kohlhammer Verlag, Stuttgart, Berlin, Köln.

Warendorf, J. (1989): Methods of age adjustment. In: Boyle, P. C. S. Muir (1989) (Hg.): Cancer mapping. Springer Verlag, Berlin, Heidelberg, New York, S. 64 – 69.

Warner, K. E. (1992): Tobacco taxation as health policy in the third world. Am. J. Publ. Hlth. 80/1992, S. 529 – 530.

Weber, I., Abel, M., Altenhofen, L., Bächer, K., Berghof, B., Bergmann, K. E., Flatten, G., Klein, D., Micheelis, W., Müller, P. J.(1990): Dringliche Gesundheitsproblem der Bevölkerung in der Bundesrepublik Deutschland. Nomos Verlagsgesellschaft, Baden-Baden.

Weber-Falkensammer, H. (1986): Prävention und Sozialarbeit. Gesundheitserziehung – Gesundheitsberatung – Gesundheitserhaltung. In: H. Oppl, H. Weber-Falkensammer (Hg.) 1986: Soziale Arbeit im Gesundheitswesen, Verlag Moritz Diesterweg, Frankfurt/Main.

Wenzel, E. (1983): Die Auswirkungen von Lebensbedingungen und Lebensweisen auf die Gesundheit. In: Bundeszentrale für gesundheitliche Aufklärung (Hg.): Europäische Monographien zur Forschung in Gesundheitserziehung, Heft 5, Moritz Diesterweg Verlag, Köln, S. 1 – 18.

Wesentliche Ergebnisse der Repräsentativbefragung zum Unfallgeschehen in Heim- und Freizeit in der Bundesrepublik Deutschland. Bundesanstalt für Arbeitsschutz, AZ: 12102-A 27 (3), November 1992.

WHO Expert Committee (1986): Community prevention and control of cardiovascular diseases. Tech Rep Ser 732, WHO, Geneva.

WHO Monica Project (1989b): WHO Monica Project: Assessing CHD Mortality and Morbidity. Inter J Epidem, Jg. 18, 3/1989 b, S. 38 – 45.

WHO Monica Project (1989a): WHO Monica Project: Objectives and Design. Inter J Epidem, Jg. 18, 3/1989 a, S. 29 – 37.

WHO Monica Project (1989c): WHO Monica Project: Risk factors. Inter J Epidem, Jg. 18, 3/1989 c; Jg. 18, 3/1989, S. 46 – 55.

WHO Study Group. (1990): Diet, nutrition, and the prevention of chronic diseases. WHO Techn. Rep. Ser. 797, Geneva.

Widekamp, P. (1992): Vom Krankenhaus in die Rehabilitation – Das AHB-Verfahren hat Maßstäbe gesetzt. In: Die Ersatzkasse, 8/1992, S. 308 – 312.

Willett, W. (1989): The search for the causes of breast and colon cancer. Nature, 338, S. 389 – 394.

Willett, W. C., M. J. Stampfer, G. A. Colditz, B. A. Rosner, C. H. Hennekens, F. E. Speizer (1987): Dietary fat and the risk of breast cancer. N Engl J Med, 316, S. 22 – 28.

Willett, W. C., M. J. Stampfer, G. A. Colditz, B. A. Rosner, F. E. Speizer (1990): Relation of meat, fat, and fiber intake to the risk of colon cancer in a prospective study among women. N Engl J Med, 323, S. 1664 – 1672.

Wissenschaftlicher Beirat der Bundesärztekammer (1991): Belastung der Bevölkerung durch Asbest. Dt Ärztebl, 88(C)/1991, S. 1339 – 1344.

Wissenschaftlicher Beirat der Bundesärztekammer (1990): Memorandum zur Lage der epidemiologischen Krebsforschung in der Bundesrepublik Deutschland. Dt. Ärzteblatt 87(B)/1990, S. 760 – 764.

Wissenschaftliches Institut der Ortskrankenkassen (1980): Der Verlust an Lebensjahren durch vorzeitigen Tod nach Krankheitsarten, 1952 und 1975. WIdO-Materialien, Band 5, Eigenverlag, Bonn.

World Health Organisation (WHO) (1991): World Health Statistics Annual, 1990. WHO, Geneva.

World Health Organization (WHO) (1976): Disability, Prevention, and Rehabilitation, 29. World Health Assembly, Doc. A 29, Genf.

World Health Organization (WHO) (1985): Energy and protein requirements. Techn Rep Ser, 724.

Wynder, E. L. (1991): Primary prevention of cancer: Planning and Policy considerations. JNCI, 83/1991, S. 475 – 479.

Zeifang, K., R. Pfleiderer (1990): Unfallgeschehen in Heim und Freizeit. Repräsentativbefragung für die Bundesrepublik Deutschland. Sonderschrift Nr. 30. Schriftenreihe der Bundesanstalt für Arbeitsschutz, Dortmund.

Zentralinstitut für die kassenärztliche Versorgung (1990): Krankheitsfrüherkennung Krebs Männer und Frauen. Aufbereitung und Interpretation der Untersuchungsergebnisse aus den gesetzlichen Früherkennungsmaßnahmen 1987 und 1988. Deutscher Ärzte Verlag, Köln.

Zylke, J. W. (1991): Childhood cancers gradually yielding to advances in diagnosis, therapy, knowledge of origin. JAMA, 265, S. 1070 – 1071.

Sachregister

Zahlen in Fettdruck verweisen auf die Definition bzw. Erläuterung des Begriffs.

ENKE REIHE ZUR AO[Ä]

Zweiter Klinischer Studienabschnitt

NEU
Chirurgie
Hrsg. von *V. Schumpelick/ N. M. Bleese/U. Mommsen*
3. Aufl. 1993. Ca. DM 72,–/ÖS 609,–/ SFr 80,50

NEU
Orthopädie
Hrsg. von *A. Reichelt*
1993. DM 49,80/ÖS 389,–/SFr 51,30

Gynäkologie und Geburtshilfe
Von *H.-E. Stegner*
4. Aufl. 1986. DM 39,80/ÖS 311,–/ SFr 39,90

Urologie
Hrsg. von *J. E. Altwein/H. Rübben*
4. Aufl. 1993. DM 49,80/ÖS 389,–/ SFr 51,30

Pädiatrie
Von *D. Palitzsch*
3. Aufl. 1990. DM 58,–/ÖS 453,–/ SFr 58,–

Neurologie
Von *H.-W. Delank*
6. Aufl. 1991. DM 32,–/ÖS 250,–/ SFr 32,30

Psychiatrie
Von *C. Haring*
1989. DM 36,–/ÖS 281,–/SFr 36,20

NEU
Hals-Nasen-Ohrenheilkunde
Von *H. Weerda*
2. Aufl. 1993. Ca. DM 34,–/ÖS 265,–/ SFr 35,90

NEU
Augenheilkunde
Von *M. Reim*
4. Aufl. 1993. DM 49,80/ÖS 389,–/ SFr 51,30

Radiologie II
Hrsg. von *J. Lissner/U. Fink*
3. Aufl. 1990. DM 78,–/ÖS 609,–/ SFr 77,60

Zahn-, Mund- und Kiefererkrankungen
Von *J. K. Bartsch*
3. Aufl. 1992. DM 19,80/ÖS 155,–/ SFr 20,50

Rechtsmedizin
Von *B. Forster/D. Ropohl*
5. Aufl. 1989. DM 36,–/ÖS 281,–/ SFr 36,20

Arbeitsmedizin
Von *B. Griefahn*
2. Aufl. 1992. DM 29,80/ÖS 233,–/ SFr 30,20

Hygiene-Präventivmedizin
Von *E. G. Beck/P. Schmidt*
4. Aufl. 1991. DM 39,80/ÖS 311,–/ SFr 39,90

Anästhesiologie
Hrsg. von *K. Peter/L. Frey/J. Hobbhahn*
1989. DM 48,–/ÖS 375,–/SFr 48,–

Preisänderungen vorbehalten

Ferdinand Enke Verlag Stuttgart

MEMO Augenheilkunde
Von *H. L. J. Knorr/B. Seitz/ G. O. H. Naumann*
1993. 144 Seiten, 2 Abbildungen, kartoniert DM 29,80/ÖS 233,-/ SFr 31,10
ISBN 3 432 25431 8

MEMO Labordiagnostik
Von *R. Seuffer*
1993. 672 Seiten, kartoniert DM 78,-/ÖS 609,-/ SFr 80,50
ISBN 3 432 25361 3

MEMO Allgemeinmedizin
Von *K. F. Baur*
1992. XVIII, 494 Seiten, kartoniert DM 48,-/ÖS 375,-/ SFr 48,-
ISBN 3 432 99741 8

MEMO Rheumatologie
Von *H. Kaiser*
1990. XVI, 399 Seiten, kartoniert DM 36,-/ÖS 281,-/ SFr 36,20
ISBN 3 432 98531 2

MEMO Radiologie
Von *C. Wagner-Manslau*
1989. XIII, 315 Seiten, kartoniert DM 32,-/ÖS 250,-/ SFr 32,30
ISBN 3 432 98021 3

MEMO Anästhesie
Von *G. Lenz/B. Kottler/R. Schorer*
1985. X, 358 Seiten, kartoniert DM 36,-/ÖS 281,-/ SFr 36,20
ISBN 3 432 94451 9

In Vorbereitung:

MEMO Gastroenterologie und Hepatologie
Herausgegeben von *J. Schölmerich/ M. Lausen/W. Gerok/E. Farthmann*
1993. Ca. 380 Seiten, kartoniert ca. DM 48,-/ÖS 375,-/ SFr 49,50
ISBN 3 432 25651 5

Enke hat's . . .

Unersetzlich!

In einem „MEMO“ sind für den ärztlichen Alltag wichtige Fakten übersichtlich zusammengefaßt, die man sich sonst aus verschiedenen Büchern mühsam zusammensuchen müßte. Damit eignet sich das „MEMO“ ausgezeichnet als Gedächtnisstütze bei der täglichen Arbeit sowie als Lernhilfe bei der Vorbereitung auf die Facharztprüfung.

Preisänderungen vorbehalten

Ferdinand Enke Verlag Stuttgart